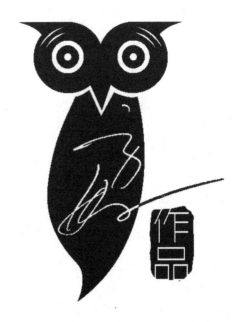

科舟求健

方舟子谈健康

方舟子 著

北京日报出版社

图书在版编目（CIP）数据

科舟求健：方舟子谈健康 / 方舟子著. — 北京：
北京日报出版社, 2014.7（2019.10 重印）

ISBN 978-7-5477-1227-6

Ⅰ.①科… Ⅱ.①方… Ⅲ.①保健 – 基本知识 Ⅳ.
①R161

中国版本图书馆CIP数据核字(2014)第057710号

科舟求健：方舟子谈健康

出版发行：北京日报出版社
地　址：北京市东城区东单三条8–16号　东方广场东配楼四层
邮　编：100005
电　话：发行部：（010）65255876
　　　　总编室：（010）65252135
印　刷：河北宝昌佳彩印刷有限公司
经　销：各地新华书店
版　次：2014年7月第1版
　　　　2019年10月第6次印刷
开　本：710毫米×1000毫米　　1/16
印　张：20.5
字　数：300千字
定　价：48.00元

序：科学是健康之舟

　　我做健康、医学方面的科普，始于1999年10月。当时我回国探亲，发现国内媒体都在推销一种叫"脑白金"的保健品，却没有人站出来告诉大家事实的真相。所以我就写了一篇文章，揭了"脑白金"的底。那篇文章并没有引起多大的反响。直到2001年年初，我发现国内在流行另一种更荒唐的保健品——"核酸营养品"，写了一系列揭露文章，这才引起轩然大波。从那以后，因为经常有读者来询问或媒体来采访我对某种保健品的看法，各种流行的保健品频频成为我的揭露对象，我也因此成了保健品业的头号敌人，说我想要打垮整个保健品产业。一些医生对我也很不满，因为我也经常批评某种药物、某种疗法不科学乃至骗人。

　　所以我做健康、医学方面的科普的最初目的，是为了揭露那些医疗保健骗局，为此必须同时介绍一些医学知识。本来，由医生来做医学科普是最对口的，国内图书市场上也有不少由医生撰写的医学科普著作。但是国内医生普遍没有阅读国际生物医学文献的能力，即使有能力也没有这方面的习惯，这就使得国内医生的某些医学观念、医学知识是过时的，与国际主流脱轨。由于传统文化的熏陶，以及中国特有的"中西医结合"政策的影响，使得国内医生即使受的是现代医学教育，也普遍对传统医学抱着轻信、盲从的态度。连国内最好的医院的医生也会在网上推崇荒谬的民间偏方，更不要说其他医院的医生了。而医生为了自己或行业的利益，或者由于不愿得罪同行，明知医疗保健领域有假，也不愿出来揭露，甚至本身就参与造假从中得利。

在这些方面，我反而有了优势。我是学生物化学出身，在美国拿的学位，有能力也有兴趣阅读英文生物医学文献，虽没有临床经验，对基础医学知识的了解和掌握却并不比一般医生差。我一直在批评传统医学，当然不会像国内医生那样受其影响。而且我与医疗行业没有利益关系，不会为了利益或怕得罪人而不得不说违心话或保持沉默，更不会参与医疗保健骗局去骗钱牟利。

所以我的医学科普，在国内反而显得很"另类"，许多内容是国内读者闻所未闻，以致怀疑我是标新立异、不懂装懂。其实我不过是在介绍国际医学界的主流观点，而这些观点，由于上述的原因，并没有被国内医学界引进来，或虽然引进了，却没有做科普让公众了解到，以致人们从我这里听说了还觉得新奇。

国际医学界的主流观点，也应该是目前最合乎科学的观点，有比较确切的科学证据，为各国的医学专家、权威科学机构所认可。当然，医学是"最年轻的科学"，今天的主流观点，以后有可能被新的发现所否定。但是一个观点能够在国际医学界成为主流，是因为有证据支持，支持的证据越多、越确凿，观点就越可靠，它以后能被否定的可能性就越低。相反地，传统医学的观点没有经过科学验证，"养生大师"的观点只是某个人的独创，其成立的可能性，远远低于国际医学界的主流。

　　科学是最可靠的认识方法。科学所不能正确认识到的，没有理由相信通过其他的方法就能正确认识到。科学观点有可能出错，但是知错能改，其改正，也必是通过科学方法。在针对同一个问题时，科学观点成立的可能性，远远高于非科学观点。所以我们应该相信科学。在关系我们的身心健康的医学问题上，更应该相信科学。科学是我们通往健康彼岸的航船。尽管由于个体的差异、人体的复杂性和意外因素，登上科学之舟的人，并不能保证就一定个个都能够抵达健康的彼岸，但是在统计意义上，它仍然是我们获得健康的最可靠的途径。

　　2007年我把我写的与健康、医学有关的科普文章收集起来，出了一本《科学成就健康》，成了我出的书中比较畅销的一本。该书早已绝版，但直到现在仍经常有人询问我在哪里还能买到。从那以后我又写了不少健康、医学方面的科普文章，这本书即以收录这些新写的文章为主，所以这并不是《科学成就健康》的再版，但也不是其续编，因为也收了一小部分《科学成就健康》的文章。相比而言，这本书要更系统一些，是一本完全不同的书了，所以就改了书名。不管用什么样的书名，主旨还是一样的。

2014年3月19日

目　录

认清保健品

为了下一代

医疗的误区

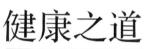
健康之道

追求健康最不应该"另类"

提倡健康保健的书向来就容易成为畅销书，中外皆然。但是像国内现在这样最畅销的几本健康类图书都是以耸人听闻为卖点，宣扬的都是一些有悖科学常识、生活常理的另类养生观，却具有前所未有的中国特色，什么"吃晚饭死得早"、"吃肉块能吃死人"、"牛奶是给牛喝的，不是给人喝的"、"吃动物蛋白会得癌症"、"喝水能治百病"、"香蕉要吃皮，烂的皮最好吃"……似乎只要自称是几百年前某个太医的后代，或者从国外函授学校要来一个"博士"头衔，再离奇的健康指南都不难找到众多追随者，甚至办一场电视讲座就能让当地的红薯被抢购一空，仅仅是因为"博士"说了吃红薯保证你不得癌症。

"轻信主流营养观点是很危险的！"另类营养专家警告说，让你觉得不跟着他吃素吃红薯，就会有性命之虞。虽然科学主流也有弄错的时候，但是在绝大多数情况下都会是正确的，轻信另类养生则要危险得多。主流营养观毕竟是无数最有专业识别能力的专家在做了大量的科学实验、调查之后得出的结论，而不是某个人的信口开河。一边是无数真正的专家，一边是某位资历可疑的"太医"、"博士"；一边是大量的科学证据，一边只会耍嘴皮子。哪一边更可靠可信，本是一目了然的事。

然而，这是个追求多样化的时代，"另类"成了先进、高明的标签，让许多人丧失了基本的判别能力。在许多问题上，追求"另类"至少并无害处，有时还很可爱。但是在保健方面，恰恰是最不应该"另类"的，因为这是以自己的身体健康为代价的。这种危险性并不是短时间内就会表现出来的，也不是自己可以觉察到的。如果你因为长期素食而得了营养不良，因为饮食缺钙而在晚年得了骨质疏松症，或因为吃腐烂的水果皮、霉变的红薯皮在体内累积了毒素、致癌物而得了癌症，谁会为你的轻信承担责任？"太医"、"博士"会吗？那时候他们很可能早就像许多"风云人物"一样销声匿迹了。

"治未病"也要靠科学

报载，今后一个时期内国家中医药管理局的重点工作是加快构建中医特色预防保健服务体系，已在上海、浙江等地正式启动了"治未病健康工程"。据称"治未病"是中医的独特优势，在"治未病"中，中医的服务对象将由病人为主拓展为病人、亚健康人和健康人，服务范围由医疗为主拓展到医疗、预防、保健、养生、康复等各领域。

"治未病"一语出自《黄帝内经》的《素问·四气调神大论》，原文是："是故圣人不治已病治未病，不治已乱治未乱，此之谓也。夫病已成而后药之，乱已成而后治之，譬犹渴而穿井，斗而铸锥，不亦晚乎！"意思是圣人不治疗已发生的疾病，只治疗未发生的疾病，如果等疾病发作了再治疗就太晚了。只防不治，这可算是在治不好病时的一个很好的借口。现在的中医把"不治已病治未病"去头留尾，只剩了个"治未病"，不知还想不想"治已病"？如果还"治已病"，按《黄帝内经》的说法，层次太低了，算不上圣人的。

现在的中医不说"不治已病"，把"治未病"解释成防重于治，这可算不上中医的独特优势。西方早有谚语："预防胜于治疗。"（Prevention is better than cure.）、"一分预防相当于十分治疗"（An ounce of prevention is a pound of cure.）都是这个意思，其实是现在中医根据西方医学思想改造中医经典，把"只防不治"改成了"防重于治"，倒也称得上与时俱进。

西方医学是历来强调"治未病"的。西医的祖师爷、古希腊医生希波克拉底就非常重视"治未病"。他注意到气候、食物、职业这些外界因素能引起疾病，因此提倡通过恰当的饮食、休息和锻炼让疾病自然痊愈并保持健康，尽量少用药物。"我们的自然是我们疾病的医生。""如果我们给每个人恰如其分的营养和锻炼，不太少也不太多，那么我们就发现了最保险的健康方法。""走路是最好的药。""让食物成为你的药物，让药物成为你的食物。"这些论述收集在《希波克拉底文集》中，其成书时间比《黄帝内经》早了三四百年。

在现代医学创立之前，许多药物都有未知的毒性，许多治疗技术都无益而且非常危险，希波克拉底强调预防和自愈的行医原则和方法就显得很合理。现代医学对许多疾病都已经有了有效而且安全的治疗方法，但是并没有因此就不重视预防了。恰恰相反，"预防为主"乃是现代医学的主要思想，而预防医学也是现代医学的一个重要分支。而且，由于对疾病的起因有了正确的认识和深入的了解，预防才能行之有效，才能真正做到"治未病"。

事实上，现代医学在疾病的预防方面做得极为出色，特别是在预防传染病和营养不良方面最为成功。通过疫苗接种和公共卫生措施，许多恶性传染病都得到了有效的控制乃至被消灭。由于维生素和微量元素的发现，使得许多营养缺乏导致的疾病，例如坏血病、佝偻病、脚气病、糙皮病和许多种贫血，都能被简单地预防。对污染物、环境毒素的研究，让我们知道如何通过保持健康环境预防疾病。对于心血管疾病、糖尿病、癌症等慢性病，现代医学也提倡通过健康的生活方式来预防，例如不吸烟、少喝酒、均衡的饮食、适当的锻炼、放松的心态。由于有了准确的诊断技术，对这些慢性病能够早发现、早治疗，从而提高了治愈率或避免进一步的恶化。

在理论上，预防医学也形成了一套完备的体系。例如，对疾病的预防被分成三个层次，以心脏病为例，一级预防指防止健康人患上心脏病；二级预防指防止心脏病患者的心脏病发作；三级预防指在心脏病发作时防止患者残废或死亡。

现代医学具有如此系统、全面、有效的疾病预防理论和方法，绝不是传统医学简单的一句"治未病"或几句空泛的论述所能相提并论的。"治未病"作为一种治疗思想是可取的，但是有这样的思想是一回事，能否真正做到是另一回事。首先要知道真正的病因何在，才能真正去预防。而只有现代医学才能做到这一点。传统医学对真正的病因几乎都一无所知，如何能够做到"治未病"？不了解疾病的机理，不经过科学的检验，不仅不能真正做到"治未病"，而且还可能把"未病"给治成了"已病"。例如许多号称能"有病治病，没病强身"的传统补药，都含有毒副作用较大的重金属、草药，服用它们不仅不能强身，反而能引起慢性中毒。

有些人提倡"治未病"，则是因为知道没法再用"治已病"糊弄人了，所以给自己找一条出路。明明你是健康人，非说你是"亚健康"（这是只有中国才有的新名词），需要他来给治治，反正没一个客观标准，难以验证，有病没病、健不健康、治疗的效果如何由他说了算。这种动机和手段与推销假保健品没什么区别。这样的"治未病"，其实该叫"骗未病"。

不要轻信保健品的神奇效果

古人说饱暖思淫欲，其实还得加上一条，饱暖思保健。所以古代帝王，在填满三宫六院之后，往往还要求仙炼丹。一般人，淫欲大抵只能想想，保健则是在手里有点余钱之后却觉得可以试一试。平常的饮食无法保证我们不得疾病，更无法延缓我们的衰老，总令人觉得应该再吃点什么才心满意足。小孩希望更聪明，老人想要长寿，男人害怕性欲衰弱，女人热衷美容减肥，人人又都担心突然患上癌症、心血管疾病……吃药是最省事的办法，但现代科学对此还没能发挥什么作用，于是伪科学乘虚而入，各种各样声称能够解除这些烦恼的保健食品蜂拥而来。

其他产品效果黑白分明，是否有效，消费者自己就可以检验，难以长时间蒙骗下去，而保健品、药物的真正效果，除非是毒药，却是无法靠消费者本人的经验加以检验的，吃它的人本来就身体健康或只是偶有小病，在心理作用下，即使喝白开水也能达到保健效果。这就是为什么保健品、药物市场的假货特别多，被揭露一个又冒出一个，前仆后继，没完没了。

中国本是崇古的古国，所以"祖传秘方"、"宫廷秘方"历来是推销补品、药品的羊头。但"祖传秘方"、"宫廷秘方"总有被用完、用烂的时候，总不如科学技术的发展日新月异、层出不穷，何况科技的威力，是现代社会中的每一个人都深切感受到了，于是"高科技"的羊头便后来居上，大有取代"祖传秘方"、"宫廷秘方"之势，连中医家也不再言必称《黄帝内经》、《伤寒论》，改而研究"第一代具有修复营养变异损伤基因（DNA）的特效药"，要让"生物体进入高能态"、"修复营养变异损伤基因"了（一家中医药研究所的治疗广告）。像这种说法，在专家眼中，不过是生硬捏造的胡言乱语。但是，这些报道、广告既然登在大众媒体上，当然不是给专家看的，读者们又如何才能不被其迷惑？四个字：我不相信！

第一不相信"科学术语"。我们从小就被教导要相信科学，但是，虽然科学道理是用科学术语来解释的，科学术语本身并不等于科学。不管在广告中堆砌了多少让人似懂非懂的科学术语，都不足以证明其科学性。越让你觉得高深莫测的，越不要轻信。尤其是那些紧跟形势跟得特别紧的，跟在"人类基因组计划"后面推销"基因食品"、"基因药品"的，跟在"纳米技术"后面推销"纳米产品"的，跟在"干细胞技术"后面推销"干细胞保健品"的，更不要相信。一项科学成果要得到应用，从实验室走向市场，往往要经过很长的时间，而不会一夜之间创造出奇迹。

第二不相信有利益关系的"科学家"。虽然科学研究是科学家做的，但是个别的科学家并不能代表科学。科学家也是人，也会想发大财，也会被收买，也会说假话做伪证。对那些拿了人家的红包的，那些被聘为技术顾问或以技术入股的，甚至本身就是公司的"首席科学家"、董事长、总经理的科学家所发表的有关言论，都应该大打折扣，或干脆置之不理。只有没有利益关系的科学家的话才是有分量的。

第三不要相信权威机构的"鉴定"。机构也是人开的，在腐败盛行的社会，权威的机构同样能被买通。何况鉴定的内容往往和广告的内容没有关系，例如药监局给某种"DNA生命剂"批准的功能是"补充B族维生素"，给"脑白金"批准的功能是"改善睡眠、润肠通便"，给"核酸保健品"批准的功能是"免疫调节"（没有药效的安慰剂也能"免疫调节"），都和它们包治百病的广告内容无关。还有些鉴定干脆就是捏造的，例如所谓"FDA（美国食品药品管理局）认证"，FDA并不给保健品、中草药做认证。

第四不要相信名人的"证词"。在科学上，证词（不管是不是名人，有名到多大程度）不被认为是可以信赖的证据。一种保健品、药品是否有效，只依靠随机的、双盲的、有对照的、大规模的临床试验才能验证。

那么还有什么可相信的呢？为避免受骗上当，不妨先相信常识再说。常识未必总是正确的，但是常识在绝大部分时候是正确的。常识告诉我们世上没有包治百病的东西，没有"不老仙丹"，晚期癌症至今还是不治之症……如果有人要推翻这些常识，我们就先请他去拿个诺贝尔奖再说。他既然已到了当众叫卖的程度，可别告诉我们不稀罕诺贝尔奖的名利。

如何识别假保健品

国内市场上的保健品可谓此起彼伏、前仆后继，一个品牌倒下去，更多的品牌又站起来。这些新老保健品的推销手段如出一辙，而许多消费者似乎又特别健忘，在上了某个保健品的当之后，又马上去追逐新的保健品。而且，在某个保健品被揭发之前，其鼓吹者早已赚足了钱。消费者如何自己识别这类炒作、骗局呢？在这里，我归纳出假营养品的几条特征：

它们往往声称对一般人关心的大部分或所有健康问题有良效，比如增进智力、抗衰老、增强性能力、美容、减肥、抗癌、预防心脏病。而且，它们往往把药理归结为"提高人体的免疫能力"这种模糊的说法。

它们往往声称老少咸宜，毫无副作用，诱使许多人抱着"反正吃不死人"的心理去试一试。"吃不死人"只是说明它无急性毒性，而无急性毒性并不等于无副作用。有些食品、药品的毒副作用要在很长时间之后才能逐渐表现出来。

它们往往自吹是最新科学成果，或是祖传秘方被最新科学研究证实。

它们往往拉出"著名科学家"唬人，其试验或理论依据，往往是来自于一位科学家或医生的发明。比如"核酸营养"宣传文章的依据几乎全部来自美国医生富兰克。但是科学研究的特征是可重复性，某个人的实验结果是不足为凭的，因为可能造假或出差错，只有经过不同实验室的独立、反复的验证，才能成立。

它们往往声称服用过的人都说有良效，并会列出一些人，特别是名人的证言。但是在科学研究中，证言从来不被当做证据。一个人吃了某种东西而觉得有效果，不一定就真是这种东西在起作用，可能是别的东西，也可能是心理作用。只有严格控制、反复测试、双盲、有对照组的试验结果才是可靠的。

它们往往隐瞒主要成分，广告所说的主要功效成分与其向管理部门申报的成分不符，被吹得天花乱坠的"生物活性物"实际上不过是非常常见的药物。

底线是：我们真的需要保健品吗？如果饮食结构合理、平衡，就没有服食任何保健品的必要。如果饮食不平衡，也只需添加那些必需营养物（例如维生素、矿物质）。长期饮用传统的饮料，比如茶、葡萄酒，可能对身体有益。但是没有任何确凿的证据表明，服食保健品对健康能有奇妙的效果。要而言之，灵丹妙药是没有的，永葆青春、长生不老的幻想，在目前也还仅仅是幻想。

当你点上一支烟

你点上一支烟，深深吸入一口。这一口就吸入了4000～5000种不同的化学物质，而其实你真正需要的只有一种——尼古丁。吸入烟雾是让外界物质进入人体的最快、最有效的方式之一，仅次于注射。烟雾中的尼古丁经肺部进入血液循环，只要10秒左右的时间就到达了大脑，在那里刺激一种叫多巴胺的神经递质的释放。多巴胺让人精神集中、肌肉放松并产生愉悦的感觉，让人上瘾，比酒精、咖啡因甚至可卡因、海洛因等毒品都更容易让人上瘾。

但是尼古丁也有不那么让人愉快的一面。它能让心跳加速，能比平时快30%。它能让血管收缩，让血管变窄，同时血压也升高了，要比平时高10%～15%。更麻烦的是，它会损伤血管壁，导致动脉粥样硬化。这一切都容易诱发心脏病，而香烟中还有别的物质在帮倒忙，例如一氧化碳。香烟烟雾中的一氧化碳含量是安全值的600倍，吸烟者血液中的一氧化碳含量是不吸烟者的4～15倍。一氧化碳进入血液，和血红蛋白结合，让血红蛋白没法输送氧气，导致心脏以及身体其他部位缺氧。为了满足氧气的供应，身体不得不制造更多的红细胞。红细胞多了，血液变稠，容易发生血栓。一氧化碳也能损伤血管壁导致动脉粥样硬化。因此，吸烟增加了患心脏病、脑卒中（脑中风）的风险。40岁以下的人群中，吸烟者心脏病发作的风险是不吸烟者的5倍。因心脏病发作死亡的病例中，大约1/4与吸烟有关。

尼古丁、一氧化碳对心血管的影响还有虽不致命但令人苦恼的其他后果。由于吸烟让皮肤中的血管收缩，减少了皮肤中的血流供应，让皮肤容易老化，女人也许更关心这一点。对男人来说，由于吸烟能损伤阴茎的血管，而且能让连接阴茎的动脉逐渐变窄，减少进入阴茎的血流量和降低血压，因此增加了勃起障碍（阳痿）的风险。30～50岁男性中吸烟者患勃起障碍的风险比不吸烟者高了大约50%。这种风险与吸烟量相关，一天吸1～10根者高27%，11～20根者高45%，20根以上者高65%。估计中国男人勃起障碍病例中有23%是吸烟导致的。

尼古丁和一氧化碳是香烟烟雾中无色的气体部分，此外还有甲醛、硫化氢、氨气等刺激性气体。它们刺激你的眼睛、鼻子和喉咙，让你流泪、流鼻涕和咳嗽。我们看到的烟其实是没有燃烧的固体颗粒，主要是焦油。如果你一天吸一包烟，一年下来要吸入大约200克（相当于一杯的量）的焦油。呼吸道的表面本来覆盖着长纤毛的细胞，纤毛一致的摆动能把吸进来的颗粒物质逐渐排出去。但是香烟中的毒素让这些纤毛动不了，这样，长期吸烟的结果，从喉咙、气管一直到肺都覆盖着一层黑乎乎的黏黏的焦油。在焦油的刺激下，呼吸道会分泌黏液。这些黏液也难以作为痰排出去。焦油、灰尘和黏液在肺部积蓄，减少了肺部空间，导致呼吸困难。黏液也是细菌、病毒繁殖的温床，让你更容易感染感冒、流感、支气管炎、肺炎和其他呼吸道传染病，例如吸烟者得肺部传染病的风险增加了4倍。而一旦感染了疾病，却不容易痊愈，因为吸烟也损害了肺部用来清除病原体的白细胞，降低了免疫力。

焦油中含有大量的有害物质，包括至少60种已知的致癌物和放射性物质。它们与肺细胞零距离接触，最直接、最明显、最确凿的后果是诱发肺癌。在20世纪之前，肺癌是一种极其罕见的疾病，有医学记载的不到80例。但是进入20世纪之后，随着吸烟的流行，肺癌的病例剧增，并逐年增加，迅速成为主要的死因之一。现在每年全世界有100多万人因肺癌死亡，排在致命癌症的首位。吸烟者的肺癌死亡率是不吸烟者的十几倍，80%～90%的肺癌死亡与吸烟有关。吸烟越多，肺癌死亡率也越高。平均每天每多吸一支烟，患肺癌的风险就增加大约50%～100%。受焦油直接刺激的喉、口腔也容易患癌症。致癌物进入血液循环，到达身体的其他部位，能诱发其他癌症，特别是肾脏、乳腺、膀胱、食道、胰腺和胃等部位的癌症。

所谓低焦油的香烟同样含有大量的致癌物，而且吸低焦油香烟的人为了能够过瘾，往往多吸几口甚至多吸几支，实际摄入的焦油量未必就低。避免香烟危害的唯一办法是戒烟和避开二手烟。按世界卫生组织的说法，吸烟是第二大死亡因素，是最大的可预防的死亡因素。根据几项不同的估计，吸烟者的平均预期寿命减少了10～17.9年。另一项计算指出，每吸一支烟，则预期寿命减少10.7分钟。当你把一支烟吸完，你因此减少的寿命，甚至比吸一支烟的时间都长。

小酌可以清心

不抽烟不喝酒历来被当成良好的健康习惯。抽烟绝对有害健康，这是医学界的定论，也已成了全社会的共识。但是对喝酒的看法却并非如此简单。中国民间有一种说法，认为适当喝酒能够"舒筋活血"。医学界现在也越来越倾向于认为适量的喝酒可能的确有助于健康，特别是能够降低心血管疾病。

心血管疾病是现代社会的头号杀手，其中大约有60％属于冠心病。在发达国家中，有25％的死亡是由冠心病引起的。冠心病是动脉粥样硬化导致的。这是由于脂质在动脉管壁内沉积，形成一个个瘤一样的突起，使得血管管腔变得狭窄，甚至堵塞，血液供应不畅直至被截止。导致动脉粥样硬化的因素是血液中的低密度脂蛋白（LDL，即"坏"胆固醇）在动脉管壁沉积下来，形成粥样小瘤。血液中还有一种"好"胆固醇——高密度脂蛋白（HDL）能帮助回收、清除LDL，防止粥样小瘤的形成。

20世纪初，病理学家在解剖那些因为酗酒导致肝硬化而死的病人尸体时，有一个出乎意料的发现，这些人的大动脉管看上去特别干净，粥样小瘤很少。一个很明显的解释是，这些人死得太早，粥样小瘤还没有来得及在血管壁中累积下来。但是也有人猜测酒精能够溶解血管壁中的粥样小瘤。

20世纪60年代的一项调查似乎为后一种解释提供了佐证。这项调查是研究生活方式和心脏病发作的危险性的关系，其中有一项结果是调查者完全没料到的：那些不喝酒的人心脏病发作的危险性似乎更高。以后在多个国家对不同人群所做的多项调查也都得出了类似的结论，适量的喝酒能够降低冠心病的发病率。在2000年，意大利和芬兰的研究者合作分析了以前28项调查结果，发现那些每天吸收25克酒精（相当于两杯酒。杯的大小当然与酒的种类有关，不过我们在日常生活中就已根据酒的种类而选用不同的杯子了，也就是说，这里说的"一杯酒"，相当于一大杯啤酒、一中杯葡萄酒或一小杯烈性酒。）的人，心脏病发作的危险性要比不喝酒的人低20％。同一年，美国哈佛大学等学校的研究人员报告了他们对18455名无心血管疾病史的男性医生跟踪7年的结果，发现那些从原来一周饮酒不超过一杯增加到一周饮酒2～5杯的人，心血管疾病的风险降低了29%。2002年11月，在美国心脏协会的会议上，美国加州的研究人员报告了一项统计结果。在1978—1985年间，他们共检查了128934名病人，其中16539人已在1978—1998年间死亡，有3001人的死亡是由于冠心病导致的。对这些病人的统计表明，那些每天喝一、两杯酒的人，因冠心病死亡的危险性要比不喝酒的人低32%。2011年，加拿大卡尔加里大学研究人员统计了自1950—2009年间的84项研究成果，得出了类似的结论，每天喝一、两杯酒的人，有最低的冠心病死亡风险。

那么，酒精是如何降低了冠心病的呢？如果不能证明酒精的作用机制，这种统计结果总是无法让人完全信服的。多项研究表明，适量喝酒者血液中HDL（"好"胆固醇）的含量要比一般人高出10%～20%，而高HDL含量意味着血管壁会更干净。酒精究竟是如何提高HDL含量的，到现在还没有搞清楚，可能是由于酒精能够影响肝脏中合成HDL的酶。酒精可能还能降低血液中"坏"胆固醇LDL和血纤维蛋白原（能导致血液凝结）的含量，这也有助于防止冠心病。

如此看来，不论是统计调查还是生理研究都支持适量喝酒能降低冠心病的结论。但是饮酒过度又是有害健康的，不仅能导致心血管疾病（例如高血压、心律不齐、心肌病），而且能导致多种其他疾病（例如肝硬化、胰腺炎、乳腺癌），此外，孕妇喝酒能导致胎儿畸形。所以，关键在于"适量"。那么怎么算适量呢？美国国家科研委员会的建议是每天不超过相当于40毫升纯酒精的量。加州两名研究饮酒与冠心病关系的权威克拉茨基（Arthur L. Klatsky）和艾克（Roger R. Ecker）的建议是，男性每天不超过2杯，女性每天不超过1杯。如果男性每天饮酒在3杯以上，女性每天饮酒在2杯以上，则算过量。每天1至2杯只是上限。对那些想靠喝酒降低冠心病危险的人，他们的建议是每星期1至3杯。

如果你本来滴酒不沾，那么是不是从此应该开始喝点酒呢？也未必。适量的喝酒只对那些得冠心病的危险性比较高的人，才可能有好处。这些人包括：

有冠心病家族史、抽烟、高血压、总胆固醇高于200、HDL低于35、男人在40岁以上、女人在50岁以上。如果你不属于这个人群，喝酒可能对你没有任何好处。特别是年轻的女性，她们一般已不容易得冠心病，因此喝酒不太可能再降低得冠心病的危险，反而有提高得乳腺癌的危险。

那么应该喝什么酒比较好呢？有一些研究表明喝葡萄酒似乎比喝其他酒更有助于降低冠心病危险。克拉茨基等人在20世纪90年代发表对13万名加州居民的调查结果表明，喝葡萄酒和啤酒得冠心病的危险性要比喝烈性酒低。在2002年11月的美国心脏协会的会议上，克拉茨基进一步报告说，那些每天喝葡萄酒的人，因冠心病死亡的危险性要比喝啤酒的人降低25％，比喝烈性酒的人降低34％（吸入的酒精量相同）。但是，由于喜欢喝葡萄酒的人一般来说其生活方式也更健康（例如不抽烟、饮食较平衡），因此很难说这种危险性的降低是否真正是葡萄酒引起的。不过，有多项生理、生化研究认为葡萄酒含有一些有益健康的成分，可能的确是一种很好的选择。

"不抽烟不喝酒"的金科玉律也许可以改成"不抽烟少喝酒"。适量的喝酒可能对某些人的健康是有益的，但是这不应该成为酗酒的借口。喝酒过量仍然危害身体健康。

吃得少能否活得老？

1917年，奥斯本等三位美国生物学家在用大鼠做营养实验时，发现那些没有喂饱的老鼠，生长迟缓，而其寿命似乎也延长了。受到这个结果的启发，1935年，美国康奈尔大学的麦克凯等人直接验证是否动物寿命真的与发育速度成反比。在大鼠断奶后，他们给其中的一组提供完备的营养物质，但是严格限制其饮食，让它们一直处于饥饿中，而另一组老鼠则任其吃饱。饮食受限制的老鼠发育几乎停止，身体也不再长大，一些老鼠夭折了，但是存活下来的老鼠中，寿命明显增长了。雄鼠所受的影响更显著，寿命平均延长了约50%。喂食正常的老鼠中，寿命最长的为965天，而限制喂食的老鼠，有的活到了1800多天（相当于人活到200岁）。

以后许多实验室都做了类似的实验，得到了相当一致的结果。多项实验结果都表明，如果让鼠类的食物包含完备的营养物质，但是把食物中的热量减低25%～60%，它们在中年后得慢性病的危险减低了，而寿命也延长了大约30%。例如在1986年对小鼠和大鼠同时做的实验表明，热量受限制的小鼠平均活47个月，而对照组活28个月；热量受限制的大鼠平均活1300天，而对照组平均活720天。对其他动物，包括脊椎动物和无脊椎动物所做的类似实验，也得到了类似的结果。而且限制饮食并不一定非要从小限制起不可。从老鼠的"中年"开始将饮食热量减低约30%，也能显著延长其寿命。限制饮食热量，是迄今为止我们所知道的唯一能够有效地延长动物生命的环境因素。

饮食热量受限制的老鼠不仅活得长，而且显得更健康。麦克凯等人当时已发现这些老鼠得各种癌症的危险性降低了，心血管和肾脏的老化也延缓了。后来的研究者还发现其他的延缓衰老的标志，如慢性炎症减少、免疫力提高、对血糖的耐受性增强、晚年记忆力提高等。这些老鼠对环境致癌物的抵抗力也增强了，用几种不同的致癌物做试验，发现它们因此患癌症的概率显著低于对照组。限制饮食热量还显著地减少了体内脂肪细胞的数目，从而防止了晚年肥胖；而如果仅仅限制饮食中的脂肪含量，达不到这个效果。总之，各种研究都表明限制饮食热量对动物的衰老过程有根本性的影响，而不只是某些表面效果。限制饮食热量对老鼠健康的负面影响主要是生殖力下降了。这种副作用从自然选择的角度看并不难理解。只有在食物充足、能够保证生下的后代能生存时，才有必要将能量用于生殖。限制饮食热量实际上是迫使动物改变了生存策略，将用于生殖的能量改用于生存，从短时间内快速生殖改为降低生殖率并生存更长的时间。

限制饮食热量对老鼠和其他动物的健康和寿命的积极作用已被充分证明

了。我们更关心的是：它是不是也适用于灵长类和人类？在20世纪80年代末，美国有两个研究小组开始对罗猴做限制饮食热量实验。由于罗猴的寿命大约为40年，直到最近，才有了实验结果。不幸的是，这两个研究小组的实验结果并不一致。

第一个研究小组是威斯康星国家灵长类研究中心，根据他们在2009年发布的结果，限制饮食热量能够显著降低罗猴死于与衰老有关的疾病的风险。他们发现，对照组罗猴已有37%死于与衰老有关的疾病，而饮食热量少30%的罗猴死于这类疾病的只有13%。不过，他们当时还未能发现两者的总体死亡率有显著区别。到了2014年，他们发现区别了：在各个年龄，对照组罗猴的死亡率几乎是饮食热量受限制组的2倍。但另一个研究小组（国家衰老研究所）在2012年发布的结果则表明，虽然限制饮食热量的罗猴显得更健康，在免疫、运动协调性等方面有较好的表现，但是寿命却没有延长。

这两组实验在设计方面有些差异。国家灵长类研究中心的罗猴吃的是不健康的饮食，蔗糖在食物中的含量高达28.5%，而国家衰老研究所的罗猴吃的食物较健康，是全谷食物，蔗糖只占3.9%，还添加了鱼油和抗氧化剂。国家灵长类研究中心的对照组罗猴吃的食物是不受限制的，让他们随便吃，而国家衰老研究所的对照组罗猴吃的食物也是定量的。这些差异也许导致了不同的结果。如果饮食健康的话，热量是否受限也许并不重要。

那么人类又是如何呢？我们没法对人类也做类似的实验。战争时期的战俘、饥荒地区的难民被迫忍饥挨饿，饮食热量是受限制了，但是他们也往往营养不良，所以不能说明问题。不过，有一些间接证据表明限制饮食热量可能对人体也有积极作用。琉球群岛的居民的饮食有充足的营养，但热量低于普通日本人，他们的寿命也长于普通日本人，其百岁寿星的数目是日本其他地区的2~40倍。世界各地的百岁寿星也极少有肥胖的。在1991—1993年间，四男四女在一个与外界隔绝的生态系统"生物圈2号"住了两年。在此期间，他们的饮食营养齐备，但热量大约为一般饮食的90%。他们的体重明显降低了（男的降低18%，女的降低10%），并出现了与热量受限制的老鼠类似的生理变化。

"生物圈2号"的居民中包括研究衰老的分子生物学家、加州大学洛杉矶分校的教授洛伊·瓦尔佛德。他成了限制卡路里长寿法的倡导者和实践者，声称他因此至少能活到120岁。正常人一天需要从食物中吸收2000~2500大卡的热量，其中大约30%来自脂肪，30%来自蛋白质和40%来自碳水化合物。如果把热量供应降低30%，则每天大约只吸收1500大卡。那些长期严格执行这个饮食计划的人，身体将会变得非常精瘦，总是感到饥饿和寒冷。由于他们体内脂肪已大部分丧失，他们将没有足够的脂肪作为骨骼缓冲物。他们坐下的时候，臀部的骨骼会因为被压着而感到疼痛。由于脚底没有脂肪垫着，走路也会觉得疼。食物的热量将主要来自水果和蔬菜，再加一点淀粉和肉。瓦尔佛德曾在其新书发布会上，请来宾品尝他根据长寿配方制作的膳食。来宾们都觉得难以入口，有的人认为如果要长期吃这样的食物，还不如短命。不幸的是，在忍饥挨饿多年后，瓦尔佛德并没能实现其长寿目标。他在2004年因运动神经疾病导致的呼吸系统衰竭而去世，享年79岁。

各种实验都表明，限制饮食热量即使不能延长寿命，也能延缓衰老，对健康有益。即便如此，抑制食欲也不是一种吸引人的方案。不过也有研究表明，只在短时间内限制热量饮食，可能就能取得良好的延缓衰老的效果。吃得少也许不能活得老，却能活得好。

为了皮肤的健康

国人初到美国，往往会觉得美国的阳光格外明媚，这当然不是因为美国的太阳比中国的明亮，而是人家空气没有受到什么污染。其次会发现美国人特别喜爱阳光，海滨、草地上挤满了晒太阳的人们，大街上见不到有人打太阳伞，而在户外活动，也不像中国人那样选阴凉的地方，而是在太阳底下进行。美国姑娘们以把皮肤晒成褐色为美，太阳晒少了，还要专门在室内用紫外辐射来照。如果美国化妆品像在中国那样以"美白"为号召，定然是卖不出去的。

但这种热爱阳光的文化导致了一个严重的后果：皮肤癌成为美国发病率最高的癌症，每年大约有100万名美国人被诊断得了皮肤癌，近一半的美国人在65岁时至少已得过一次皮肤癌。90％的皮肤癌是因为皮肤过度暴露在阳光下引起的，特别是对浅肤色的人影响更大。因此美国皮肤癌基金会有一句著名的口号："如果你崇拜太阳，祈祷你不得皮肤癌。"

这就催生了一个庞大的防晒霜市场，光是获得美国皮肤癌基金会推荐的防晒霜品牌就有60多种。它们的化学成分其实都差不多，包括两类：有机的成分（例如二苯甲酮-3）能吸收掉紫外线，无机的成分（例如氧化锌）则是不透明的颗粒，用来反射掉紫外线。

为了吸引消费者，各个品牌的防晒霜往往标榜具有一些特殊的性质，比如号称能防水，能全日防晒，防晒系数高等等。反正一般的消费者对防晒系数没有概念，觉得越高越好。为此美国食品药品管理局（FDA）在1999年作出规定，防晒霜在标注防晒系数（SPF）时不能高于30，30以上的标为30+。不过这个规定似乎并没有被严格执行，我在美国就买到过SPF45的防晒霜。

防晒系数是根据防晒霜延缓阳光晒伤的程度测定的。例如，如果一个人暴露在阳光下过了12分钟皮肤会晒伤，那么涂了SPF10的防晒霜，就能保护皮肤120分钟后才被晒伤。这是1962年就开始使用的一个标准。但是这个标准并不能完全反映防晒的效果。

这是因为阳光中紫外线能对人体产生伤害的有两类，波长短的（波长在290到320纳米之间）叫UVB，波长长的（在320到400纳米之间）叫UVA。导致晒伤的是UVB，因此防晒系数反映的是对UVB防护效果。但是UVA虽然不引起晒伤，却能深入到皮肤的深处，是引起皮肤变黑和过早老化的主要因素，并且和UVB一样都能导致皮肤癌。而且，UVA对皮肤的损害能持续很长时间，即使不照阳光也还会继续累积。有一项研究表明，用相当于正常阳光辐射量的UVA

照射两周之后停止照射，过了16个月，还能在皮肤上检测到紫外线导致的基因突变，而且突变量持续累积，可到32倍。

在UVA的危害被人们认识到后，市场上各种品牌的防晒霜又都纷纷声称能对紫外线提供广谱保护，意思是不仅能抵挡UVB，也能抵挡UVA。但是对UVA的保护效果如何，却没有标准，难辨真假。

为此，FDA发布防晒产品新规定草案，除了把防晒系数的限制提高到SPF50+，主要就是要为UVA的防护制定标准，用1到4星表示对UVA的防护效果的高低。

其实，防晒霜究竟能起到多大的防护作用，是一直有争议的。有的研究甚至认为，如果防晒霜使用不当，不是每过2小时就涂一次，对皮肤的损伤反而更大。不过，紫外线能够导致皮肤癌和皮肤过早老化，却是没有疑义的。保护皮肤的最好办法是躲避和遮挡阳光，使用防晒霜只是最后的选择。

无形的肺部杀手

众所周知，吸烟是肺部的第一杀手，大约90%的肺癌病例是因为吸烟引起的。那什么是肺部的第二杀手呢？是二手烟吗？不是。二手烟在肺部杀手名单中只能排在第三位，排第二位的是放射性惰性气体氡。在美国每年大约有21000人因为氡导致的肺癌而死亡，而因为二手烟导致的肺癌死亡只有大约3000人（吸烟导致的肺癌死亡则有16万人）。按世界卫生组织的说法，肺癌病例大约3%～14%与氡有关，主要是因为在生活中接触到低浓度的氡引起。

氡无色无嗅无味，如果不用专业的仪器，没法察觉到它的存在。医学界比较早就注意到矿工易得肺癌与吸入氡有关，但对生活环境中氡的危害则认识得较晚，直到20世纪80年代这个问题才引起关注。这是由于一次意外事件。1985年，美国一家核电厂的一名员工在接受常规检查时被发现身上污染了放射性物质，令人不解的是当时该发电厂还没有开始发电，而且对他进行清洁也不能去除其身上的放射性物质。最终发现是由于他家的地下室有极高浓度的氡气，高达10万贝克勒尔/立方米（相当于2.7纳居里/升。放射性活度的国际单位为贝克勒尔Bq，美国则习惯用居里Ci。1pCi/L = 37Bq/m³）。他在那么高浓度的氡气中生活，致肺癌的风险相当于每天抽135包烟。一般人家室内的氡含量没有那么高，要低两、三个数量级。

那么氡是怎么进入居室当中的呢？氡的同位素有好几种，主要的一种是氡222。氡222是镭226的衰变产物，而镭226是铀238的衰变产物。铀和镭普遍存在于土壤和岩石中，不断地在产生氡，尤其是土壤，因为是松的，产生的氡更容易释放出来。所以氡可以说是无处不在的，只不过在室外土壤、岩石释放出的氡很快被稀释掉了，但是在室内就不一样了，产生的氡会累积起来。因为氡的比重比空气大，最终都沉积到房屋的最底层了。

氡的半衰期只有3.8天，会进一步衰变成钋，最终衰变成稳定的铅。在这个过程中会发出阿尔法射线。阿尔法粒子因为质量大，穿透能力很差，穿不透皮肤，在体外时可以说对健康并不危险。但是一旦被吸入体内就不一样了。氡是气体，它随着空气被吸入肺部，其衰变产物就在肺部组织沉积下来，发出阿尔法射线。这是紧贴着细胞发出的射线，就能进入细胞，打断DNA，引起DNA的突变，进而导致癌变。理论上，只要有一个阿尔法粒子的撞击就有可能引起导致癌变的突变，所以氡并不存在安全剂量，室外低浓度的氡也能增加肺癌的风险。只不过浓度越高，则风险越大，按世界卫生组织的估计，氡的浓度每增加100Bq/m³，则肺癌的风险增加10%。氡和香烟能起协同作用增加肺癌的风险，所以氡的影响对吸烟者更大，其风险能是不吸烟者的10倍。

因为氡主要是从土壤释放出来的，对于生活在平房或楼房底层的人威胁比较大。所以美国要求，如果你生活在三楼以下，要测一下氡的含量。如果氡的含量偏高，就要对房间进行改造，采取一些措施减少氡的含量，例如密封地板、墙壁上的缝隙、排除地基土壤中的气体、做好室内通风。上面说了，氡并没有安全剂量，怎么样算偏高呢？这就是人为设定的了。美国环保署的建议是如果氡含量超过4pCi/L，就要立即采取措施，如果在2～4pCi/L，可以考虑采取措施，但要把氡的浓度降低到2pCi/L以下是很难的。

石材等建材也能释放氡，也是个危险因素，尤其是生活在三楼以上的，对他们来说土壤不是威胁了，建材就成了主要风险。如果房屋的建筑、装修大量地用到花岗岩等富含铀的石材，最好还是去测一下氡含量。有石材商说，氡的半衰期只有3.8天，放几天就没事了。这是误导人的无稽之谈。氡最终是铀产生的，而铀的半衰期是45亿年，从地球诞生到现在才衰变掉一半呢，它将源源不断地产生氡，而且可以说量不会发生变化。用石材装修的另一个危险是，由于使用时贴近人体关键器官，石材里的放射性同位素在体外就有可能损害身体，所以有可能还应测一下其放射性强度。按照国家标准，放射性强的石材是不能在室内使用的，但是在具体执行上不一定到位。网上还有些说法，什么深色的石材辐射强，浅色的石材辐射弱，那都是没有依据的。

许多人对无害的电器电磁辐射害怕得不行，却不了解氡辐射或觉得无所谓，其实氡辐射才是日常生活中唯一真正值得注意的,也有办法避免的有害辐射。

健康生活小指南

本文根据美国国家卫生院、美国农业部、美国食品药品管理局、美国心脏协会等机构出版的资料编写。

（一）避免"慢性自杀"

（1）不吸烟

◆香烟烟雾中含有约4000种化学物质，包括60多种致癌物，以及焦油、一氧化碳、砷、铅等多种有毒物质。

◆吸烟能损害身体几乎所有的主要器官，导致肺癌和其他癌症、心脏病、中风、骨质疏松症、呼吸系统和消化系统疾病。美国每年有40多万人死于与吸烟有关的疾病。87%的肺癌死亡是吸烟导致的。

◆孕妇吸烟会使新生儿体重过低，在美国每年导致4000名新生儿死亡。

◆吸低焦油、低尼古丁的香烟并不能减轻吸烟对健康的损害。

◆戒烟越早，对身体越好。30岁之前戒烟能几乎消除所有吸烟对健康的不利影响。50岁之前戒烟的人与继续吸烟的人相比，未来15年内的死亡率减半。

（2）远离"二手烟"

◆"二手烟"被美国环境保护局列为最严重的致癌物之一。

◆"二手烟"在美国每年导致3000名不吸烟的成年人死于肺癌，35000～62000名死于冠心

⚡ 戒烟小窍门

●选定从某一天开始戒烟，做戒烟记录。

●写下你戒烟的原因，贴在醒目的地方，经常提醒自己。

●扔掉香烟、打火机和烟灰缸。

●告诉你的家人、朋友、同事你开始戒烟，请他们不要在你的周围吸烟。

●聚会时与不吸烟的朋友待在一起。

●如果有人请你吸烟，告诉他你不吸烟。

●改变饭后吸烟的习惯，改为饭后刷牙、给朋友打电话聊天、慢慢地喝一杯茶或散步。

●有烟瘾时尝试用吸管喝饮料、嚼口香糖、吃水果、深呼吸、听音乐、散步、锻炼。

●可尝试尼古丁口香糖、尼古丁贴片等尼古丁替代法，并逐步减量。它们能加倍提高戒烟成功率。

●庆祝自己成功戒烟一周、一个月、一年……用戒烟省下的钱给自己买礼物奖励自己。

●大多数人戒烟失败发生在开始戒烟的第一周。通常只需坚持几周就能成功完成戒烟。

●如果戒烟失败，不要泄气，再次尝试。

病。"二手烟"加重过敏、哮喘、支气管炎。

◆"二手烟"在美国每年导致30万名婴儿患上支气管炎或肺炎。"二手烟"导致儿童内耳炎，并与婴儿猝死综合症有关。

◆如果你的家人吸烟，请他或她考虑到家人特别是小孩的健康，到室外或在窗口通风处吸烟。

◆请客人不要在你家吸烟，这是你的权利。不要在家中放烟灰缸。

◆如果在别人家中或公共场所，礼貌地告诉周围吸烟者"二手烟"会让你身体不适（咳嗽、眼睛刺痛等等）。

◆不要把婴幼儿放在吸烟者身边。如果屋内有人吸烟，就把婴幼儿带到室外活动。

◆在办公室摆放"请不要吸烟，谢谢！"的标志。

（3）少饮酒

◆大约10%~20%的酗酒者会得肝硬化。

◆长期酗酒能增加患食道癌、咽喉癌、口腔癌等多种癌症的风险。所有癌症病例中，大约2%~4%与摄入的酒精有关。

◆长期酗酒增加了得心血管疾病的风险。

◆长期酗酒能导致胰腺炎。

◆即使少量饮酒也可能对健康有害：会增加中风和女性患乳腺癌的风险，并能导致婴儿出生缺陷。

◆至少有150多种药物能与酒精发生有害反应，正在服药的人不要喝酒。

◆适量的饮酒有一定的好处：有助于降低紧张情绪，开胃，促进消化，并能降低患心血管疾病的风险。

◆女人一般来说比男人更容易喝醉，这是因为女人体内分解酒精的酶的活性比男人低，而且女人身体水分比男人少，酒精在女人体内更容易达到较高浓度。

◆男人每天饮酒不要超过2杯，女人不要超过1杯。1杯等于360毫升啤酒，150毫升葡萄酒或45毫升40度白酒，约含14克纯酒精。

◆以下这些人应滴酒不沾：孕妇或准备怀孕的妇女；21岁以下未成年人；准备开车或从事需要集中精力工作的人；患胃溃疡等疾病的患者。

（4）躲避阳光

◆阳光中的紫外线辐射不仅能导致皮肤老化，而且大大增加了患皮肤癌的风险。

◆尽量不要在太阳辐射最强的时候（从早上10点到下午2点）在户外活动。

◆在阳光下活动时使用遮阳用具，例如戴遮阳帽和穿长袖衣服。

◆在皮肤暴露的身体部位涂抹SPF至少为15的防晒霜。

◆留意皮肤癌的早期症状（例如痣的形状、质地或颜色发生改变）。皮肤癌如果发现及时，几乎100%可以治愈。

（二）合理的饮食

（1）平衡饮食

◆每天的食物应来自所有五大食物种类（谷类、蔬菜、水果、肉类或乳制品、糖类或脂肪），能够提供维持合适体重的热量和包含所有必需营养素。

◆必需营养素包括蛋白质、碳水化合物、脂肪、维生素和矿物质。

◆膳食中的纤维素虽然不能被人体消化、吸收，但有助于通便，降低冠心病的风险，并有助于维持正常血糖水平。

◆营养素应该从食物而不是从保健品中摄取。食物除了含有必需营养素，还含有多种可能有助于预防慢性病的成分。

◆应吃富有营养的食物，这指的是富含维生素和矿物质，而热量又比较低的食物。

◆控制热量的摄入。根据自己的性别、年龄和活动程度估计每天需要从食物中获取的维持合适体重的热量。

（2）健康的饮食结构

◆富含水果、蔬菜、全谷（带麸的谷物）、脱脂或低脂牛奶与奶制品。

◆水果和蔬菜应占每天膳食一半的量。全谷应至少占主食的一半。

◆包含瘦肉、禽肉、鱼肉、豆类、蛋和坚果。

◆不含或少含饱和脂肪酸、反式脂肪酸、胆固醇、食盐和食糖。

（3）健康的饮食习惯

◆让蔬菜多样化。每天选择深绿色、红色、橙色等不同颜色的蔬菜混合（例如西红柿、红薯、西兰花），以及豆类。不同颜色的蔬菜一般能提供不同的营养素。

◆多吃水果。每天都吃足够量的水果，例如一根小香蕉、一个大橘子和四分之一杯的干果。

◆吃含钙量高的食品，例如每天喝脱脂或低脂牛奶、酸奶。

◆让蛋白质品种多样化，包括海鲜、瘦肉、鸡蛋、豆类、大豆制品、无盐坚果。吃肉的话尽量吃瘦肉。

◆每周吃两次海鲜。选择多油、少汞鱼类，例如三文鱼、鳟鱼、鲱鱼。

◆多吃纤维素。吃新鲜、晒干或罐头水果胜于喝果汁，因为果汁不能提供纤维素。在保证卫生的情况下，吃水果尽量吃皮。

◆避免饱和脂肪酸、反式脂肪酸和胆固醇。饱和脂肪酸的摄入控制在占食物热量的不到10%，用单不饱和脂肪酸和多不饱和脂肪酸取代。去除肉上的脂肪；吃脱脂或低脂奶制品；避免油炸食品。

◆少用食用油，每天吃油量少于6匙（27克）。每天摄入的胆固醇控制在少于300毫克。

◆用菜籽油、橄榄油、大豆油、花生油、玉米油、葵花油等植物油烹饪食物，避免动物脂肪、氢化植物油、棕榈油、椰子油。

◆少吃盐。每天吃盐量少于1匙（5.75克食盐，含钠2.3克）可降低患高血压的风险。50岁以后应把食盐摄入量减少到每天少于3.75克（含钠1.5克）。这包括所有食物含的盐分，而不仅仅是做菜时加的盐。

◆逐渐减少食物中的盐量。你的口味会逐渐改变。

◆少在食物中加糖，少吃糖分高的食物。

◆喝水，100%果汁，无脂肪牛奶，不加糖、茶或咖啡，避免喝有糖分的饮料。选择100%果汁，不要喝果味饮料。

◆每天都吃早餐。吃早餐能够提供必要的能量并避免在吃午餐或晚餐时吃得过多。

◆要吃零食的话，尽量吃那些低脂肪、低糖分的零食，例如水果、蔬菜或无盐的坚果。

◆蒸、水煮、烧烤的饭菜不额外加油，比油炸、炒的更好。

（4）不同人群的不同需要

◆少年儿童应注意补充钙、钾、纤维素、镁和维生素E。

◆成年人应注意补充钙、钾、纤维素、镁、类胡萝卜素、维生素C和维生素E。

◆50岁以上的人应每天补充2.4微克结晶形式的维生素B12（维生素制剂）。三分之一的老年人已无法从食品中吸收天然的维生素B12。

📌 你需要减肥吗？

体质指数（BMI）是衡量一个人是否体重过重的一种方法。它测量的是体重与身高的比例，计算公式为：BMI=体重（千克）/身高（米）的平方。

BMI=18.5～24.9属于健康范围；BMI=25～29.9属于超重；BMI在30以上属于肥胖。

另一种办法是测量腰围。女性的腰围大于86厘米（35英寸），男性腰围大于98厘米（40英寸），则患病的风险增加。

肥胖增加了患这些疾病的风险：二型糖尿病；高血压；心脏病；中风；关节炎；某些癌症；膀胱疾病；睡眠呼吸暂停综合征。

◆准备怀孕的妇女应吃富含铁的食品，例如肉、菠菜。

◆准备怀孕的妇女以及妊娠头三个月的孕妇除了吃富含叶酸的食品，还应每天补充400～600微克合成的叶酸（维生素制剂）。

◆老人、肤色深的人以及经常晒不到太阳的人应从强化食品或维生素制剂补充维生素D，推荐量为每天15～20微克（600～800国际单位）。

日常锻炼小窍门

● 爬楼梯，而不乘电梯。

● 乘公共汽车时提前一站下车。

● 自己开车时将车停在位置比较远的地方。

● 参观博物馆、动物园或海洋馆。

● 饭后散步。

（三）适当的锻炼

◆成年人每周应至少做150分钟中等强度的有氧运动，或75分钟高强度的有氧运动，或二者的结合，每次运动至少10分钟。每周还应有至少2天时间做涉及所有主要肌肉群的肌肉增强运动。

◆有氧运动是指使呼吸和心跳加快的锻炼，例如快步走、跑步、游泳、骑自行车、健身操、舞蹈、打球。它能帮助控制体重，预防心脏病和中风，保持骨骼强壮，减少心理压力。

◆肌肉增强运动包括举重、俯卧撑、仰卧起坐等。除了增强肌肉，它还能帮助控制体重、保持骨骼强壮。

◆有氧运动每天都可以做，但两次肌肉锻炼之间至少应有一天的间隔，以让肌肉获得休息。

◆抗拒重力的负重性锻炼能增强骨的强度和密度，包括举重、跑步、滑冰、体操、舞蹈、爬楼梯等。游泳和骑自行车等不属于负重性锻炼。

◆刚开始锻炼时肌肉可能会感到酸痛，但是如果酸痛持续时间超过了48小时，表明锻炼过度。

◆如果锻炼时感到胸口疼痛或不适，立即停止锻炼，并在下次锻炼之前上医院检查。

◆如果患有骨质疏松症，应避免弯身、扭曲、碰撞等运动。

◆在固定的时间锻炼有助于养成习惯。

（四）良好的心态

◆长期紧张会导致心理和生理疾病，例如失眠、没有胃口、恐慌、抑郁症、肌肉酸痛、肠胃疾病。

◆长期紧张会增加多种疾病的危险，例如损伤大脑神经细胞，刺激肿瘤增生，引发冠心病，并降低免疫抵抗力。

◆"活到老，学到老"能降低患老年痴呆症的风险。

📌 **消除紧张小窍门**

●保持充足的睡眠。

●每天花15～20分钟静坐、深呼吸和冥想宁静画面。

●练习太极拳或瑜伽。（注意：瑜伽练法不当能导致创伤）

●学一种新的业余爱好。

●在发脾气之前数到10，这将减轻压力。

●不要通过喝酒、抽烟、喝咖啡、大吃大喝的方法消除紧张情绪，这只会更糟糕。

●避开让你不快的场合和你讨厌的人。

●学会说"不"，不要轻易答应别人的请求。

●找出生活中让你紧张的因素，学会如何应对或改变。

●学会接受你无法改变的事实。你不必解决所有的生活难题。

了解营养素

脂肪的是是非非

在食物缺乏的年代，"有油水"成为富裕生活的标志之一，至今人们仍然爱说"富得流油"。以前人们并不知道脂肪对身体有何用处，只知道它能使食品变得美味可口。后来生物医学家发现脂肪是体内储存能量的物质，并参与多种重要的生命活动，对儿童的发育尤其重要。体内的脂肪多数是人体自身合成的，但也有些种类的脂肪人体无法合成，必须从膳食中吸收，因此脂肪被列为必需营养素。

近百年来，生物医学家才逐渐意识到，脂肪也有对身体健康不利的一面，我们所喜欢吃的东西，未必都是好东西。1908年，科学家观察到，用肉、全脂牛奶和蛋作为食物喂养兔子，会使脂质在兔子的动脉管壁中逐渐沉积下来，使血管变窄，血流不畅，患上动脉粥样硬化症。1913年，这种沉积在血管中的脂质被确定为是胆固醇。

1916年，一名在爪哇工作的荷兰医生兰根（Cornelius de Langen）发现，和荷兰殖民者相比，印度尼西亚原住民的血液中胆固醇含量较低，而得心脏病的比例也较低。他猜测血液中胆固醇的含量可能与患心脏病的风险有关。他认为这与饮食习惯有关系。印度尼西亚原住民的饮食以素食为主，而荷兰人则吃大量的肉类和奶制品。兰根注意到，那些放弃了本民族的饮食习惯、采纳荷兰式饮食的印度尼西亚人，其血液中胆固醇含量和患心脏病的比例也都跟着上升了。

但是兰根的发现发表在一份鲜为人知的医学刊物上，并没有引起人们的重视。40多年后，这个问题才再度引起人们的注意。第二次世界大战之后，医学家在斯堪的纳维亚诸国做调查时发现，在战争期间，因心脏病而死亡的人数大大减少了。这是不是和战争期间实行食品定量配给制，人们难以吃到肉类、蛋和奶制品有关呢？与此同时，其他研究者也发现，心脏病发作的病人，其血液中胆固醇含量要比一般人高。

从那以后，已有无数的研究结果将高脂饮食、血胆固醇的含量和心脏病发病率这三者紧密地联系在一起。在那些人群中血胆固醇平均含量偏高的国家、地区，心脏病是导致死亡的头号疾病，而在那些血胆固醇平均含量较低的国家、地区，却很少有人患心脏病。那些心脏病风险高的国家、地区，其饮食中往往含有大量的脂肪。但是，人们也注意到，有些国家、地区的饮食中也含有较高的脂肪，而心脏病发病率却很低，例如希腊人和因纽特人（旧称爱斯基摩人），这是为什么呢？

原来脂肪种类繁多，不可一概而论。脂肪由脂肪酸和甘油结合而成。脂肪酸的样子像一条长长的链条，是由一个个的碳原子串起来的，碳原子上面还有氢原子与之结合。碳原子的化合价是4价，可以跟其他原子形成4个共价键，氢则是1价。在链条中间的碳原子，由于已与两个碳原子相连，最多还可以结合2个氢原子。如果链条上每一个碳原子都尽可能多地与氢原子结合，我们就说这种脂肪酸达到了饱和状态，称之为饱和脂肪酸。有的脂肪酸的链条中间，还有可以和氢原子结合的位置空着，处于不饱和状态，就是不饱和脂肪酸，少了一对氢原子，称为单不饱和脂肪酸，少了多对氢原子，就叫作多不饱和脂肪酸。根据氢原子的缺失位置，多不饱和脂肪酸又分成欧米伽–3和欧米伽–6两类。食物中的饱和脂肪酸主要来自动物产品和某些植物油（包括椰子油、棕榈油和可可油），不饱和脂肪酸主要来自植物油和海产品，其中橄榄油、菜籽油、花生油等富含单不饱和脂肪酸，大豆油、芝麻油、玉米油、葵花籽油等富含多不饱和脂肪酸。

饱和脂肪酸链条中的碳原子彼此是以单键相连的。不饱和脂肪酸的链条中间不饱和的碳原子彼此是以双键相连的，这时这两个碳原子都分别只与一个氢原子结合。这两个以双键相连的碳原子，如果它们的氢原子位于同一侧，叫作顺式，这种脂肪酸就叫顺式脂肪酸。如果它们的氢原子分别位于两侧，就叫作反式脂肪酸。顺式脂肪酸的链在双键的地方打了一个弯，性质不稳定。反式脂肪酸则和饱和脂肪酸一样是直链，比较稳定。食物中的不饱和脂肪酸主要是顺式的，动物脂肪有一小部分是反式的。

在从前，食用的脂肪主要是动物脂肪，例如黄油、奶油、猪油，它们比较稀少、昂贵。植物油倒是便宜，但是供食用的植物油的脂肪酸基本上都是顺式脂肪酸，它们很不稳定，是液体，而且容易变质，这是由于自由基攻击链条中的双键造成的。20世纪初，德国化学家威廉·诺曼（William Norman）想到了一个解决办法，给植物油中的双键提供氢原子，让它们变饱和，这个过程称为氢化，这样制造出来的油就叫氢化油。如果所有的双键都被氢化、饱和了，顺式脂肪酸就变成了饱和脂肪酸。但是通常只有部分双键被饱和，由于工艺的原因，在氢化的过程中剩下的双键两头的碳原子的结构发生了变化，它们连接的氢原子由顺式变成了反式。这样，氢化油就含有大量的反式脂肪酸。植物油氢化之后，变成了半固体，性质稳定、不容易变质，可以代替动物脂肪使用，而且价格要便宜得多。氢化油很快地被大规模生产，在食品加工业中获得了广泛应用，被用来制作糕点、调味品和油炸食品。

胆固醇的情况也很复杂。胆固醇和脂肪酸都属于脂质，是人体的重要组成部分，用于组成细胞膜、生产类固醇激素和胆汁酸以及执行其他重要的生理功能。我们体内的胆固醇，一部分是在肝脏内自己合成的，另一部分则从食物中直接吸收。只有来自动物的食物才含有胆固醇，例如蛋、肉、肝、奶、海产品等。来自植物的食物不含胆固醇。

体内合成和从食物中吸收的胆固醇无法在血液中溶解，它们要借助于一种由磷脂和蛋白质组成的载体——脂蛋白来运输。脂蛋白主要有两种：低密度脂蛋白（简称LDL）和高密度脂蛋白（简称HDL）。大多数胆固醇由LDL携带，如果血液中LDL－胆固醇含量过高，就会慢慢地在动脉管壁沉积下来，形成粥样小瘤，导致动脉硬化。因此LDL－胆固醇有时被称为"坏"胆固醇。而HDL－胆固醇则被称为"好"胆固醇，它能够把血中胆固醇送回肝脏，甚至清除动脉管壁中沉积下来的胆固醇，防止粥样小瘤的形成。

食物中的饱和脂肪酸能增加体内"坏"胆固醇的含量，相应地增加了心血管疾病的风险。而反式脂肪酸除了能增加"坏"胆固醇的含量，同时还能降低"好"胆固醇的含量，相当于双重增加了心血管疾病的风险。不饱和脂肪酸却会降低血胆固醇的含量。多不饱和脂肪酸会同时降低"坏"胆固醇和"好"胆固醇的含量，而单不饱和脂肪酸在降低"坏"胆固醇含量的同时，却不影响"好"胆固醇的含量。希腊人饮食中的脂肪主要来自橄榄油，这是一种单不饱和脂肪酸，因此有人认为这是希腊人心脏病发病率低的因素。

因纽特人心脏病发病率低则可能另有原因。他们以鱼为主食，鱼富含欧米伽-3多不饱和脂肪酸。有些研究表明欧米伽-3脂肪酸能降低"坏"胆固醇。另有些研究表明，另一种多不饱和脂肪酸——欧米伽-6脂肪酸——也能降低"坏"胆固醇，但是同时也降低了"好"胆固醇。大豆油、玉米油所含的亚油酸属于欧米伽-6脂肪酸。

植物油（例如大豆油、菜籽油）也含有欧米伽-3脂肪酸，但是种类和鱼油不一样。鱼油含的欧米伽-3脂肪酸为二十碳五烯酸（简称EPA）和二十二碳六烯酸（简称DHA），而植物油的欧米伽-3脂肪酸为 α-亚麻油酸（简称ALA）。EPA和DHA的作用被认为强于ALA。美国心脏协会发布的报告指出，已有比较充分的证据表明EPA和DHA能够有效地降低心血管疾病的发病率，每天摄入0.5~1.8克的EPA+DHA能显著地降低心脏病死亡率。每天摄入1.5~3克的ALA似乎也有益处，但需要进一步的研究。

看到这里，你可能头都大了。这么多种的脂肪酸，这么多的术语和信息，让人无所适从。能不能给个简单的指南呢？

要避免摄入饱和脂肪酸和反式脂肪酸，以预防心血管疾病。即使从食物中摄入非常少量的饱和脂肪酸、反式脂肪酸或胆固醇也能逐渐增加血液中"坏"胆固醇的含量，增加心血管疾病的风险。所以对这类不是人体必需反而有害的脂质，不能讲"适量摄入"，应尽量避免摄入，尽量用不饱和脂肪酸取代。反式脂肪酸的危害比饱和脂肪酸还大。即使在摄入的量很少时（只占食物热量的1%~3%），反式脂肪酸对心血管疾病的风险仍然很明显。反式脂肪酸可能还有其他方面的危害，但还没有确证。反式脂肪酸除了能给人体提供能量之外，没有营养价值，反而有害，那么就应该尽量减少摄入它，越少越好。世界卫生组织的建议是每天摄入的反式脂肪酸的量不要超过食物热量的1%，大致相当于不要超过2克，吃一份炸薯条就远远超过这个量了（大约含5～6克反式脂肪酸）。所以如果经常吃快餐、糕点、油炸食品、零食的话，是很难不超过这个限量的。一个美国人平均每天摄入的反式脂肪酸的量是5.8克。但是富含"坏"脂肪酸和胆固醇的食物往往也是营养丰富的食物，没有必要完全不吃它们，可以采取一些简单的预防办法，例如去除肉类中的脂肪，选用低脂或脱脂的奶制品，少吃蛋黄（鸡蛋中的胆固醇主要在蛋黄中），少吃油炸食品，少用食用油，不用动物油，要用不饱和植物油。

要适当地摄入不饱和脂肪酸，特别是来自鱼的欧米伽-3脂肪酸，它们似乎对心血管很有保健作用。美国心脏协会的建议是，所有的成年人一周至少要吃两顿鱼，特别是比较肥的鱼，例如三文鱼、沙丁鱼、金枪鱼、鲱鱼、鲭鱼、鳟鱼。对冠心病病人，建议每天摄入约1克的EPA + DHA，最好是由吃鱼摄入，也可考虑服用鱼油胶囊，对此应在医生的指导下进行。鱼油胶囊属于保健品，其质量难以保证，而且摄入过多，有引起出血的危险。

经常吃鱼看来是个好习惯。不过，必须注意，由于水域受到污染，一些鱼类体内的汞和其他环境毒素含量过高，有慢性中毒的危险，特别是像鲨鱼这种处于食物链顶端的大型鱼类，体内更容易累积毒素，应尽量避免食用。美国心脏协会认为，儿童、孕妇和哺乳期妇女因为吃鱼导致汞中毒的风险增大，不过他们患心脏病的风险本来就很低，无需通过吃鱼来预防。但是对中、老年男性和绝经期妇女，吃鱼避免心脏病的益处超过了汞中毒的风险。让所吃的鱼的种类多样化，是减少汞中毒的风险，又增加欧米伽-3脂肪酸摄入的最佳方式。

你有必要补维生素吗?

除了从食物中吸收蛋白质、碳水化合物、脂肪这些需求量比较多的营养素,我们还需要两类需求量比较少的营养素,才能保证身体正常的生长、发育、新陈代谢和健康。其中一类是有机物,即各种维生素,一类是无机物,即各种矿物质。

人体必需的维生素共有13种,必需的矿物质有20几种,它们都是人体无法自己合成的,必须从饮食中摄入。有的维生素和矿物质在食物中的含量非常丰富,或人体对其需求量很少,从日常饮食中能够得到充分的满足,我们不必担心会缺乏它们,例如泛酸、生物素、维生素B6、维生素K、磷、钴、锡、硼、硅、镍、钒等。我们没有必要特地去补充这些维生素和矿物质,因此无需在意它们。

有些维生素和矿物质容易因为从饮食中摄入不足而影响健康。它们才是值得我们特地关注,注意补充的。这些维生素和矿物质包括维生素A、维生素B1、维生素B2、烟酸、叶酸、维生素B12、维生素C、维生素D、维生素E、钙、铁等等。

目前市场上的保健品,有一大类就是以补充上述维生素和矿物质(以下合称维生素)作为卖点的。但是,补充维生素最好的办法是从膳食中摄入,而不是服用维生素制剂。饮食的均衡和多样化通常能保证获得充分的维生素。不过,对一些特定的人群,却应该推荐其服用某种维生素制剂。这包括三种情况。

第一种情况是准备怀孕的妇女以及妊娠头三个月的孕妇应每天补充400～600微克合成的叶酸。如果怀孕早期孕妇体内缺乏叶酸,能够导致胎儿出现神经管缺陷。这是最严重也最常见的出生缺陷之一,每1000名新生儿中,就有1～2个有神经管缺陷。叶酸广泛地存在于各种食物中,但是食物中的叶酸很不稳定,在收割、储存、加工、烹饪过程中,一半以上的叶酸活性都会丧失掉。叶酸是水溶性维生素,水煮时更容易丧失。而且,天然叶酸不容易被人体吸收，只有大约50%能被人体吸收。相反的，合成的叶酸极其稳定，可以储存几年都不丧失活性，而且几乎能100%被人体吸收。服用叶酸制剂比靠膳食补充叶酸要可靠得多。

第二种情况是50岁以上的人应通过服用维生素制剂或吃强化食品每天补充2.4微克结晶形式的维生素B12。这是因为研究表明，高达1/3的老年人已无法从膳食中吸收天然的维生素B12。缺乏维生素B12会导致恶性贫血。

第三种情况是母乳喂养的婴儿、老人、肤色深的人以及经常晒不到太阳的人应从强化食品或维生素制剂补充维生素D。含维生素D的食物很少，人体必需的维生素D主要是阳光中的紫外线刺激皮肤合成的。维生素D的主要功能为增强小肠对钙和磷的吸收，维持血液中钙和磷的正常浓度，以形成和保持强壮的骨骼。如果缺乏维生素D，儿童骨骼生长不正常，导致佝偻病，成人导致骨软化症，容易得骨质疏松症。

母乳中的维生素D含量不足，纯母乳喂养的婴儿最迟从第2个月开始每天必须补充400国际单位（10微克）的维生素D。配方奶粉喂养的婴儿由于配方奶粉中已含有足够量的维生素D，无需额外补充。一岁以后的婴儿、儿童和少年如果每天未能从添加维生素D的配方奶粉、牛奶或强化食品获得足够量的维生素D，必须补充600国际单位的维生素D。50岁以上的老年人因为皮肤合成维生素D的效率下降，应考虑补充维生素D。同样，不经常晒太阳的人也应考虑补充维生素D。成人维生素D的目前推荐量是每天600国际单位，但是近年来有很多项研究表明，这个量不足以预防骨质疏松，每天800国际单位才能见到效果，而要让血液中维生素D保持最佳浓度，需要每天服用1000国际单位甚至更高。如果维生素D吃过量了会有副作用，目前的限量是4000国际单位，但也有研究指出要到10000国际单位才会有危险。

此外，也有比较确凿的证据表明绝经期妇女同时补充钙和维生素D能增加骨质密度和降低骨折的风险。患有中期老年性黄斑病变（可导致失明）的不吸烟成人推荐服用三种抗氧化剂（维生素C、维生素E和β–胡萝卜素）和锌。但是服用维生素制剂也能带来副作用。有证据表明定期吃 β–胡萝卜素片能够增加吸烟者得肺癌的风险。有初步的研究认为，吃硒、β–胡萝卜素和维生素E会增加老年人得食道癌的几率，吃维生素D和钙则会增加得肾结石的风险。

如果要补充维生素制剂，应该选择到药店购买大药厂的产品，比较可靠。不要购买保健品、直销或传销的产品，因为这些行业缺乏监管，其产品的质量没有保证，而且往往卖得很贵，物非所值。

有必要吃复合维生素片吗？

和中国一样，保健品（在美国称为"膳食补充剂"）在美国也有庞大的市场，一年的销售额达230亿美元，其中主要是含有多种维生素和矿物质的复合维生素片。超过一半的美国人经常吃这类产品。这种风气也逐渐传到了中国。在目前中国市场上，也开始流行复合维生素产品，有的是进口的，有的是国产，更有的号称是针对中国人的饮食缺陷量身订作的"黄金搭档"。在各色各样虚假保健品被揭露、打击之后，至少还有些医学依据的维生素产品有可能会在中国保健品中也占据主导地位。

人体需要吸收足够量的13种维生素和多种矿物质才能保证有充足的营养，缺乏当中的任何一种都会导致营养不良。所谓复合维生素片就是含有人体每天最低需求量的这些维生素、矿物质中的大部分或全部。复合维生素片在20世纪40年代出现以来，就一直是保健品市场上的宠儿。没有人会否认吃复合维生素能够避免营养不良，但是大多数吃复合维生素的健康人并无这方面的需求，他们是想要获得更好的健康、精力，预防和治疗慢性病。那么吃复合维生素片是否真能做到这一点呢？

坚持吃复合维生素片的人往往也是那些更注意饮食和锻炼，有更健康的生活方式的人，因此简单地对他们进行研究，把他们和不吃复合维生素片的人做对比，是难以得出可靠的结论的。医学研究的金标准是随机的对照临床试验。不幸的是，研究维生素（含矿物质，下同）和慢性病的临床试验中，能符合这一标准的研究很少。大多数这类研究的结果并没能给出明确的结论。

维生素也不是多多益善，吸收过量会导致各种疾病乃至中毒。一片复合维生素片一般来说含有人体每天对维生素的最低需求量，似乎没有过量的危险。但是现在市场上已有许多加工食品都添加了维生素和矿物质，例如食盐中添加碘，牛奶中添加维生素D，面粉中添加硫胺、核黄素、烟酸和铁。那么，再吃复合维生素片导致某种维生素过量的危险就不可忽视。在一项临床试验中，有一组吃复合维生素片的试验者得前列腺癌的比例较高。不过，这些都是初步的研究，还不是定论。

因此，在2006年5月15—17日由美国国家卫生院召开的"复合维生素补品和慢性病预防"会议上，专家们在审阅了有关临床研究后，得出了一个不是结论的结论：目前还没有足够的证据来推荐或反对普通人群服用复合维生素片，对复合维生素片的有效性和安全性还需要做进一步的研究。

那么，对那些已有了定期服用复合维生素片习惯的普通人来说怎么办？参加那个会议的专家并不反对他们继续服用复合维生素片，其中有些人甚至支持服用复合维生素片，因为许多人的饮食并不平衡，复合维生素片能够补充营养需求。

也就是说，如果你吃复合维生素片的话，应该是抱着避免营养不良的目的。为了这个盲目的目的，要吃就要吃那些成分尽量齐全的制品，因为你不知道你的身体究竟缺哪一种维生素。每个人的身体对各种维生素的最低需求量是基本相同的，但是饮食中的富余与缺乏情况却是各不相同的。国内有的维生素产品号称是专门针对中国人营养改善的需要研制的"黄金搭档"，据说根据中国营养学会的研究，知道中国人不缺和缺乏哪一种维生素，有的维生素中国人需要补充，有的不需要云云。中国幅员如此辽阔，生活习惯如此多样，各个地区、各个家庭、乃至每个人的饮食习惯都各不相同，怎么可能会有一个统一的需求？根据常识也可以知道什么"黄金搭档"是非常荒唐的。

警惕维生素A过量与不足

有些人一到了晚上光线黯淡的地方，就看不清东西，医学上叫夜盲症。在食物匮乏的古代，得这种病的人很多，也更容易发现，毕竟那时候不像现在这样晚上有电灯照明。不过，古人很早就发现治疗夜盲症有一个很有效的方法，那就是吃动物的肝脏。这个方法并不难发现。人们平时并不吃肝脏，夜盲症患者哪天吃了肝脏，发现眼睛好了，就很容易推想是吃肝脏的结果。古希腊医生希波克拉底对此已有记载，不过他提供的药方听上去有点恐怖：蘸蜜生吃一整块牛肝。古希腊医学传到了盖伦手中，将治疗夜盲症的药方改良得人道一些，改吃烤过或煮过的山羊肝即可。

中国古人也很早就发现了吃肝脏可以治疗夜盲症，不过在这方面中国古人比西方古人更有想象力，他们想象出这是因为"肝主目"、"肝开窍于目"，眼睛能看到东西，有赖于肝气疏泄和肝血滋养，吃什么补什么，吃肝补肝，也就能明目了。直到现在，有的中国父母在鼓励小孩吃鸡肝、猪肝时，还会教育说："吃肝明目。"

我们现在知道，夜盲症的病因是由于体内缺乏维生素A。维生素A的活性形态叫视黄醇，视黄醇能变成视黄醛，视黄醛与视网膜感光细胞中的感光蛋白结合，形成感光色素。如果缺乏视黄醇，就会影响到感受弱光的色素视紫红质的再生，导致夜盲症。吃肝脏能治疗夜盲症，是因为动物的肝脏碰巧是储存几种维生素的地方，其中一种是维生素A。一个动物肝脏储存的维生素A，足够满足其一两年的需求。所以吃肝脏能治疗夜盲症，不是因为"肝主目"，而是因为它富含维生素A。如果体内不缺乏维生素A，吃再多的肝脏也不会让你的眼睛变得更明亮。

维生素A参与了人体诸多生理功能，除了正常视力，对骨骼生长、生殖、细胞分裂、细胞分化和免疫功能也很重要。所以缺乏维生素A除了夜盲，还有其他的症状，例如皮肤干燥。如果因为吃肝脏能够治疗夜盲症就说"肝主目"、"吃肝明目",那么是不是还要说"肝主皮肤"、"吃肝润肤"?富含维生素A的食物除了肝脏,还有奶制品,是不是也要说"奶主目"、"吃奶明目"呢?

维生素A是人体必需的营养素,如果缺乏它的话,甚至会死亡。但是吃得过多也会有不良反应,甚至引起急性中毒、死亡。历史上,就有北极探险家因为吃了北极熊的肝脏导致维生素A中毒差点死掉的。那么一天摄入多少维生素A合适呢?推荐量是男性每天900微克,女性每天700微克,安全量的上限是每天3000微克,超过了这个量,就有导致肝中毒、畸胎和中枢神经系统紊乱等不良反应的危险。

对准备生育的妇女或孕妇来说,尤其要注意避免摄入维生素A过量导致胎儿畸形。吃动物肝脏很容易就导致维生素A摄入过量。100克熟猪肝的维生素A含量是5400微克,是女性推荐量的8倍、安全上限的2倍。此外,由于肝脏是解毒器官,重金属、农药、兽药会在肝脏中积蓄,并不是健康食品,孕妇应该避免吃肝脏。国内有的医生给孕妇开肝精补血素口服液"补血"。这种中成药的主要成分是"肝精膏",是用大量的动物肝脏制成的。每1000毫升肝精补血素口服液用到了1300克鲜肝,共含84500微克维生素A(每100克鲜猪肝含6500微克维生素A),每天剂量是口服40毫升,那就有3380微克维生素A,是推荐量的4倍(孕妇的推荐量是每天770微克)。所以给孕妇开这种药,不是无知就是无良。

维生素A缺乏症在发展中国家仍然很常见。据估计,全世界5岁以下的儿童大约1/3患有维生素A缺乏症。每年有几十万名儿童由于维生素A缺乏症而失明、死亡。所以也不能因为担心维生素A中毒而忽视了补充维生素A。要补充维生素A,有比吃肝脏更安全的方式,例如鸡蛋、牛奶中都含有一定量的维生素A,但是量又不至于高得离谱。此外,植物中的胡萝卜素在人体内能转化成维生素A。胡萝卜素有几种,其中转化成维生素A效率最高的是β-胡萝卜素,在油脂中每2微克β-胡萝卜素相当于1微克维生素A。日常饮食中β-胡萝卜素通常不是溶在油里吃的,所以吸收效率较差,但也不像有人说的吸收不了,而是

12微克β-胡萝卜素相当于1微克维生素A。这么算下来，吃100克生胡萝卜摄入的β-胡萝卜素的量，相当于841微克，足以满足一天的需求了。而且吃胡萝卜素是不用担心过量的。这是因为人体对胡萝卜素转化成维生素A存在负反馈控制，如果维生素A的量够了，就不再转化了。所以吃胡萝卜素，是不用担心会导致维生素A中毒的，如果吃得实在太多，也只是让皮肤暂时变黄色而已，并无害处。

除了胡萝卜，还有甘薯、南瓜、菠菜、哈密瓜等蔬菜、瓜果也富含胡萝卜素。不幸的是，大米不含胡萝卜素，所以以大米为主食的贫困地区的人口容易得维生素A缺乏症。为解决这个问题，国际上有个人道主义项目，通过转基因技术让大米也能生产胡萝卜素，这样的大米从白色变成了金黄色，称为金大米。吃金大米，即使不吃别的食物，也足以满足人体对维生素A的需求，如果推广开去，可以消灭维生素A缺乏症，挽救无数儿童的生命了。

美国为何全民"强补叶酸"

北大医学部一位副教授因为在他家门口见到中国政府出资免费补叶酸的广告，便在网上发了篇文章质疑有关部门"强补叶酸"的做法。据他说，大多数人已经从食物中得到了充足的叶酸，而高叶酸可能促进癌细胞的生长，导致肿瘤发病的增加。他因此义愤填膺地说："难道我们的国家真的富到了可以乱花钱，让大家得病的地步了吗？"

实际上，中国现在还只是在推荐补叶酸，并没有强补叶酸。美国才是强补叶酸，在这位医学部副教授看来，这简直是在投毒。那么被他说得如此恐怖的叶酸究竟是什么东西呢？真的那么可怕吗？

1931年，英国生理学家露西·威尔斯在印度做研究时发现当地贫穷妇女怀孕时容易得一种恶性贫血，在酵母菌中有一种营养因子可以预防和治疗这种疾病。这种因子起初被叫作"威尔斯因子"，10年后，它首次被从菠菜叶子中分离了出来，因此被定名为叶酸。

叶酸是一种B族维生素，是细胞分裂合成DNA时不可缺少的成分。如果从膳食中摄入的叶酸太少，DNA的合成就会减少，进而减少了细胞分裂。所有分裂的细胞都会因此受到影响，但是那些快速分裂的细胞受的影响更严重，例如红细胞的生产减少了，就出现了贫血。

后来让叶酸名声大震的是一种叫神经管缺陷的出生缺陷。人类胚胎在第3周时，出现了一个叫神经板的区域，它的中间部分下陷，边缘隆起，形成神经褶。两侧神经褶逐渐向内侧合拢，到第27天左右，闭合形成神经管。神经管以后分化成脑和脊髓。

如果神经管没有闭合，就出现了神经管缺陷。这是最严重也最常见的出生缺陷之一，每1000名新生儿中，就有1~2个有神经管缺陷：有的是大脑没有发育好，这种畸形几乎无一例存活；更多的是脊柱骨没有发育好，脊髓突出或暴露在外面，叫脊柱裂。脊柱裂会出现瘫痪、大小便失禁、智力障碍等症状。

神经管缺陷的发生与多种因素有关。20世纪50年代，研究人员注意到其中一个重要因素是营养不良。在贫困人口中，神经管缺陷的发生率总是比较高。而且，在冬天和早春受孕的婴儿患脊柱裂的比例比较高，是不是因为受孕时，母亲不容易吃到新鲜蔬菜和水果呢？

到了20世纪60年代，研究人员做动物试验发现，缺乏叶酸能够导致神经管缺陷。随后开始对人进行研究。在80年代和90年代初做的几项临床试验都表明，在孕妇怀孕前和怀孕早期补充高剂量叶酸，能够有效地防止神经管缺陷，让神经管缺陷的发生率降低60%~75%。孕妇摄入的叶酸量越高，出现神经管缺陷的风险就越低。

根据这些研究结果，美国公共卫生服务部在1992年建议所有的育龄妇女每天摄入400微克叶酸。叶酸广泛地存在于各种食物中，富含叶酸的食物包括深绿色叶子蔬菜、柑橘、豆类、全谷等。不幸的是，食物中的叶酸很不稳定，在收割、储存、加工、烹饪过程中，一半以上的叶酸活性都会丧失掉。叶酸是水溶性维生素，水煮时更容易丧失。而且，天然叶酸不容易被人体吸收，只有大约50％能被人体吸收。以叶酸含量最高的叶子蔬菜为例，它们的叶酸含量虽然能高达160微克/100克，但是在考虑到食物叶酸的不稳定性和可吸收性后，每天要吃1千克叶子蔬菜才能满足孕妇对叶酸的要求，这显然是难以做到的。因此，与北大那位副教授说的相反，大多数人难以从食物中获得充足的叶酸。根据美国农业部的估计，多数美国育龄妇女每天从食物中摄取的叶酸只有200微克。

幸运的是，人类早在1945年就成功合成了叶酸。合成的叶酸极其稳定，可以储存几年都不丧失活性，而且几乎能100％被人体吸收。服用叶酸制剂比靠膳食补充叶酸要可靠得多。虽然医生一般都会建议孕妇服用叶酸制剂，但是神经管缺陷是在怀孕的第一个月发生的，这时候孕妇都还不知道自己已怀孕，等到发现怀孕再补充叶酸就来不及了。为了避免这种情况，怀孕前就应该补充叶酸，但是有大约一半的怀孕是计划外的，为保险起见，所有育龄妇女都应该每天补充叶酸制剂。

但是并不是每个育龄妇女都知道叶酸的重要性，即使知道了也只有少数人能每天坚持服用叶酸制剂。在食品中添加叶酸，让所有人"强补叶酸"才是最彻底的办法。美国食品药品管理局在1996年作出决定，强制要求自1998年1月起粮食制品添加一定量的合成叶酸。根据添加量估计，每个美国人每天因此额外补充大约200微克的叶酸，再加上从其他食物摄入的叶酸，基本可以满足孕妇身体对叶酸的要求。效果非常明显，在强制添加叶酸实施一年后，美国神经管缺陷发生率降低了26％。加拿大也在1998年采取同样措施，效果更明显，神经管缺陷发生率降低了46％。

全民强补叶酸有可能使某些人的叶酸摄入量过高，但是说高叶酸会导致肿瘤发病率增加则是危言耸听。目前没有发现叶酸摄入过高有什么副作用。但是高叶酸可能干扰对维生素B12缺乏症的诊断。大约1/5的老年人缺乏维生素B12，最初的症状是出现贫血。如果他们摄入的叶酸过多，就不会贫血，医生可能因此没有发现他们缺乏维生素B12，耽误了治疗。不过，每天摄入的叶酸要高达1毫克以上才会出现这种情况，按现在的叶酸添加量，是不太可能发生的。公共卫生政策乃是权衡利弊的结果，为了下一代的健康，有时不得不要让其他人群作出一定的牺牲。

维生素B12的是非

有媒体报道称，某种功能饮料标注维生素B12含量为7.60微克，是成人日适宜摄入量（2.4微克）的3倍。中国农业大学食品科学与营养工程学院一名经常以"专家"身份接受媒体采访的副教授表示，"人体过量摄入维生素B12会产生毒副作用：有些人可能有过敏反应，甚至会出现过敏性休克；还会导致人体内叶酸的缺乏。"

但是根据美国医学科学院的报告，至今未发现过量摄入维生素B12会产生任何不良反应，所以没有设置每日摄入量的上限。例如，在一次临床试验中，试验对象每天口服1000微克维生素B12，长达5年，也未发现有任何不良反应。国内文献偶尔有注射维生素B12制剂导致过敏的报道，但那是注射，不是口服，很可能是由于制剂里的杂质导致的。不太可能有人会对口服一种必需营养素过敏，否则是难以生存的。至于说过量摄入维生素B12会导致人体内叶酸的缺乏，也是无稽之谈。维生素B12与叶酸并不构成竞争关系，相反地，维生素B12在体内能促进叶酸的再生。维生素B12在体内的许多功能，能被叶酸取代，如果摄入叶酸太多的话，会掩盖了维生素B12的缺乏。

因此不用担心维生素B12会摄入过多，该担心的是维生素B12摄入不足。维生素B12在人体内发挥着重要的作用，是红细胞形成、神经功能和DNA合成所必需的。如果缺乏维生素B12，人会感到虚弱、疲惫、没有食欲、便秘、体重减少，严重时患巨幼细胞贫血，大脑和神经系统出现严重的不可逆损伤，导致痴呆。只有动物性食物，例如肉、蛋、奶，才含有维生素B12，植物性食物里是没有的。某些植物性食物，例如螺旋藻，含有类似维生素B12的物质，但是不能被人体利用，被叫作伪维生素B12。食物中的维生素B12都和蛋白质结合在一起，人吃下去后，在胃里由胃酸和蛋白酶将维生素B12和蛋白质分离开，然后，分离的维生素B12与胃壁细胞分泌的一种糖蛋白结合在一起，在回肠末端被吸收进血液里。

从维生素B12在食物中的分布及其吸收过程，可以知道容易缺乏维生素B12的有这么几类人。一类是素食者。他们不吃动物性食物，当然无从摄入维生素B12。所以严格的素食者必然是维生素B12缺乏症患者，素食是不健康的。不过，现在素食者可以通过服用维生素B12制剂，或通过吃添加了维生素B12的食品来补充维生素B12。

一类是老人。50岁以上的老人大约有10%～30%患有萎缩性胃炎，胃酸分泌不足，没法把食物中的维生素B12与蛋白质分离，也就没法吸收食物中的维生素B12。所以美国医学科学院建议，50岁以上的老人每天通过口服维生素制剂或维生素B12强化食品来补充维生素B12，因为维生素制剂或维生素B12强化食品里的维生素B12是分离的，老人即使患有萎缩性胃炎也可以吸收。这也可算是天然的东西未必比人造的东西好的一个例子。

年轻人也有可能患维生素B12缺乏症。例如如果患有胃、肠方面的疾病，会影响到对食物中的维生素B12的吸收，也需要通过口服维生素制剂或维生素B12强化食品来补充维生素B12。有的人患有一种叫作恶性贫血的自身免疫疾病，胃壁细胞遭到破坏，不能分泌与维生素B12结合的糖蛋白，也就没法吸收维生素B12，从而导致巨幼细胞贫血和神经系统损伤。这些人即使是口服维生素制剂也没法吸收维生素B12，只能是通过注射维生素B12来补充维生素B12。

人体摄入的维生素B12如果用不完，有一部分会在体内储存起来，主要是储存在肝脏内。一个成年人体内储存的维生素B12的量能够高达2～5毫克，足够人体使用好几年。所以通常认为维生素B12缺乏症不会很常见的。不过，调查表明，维生素B12缺乏症其实相当普遍，在一般人群中受影响的比例在1.5%到15%之间，许多人为何会患维生素B12缺乏症，原因不明。在这种情况下，补充维生素B12制剂，或用维生素B12强化食品，就显得很重要。以"专家"的身份妖魔化维生素B12强化食品，信口开河夸大维生素B12摄入过量的害处，是很不负责任的。

维生素C的神话

在西方大航海时代，水手们长年累月在海上颠簸，过着与世隔绝的生活，很容易得一种被叫作"坏血病"的疾病：齿龈肿胀、出血，皮下淤点，关节疼痛，伤口无法愈合，牙齿松动、脱落，最终导致死亡。在1500年到1800年间，大约有200万名水手死于坏血病。当时人们并不知道坏血病的病因，以为坏血病是因为消化不良、食物腐败、生活环境恶劣、过度劳累等等多种原因引起的。不过，在长期摸索中，人们也知道吃柠檬、酸橙等柑橘类水果能治疗坏血病，把原因归于它们含酸性物质，所以认为只要是酸性物质就都能治疗坏血病。

1747年，英国海军军医詹姆斯·林德做了历史上第一次对照临床试验：他把12名得了坏血病的水手平均分成6组，其中一组每天吃两个橙子一个柠檬，其他组分别服用苹果汁、稀硫酸、醋、海水、大麦水。到第6天，船上水果吃完了，不过吃橙子和柠檬的那两个水手，一个已经完全康复，一个接近康复，而其他组只有喝苹果汁的那组有所好转。

林德的实验证明了柑橘类水果能够治疗坏血病。19世纪初拿破仑战争期间，英国海军首先要求船上都必须储备新鲜柠檬，从此坏血病在英国海军中绝迹，其他国家的海军也纷纷效仿。不过，一直到1932年，这种能治疗坏血病的神奇酸性物质才被提取出来，命名为抗坏血酸，后来也叫作维生素C。人们也因此知道，坏血病有一个非常简单的原因：缺乏维生素C。合成胶原蛋白需要维生素C的参与，而胶原蛋白是结缔组织的主要成分，一旦缺乏维生素C，没法合成胶原蛋白，结缔组织变弱，就出现了坏血病的各种症状。维生素C还有其他的重要功能，例如它是一种重要的抗氧化剂，能够清除体内有害的自由基，同时在免疫方面也发挥着重要的作用。

你可能觉得奇怪，既然维生素C这么重要，为什么人体不能自己合成？绝大多数动物都能自己合成维生素C，人和类人猿是少数的例外，这是因为与合成维生素有关的一种酶的基因发生了突变，变成了没有功能的假基因，人和类人猿就没法自身合成维生素C了。我们的祖先以水果为食，水果中含有丰富的维生素C，不能自己合成维生素C不会对生存产生影响，这个突变就被保留了下来。只有在人类的饮食习惯发生了变化之后，维生素C缺乏才成了一个问题。

多种水果、蔬菜都含有丰富的维生素C，肉类也含有少量的维生素C，但是一旦加热、烹饪，维生素C就会遭到破坏、丧失。所以要满足人体对维生素C的需求的最好方法是生吃水果、蔬菜。维生素C是水溶性维生素，在体内没法储存，所以每天都必须补充。维生素C的摄入推荐量是男人每天90毫克，女人每天75毫克，大致相当于一、两个橙子的量。在经济比较发达的地区，维生素C缺乏症已经很罕见了，因为这要每天维生素C的摄入不到10毫克，持续好几星期才会出现。某些特定的人群比较容易出现维生素C摄入不足（虽然不缺乏维生素C但达不到推荐量），比如吸烟的人，他们体内维生素C含量比不吸烟的人低，每天应比不吸烟者多摄入35毫克维生素C才能满足需求。

在1933年维生素C就被成功地人工合成了，人工合成的维生素C和天然维生素C的活性是一样的，而且成本极其低廉。维生素C因此成了使用最广的维生素，作为食品添加剂被广泛加到各种食品当中，有的是作为营养素添加，有的是作为抗氧化剂添加。保健品商还想为维生素C找新的用途，比如宣称大剂量服用维生素C能够预防、治疗感冒乃至癌症。这个说法是诺贝尔化学奖获得者、美国著名化学家鲍林在几十年前最早提出的，虽然鲍林并非生物医学方面的权威，但因为名气大，影响也就很深远，直到现在相信的人还很不少。尤其是维生素C能够预防、治疗普通感冒的说法，流传很广，国内有家药厂长期做"常服维C防感冒"的广告，有的感冒药添加了维生素C，例如"维C银翘片"。

要证明一种药物的疗效，不能听某个名家说，不管这个名家名气有多大，而要看临床试验的结果，就像詹姆斯·林德做的那样，这样的试验应该是有对照的，而且还要进一步，应该双盲（医生和患者都不知道自己吃的是药物还是安慰剂），避免心理因素、主观偏差的影响。对服用大剂量（每天200毫克以上）维生素C能否预防和治疗普通感冒，有多项有安慰剂做对照的双盲临床试验，效果不佳。综合这些临床试验可知，服用维生素C不能预防感冒，也不能治疗感冒，有点效果的是：如果一直在服用维生素C制剂，那么感冒时病程会有所缩短（成人病程缩短8%，儿童缩短13%），症状也有所减轻，可能是因为维生素有抗组胺的作用。但是等感冒发作再服用维生素C就没有任何作用了。至于服用维生素C能否预防、治疗癌症，临床试验的结果都是否定的。

人体对维生素C的吸收有调节能力，每天服用100毫克以上在体内细胞中的浓度就基本达到饱和了，每天服用200毫克以上几乎不会再增加体内维生素C含量。在通常情况下，维生素C吃多了也不会有害处，多余的维生素C将在尿液里排泄出去。但是提倡把维生素C当保健品吃的人，往往是要求超大剂量地吃，甚至一天吃几克。每天口服维生素C达2克以上，就有可能出现不良反应，因为大量的维生素C没法被吸收，会导致腹泻。而且，由于维生素C能够增加尿液中草酸和尿酸的分泌，大剂量服用维生素C增加了患肾结石的风险。所以即使是维生素C，也不是多多益善的。

维生素D之谜

在19世纪末和20世纪初，欧洲、北美一些工业化程度比较高的城市的小孩普遍骨骼畸形，得了佝偻病，例如，伦敦的小孩80%有不同程度的佝偻病。在1909年有一个医生解剖了221名夭折的婴儿，发现竟有214名患有佝偻病。佝偻病早在古罗马时期就已被希腊医生注意到了，但从未肆虐到这种程度。是什么原因导致的呢？有的说是因为饮食有问题，这是有证据的，当时有医生发现，如果给佝偻病患者服用鳕鱼肝油，就能治愈佝偻病，他们认为是油脂发挥了作用。有的则认为佝偻病是因为生活环境太恶劣导致的，例如"雾都"伦敦空气污染严重、见不到阳光。他们指出，那些贫穷的热带国家，饮食和卫生条件都比英国差，佝偻病反而罕见，可见充足的日晒能够预防佝偻病，可以通过晒太阳来预防和治疗佝偻病。

1919年，英国医生爱德华·梅兰比首次用动物试验系统地研究佝偻病的成因。当时已发现了维生素A、B1和C三种维生素，佝偻病会不会是缺乏其中的某种维生素导致的呢？梅兰比给患佝偻病的小狗喂富含维生素B1的酵母菌或富含维生素C的橙汁，都没有效果，但是喂富含维生素A的鳕鱼肝油、黄油或牛奶，则能预防佝偻病。梅兰比认为，佝偻病要么是因为缺乏维生素A，要么是缺乏分布与维生素A相似的某种东西引起的。1922年，曾发现维生素A的美国生化学家埃尔默·麦科勒姆用老鼠重复了梅兰比的实验。但是麦科勒知道，如果鱼肝油被氧化，其中的维生素A就会失效，不再具有预防维生素A缺乏症的作用，但是他发现氧化的鱼肝油仍然能够预防老鼠得佝偻病，这就证明了鱼肝油中含有一种新的维生素，这是被发现的第4种维生素，所以被叫作维生素D。

那么为什么晒太阳也能够预防佝偻病呢？1925年德国化学家阿道夫·温道斯证明了皮肤中的胆固醇在阳光的照射下能转化成维生素D，谜团得解。3年后，温道斯因此获得诺贝尔奖。但这个转化机理，到了1973年才搞得比较清楚。我们现在知道，阳光中的紫外线能把皮肤中的7-脱氢胆固醇转化成胆骨化醇（维生素D3），胆骨化醇由血液送到肝脏，在那里转化成骨化二醇，之后骨化二醇在肾脏转化成骨化三醇。骨化三醇与维生素D受体结合，控制着小肠对钙的吸收，并维持血液中的钙、磷平衡，因此对骨质健康至关重要。

不仅人，其他动物也能自己合成维生素D，包括长羽毛的鸟类和长毛发的哺乳动物。你可能觉得奇怪，羽毛、毛发能够阻挡阳光，皮肤还怎么合成维生素D呢？这些动物分泌油脂到羽毛、毛发上，油脂里的胆固醇在阳光作用下生成维生素D，然后它们通过梳理羽毛、毛发，把维生素D吃了下去。人的祖先号称是"裸猿"，又是生活在阳光充足的热带非洲，本来是不必担心维生素D不足的。等人类迁徙到阳光不那么充足的北方，维生素D缺乏症才成为严重的威胁，在自然选择的作用下，北方人群的肤色渐渐变浅，以便能充分吸取阳光合成维生素D。等到人类穿上了衣服，维生素D缺乏症才又变成了一大威胁。

既然人类能够自身合成维生素D，严格地说它不是维生素。但是这种合成需要阳光的参与，而且只限于阳光中特定波段的紫外线（UVB），如果阳光是透过玻璃射进来的，或者使用了防晒霜，就无法合成。如果不使用防晒霜去晒太阳，又增加了患皮肤癌的风险。所以医学界并不建议通过晒太阳来预防维生素D缺乏症，而是把维生素D当成真的维生素，通过饮食来补充。那么每天应该补充多少维生素D呢？美国医学科学院原先的建议是，从婴儿开始，每天应补充200国际单位（IU，相当于5微克）维生素D，一直到50岁以后加倍（400IU），71岁以后补充600IU。2011年美国医学科学院把这个标准提高了，改为0~12个月婴儿每天补充400IU，1~70岁补充600IU，71岁以后补充800IU。富含维生素D的食物种类不多，只有多脂鱼类、全脂牛奶、鸡蛋、某些种类的蘑菇等，保险的做法是吃维生素D强化食品和口服维生素D制剂，尤其是母乳喂养的婴儿，因为母乳中几乎不含维生素D，一定要补充维生素D制剂（配方奶粉已添加了维生素D，根据情况决定是否需要补充维生素D和补充的量）。

但是即便如此，很多生物医学专家仍批评美国医学科学院把维生素D摄入推荐量定得太低。这个摄入量足以预防佝偻病和成年人的软骨症，但是是否足以维持骨质健康？维生素D除了对骨质健康至关重要外，在免疫等方面也起到重要作用，那么这个摄入量是否有助于预防慢性病？很多人相信，摄入大剂量的维生素D能够预防骨质疏松、癌症、心血管疾病、多发性硬化症等多种疾病，但是临床试验的结果还不能得出确切的结论，争议很大。比较被认可的一个结论是，每天口服700~1000IU维生素D的老人，跌倒的风险要比口服安慰剂的低，但2014年4月发表的一份分析报告称，改用新的统计方法发现，老人服用维生素D降低跌倒的风险并不明显。

维生素D是一种脂溶性维生素，如果从饮食中摄入太多，会在体内积蓄，能导致血钙过多等不良反应。如果是人体自己合成维生素D是没有这方面的担忧的，因为一旦维生素D合成过量，人体会将其销毁，不用担心因为晒太阳晒得太久导致维生素D中毒。但是从饮食特别是制剂摄入维生素D就有这方面的危险。那么维生素D摄入的上限应该是多少呢？美国医学科学院原来定的上限是0~12个月婴儿上限1000IU，1岁以后上限2000IU，后来改成0~6个月1000IU，6~12个月1500IU，1~3岁2000IU，4~8岁3000IU，9岁以后4000IU。但是还是有生物医学专家批评这个上限定得太低，认为要到10000IU才有风险，美国内分泌协会给成年人定的上限就是10000IU。维生素D的益处和风险，大概是维生素中争论最多的，关于它，还有很多谜有待破解。

你需要补钙吗？

人体要正常地运转，除了需要从食物中吸取水、蛋白质、脂肪、碳水化合物和维生素，还需要多种矿物质。其中需求量最大的矿物质是钙，大约占了体重的2%。体内98%的钙都用于组成骨骼。

看上去死气沉沉的骨骼其实是一个活生生的动态系统，不断地发生着新旧更替：在骨的表面，成骨细胞不断地吸收钙制造新的骨组织，而旧的骨组织则不断地被破骨细胞破坏掉。在少年儿童时期，新生的骨组织远多于被破坏的骨组织，钙的净吸收率能到60%，骨骼也因此不停地增长。到20岁左右，骨骼的增长停止了，骨吸收的钙量逐渐减少，不过仍多于丧失的钙，骨质因此变得越来越密，直到30岁左右，达到了最大值。

从30多岁开始，骨丧失钙的速度逐渐高于吸收钙的速度，从而导致骨质的减少。从40岁开始，几乎所有的人都开始逐渐丧失骨质。如果在30岁之前没有存储足够多的骨质，之后又没有补充足够的钙，那么随着年龄的增长，骨质丧失越来越多，骨变得越来越疏松，最终无法支撑身体的重量，很容易发生骨折，就得了骨质疏松症。这是导致老年人残废和死亡的主要因素，大约一半的老人面临这种危险。骨质疏松症的另一个后果是脊柱无法承受身体的重量，导致驼背，压迫内脏。绝经妇女受骨质疏松症的影响更大，骨质疏松症的患者约80%为女性。

因此在人的一生各个时期，都需要保证能从膳食中吸收足够量的钙。根据美国医学科学院制定的标准，青少年时期（9～18岁）对钙的需求量最大，每天要摄入1300毫克。成年人（19～50岁）每天推荐量为1000毫克。由于对钙的吸收能力随着衰老而降低，所以51岁以上的成年人的每天推荐量又增长为1200毫克。孕妇对钙的需求量显然也要增加，但是由于孕妇从肠道吸收钙的能力也增强，所以每天推荐量没有增加，仍然是1000毫克。

鲜牛奶和酸奶是饮食中钙的重要来源，一杯（240毫升）鲜奶或酸奶的钙含量达300毫克。此外，豆腐、坚果和深绿色蔬菜（甘蓝、花椰菜等）也富含钙。但是大部分人并没能从日常饮食中吸收足够量的钙，女性尤为明显。因此，人们需要有意识地补钙，有计划地增加饮食中钙的含量，例如每天喝3杯牛奶。但是对许多人来说，是很难长期实施这样的饮食计划的，那么就可以考虑每天口服钙片。

目前市场上卖的钙片主要是两种形式：碳酸钙和柠檬酸钙。碳酸钙片比较便宜，含钙量高（含40%），但是要有足够的胃酸才能被吸收，最好在进食时或进食后不久胃酸分泌最高时服用。柠檬酸钙比较贵，含钙量低（含21%），不过不需要胃酸也能被吸收，比较适合胃酸分泌少的老年人。各个厂家生产钙片质量不一定一样，可以用一个简单的办法测试它们是否能被身体吸收：用一小杯温水或醋溶解一片钙片，看看是否能在30分钟内几乎全部溶解。

因为许多人误以为天然的东西较好，所以市场上还有一些用牛骨粉、白云石、贝壳粉做成的"天然"钙片，但是这些"天然"钙片可能含铅、汞、镉等有害重金属，要避免服用，不要迷信"天然"的东西。

人体一次最多只能吸收500毫克的钙，因此不要买每片含量高于500毫克的钙片，否则只是浪费。如果你需要一天补1000毫克的钙，应分两次各服500毫克的钙片，而不要一次服1000毫克。有的人在吃了钙片后会便秘，如果发生这种情况，可以尝试改用一天多次服用小剂量的钙片。

补钙不是多多益善。每天摄入的钙不宜高于2500毫克，否则有导致血钙过高、损害肾脏、影响其他矿物质的吸收等危险。以前有人担心高量摄入钙会导致肾结石，有一项调查表明那些每天服用钙片的老年女性患肾结石的比率略有增加。不过，其他的研究表明高量摄入钙反而降低了肾结石的风险。最常见的肾结石是草酸钙肾结石，摄入草酸过多和饮水过少可能是形成肾结石的更主要因素。

人体要吸收、利用钙，需要有维生素D的参与。一个人每天对维生素D的需要量为15微克（600国际单位），但是人的皮肤受到紫外线照射后可以自己合成维生素D，无需从膳食中摄取。不过人体产生维生素D的效率和肤色深浅有关。肤色浅的人只要在阳光下照射15分钟就能够生成足够一周需求的维生素D，肤色深的人则可能要用几个小时才能达到类似的效果。如果你的肤色很深，或很少晒太阳，可以考虑服用维生素D片。维生素D也不是多多益善，如果每天的摄入量超过200微克（8000国际单位），有危害健康的风险。

然而，靠钙片补钙的效果并不像钙片广告所宣传的那么大。2006年2月美国研究人员发布了一项关于补充钙剂、维生素D和骨折风险的研究报告。他们对36282名50～79岁的绝经期健康妇女进行临床试验，将她们随机分成两组，一组每天口服1000毫克钙（碳酸钙片）和400国际单位维生素D，一组每天口服安慰剂，试验时间平均持续7年。结果表明，补钙组的髋骨骨质密度略有增加（增加了1.06%），髋骨骨折的发生率平均减少了12%，不过后一数字被认为不具有统计意义。补钙对60岁以上的妇女的作用更显著，补钙组髋骨骨折发生率减少了21%。

导致骨质疏松并非只有钙摄入量不足这个因素，还有其他因素，包括遗传、吸烟、酗酒、雌性激素少、缺少运动、身材单薄、摄入食盐和肉过多、某些药物的副作用等。因此要预防骨质疏松，除了补钙，还要尽量减少其他因素，戒烟、戒酒、增加运动、减少食盐和肉的摄入。每天从事30分钟的跑步、滑冰、举重、体操、舞蹈等需要抗拒重力的负重性运动能够增强骨的强度和密度，有助于预防骨质疏松。膳食中食盐和蛋白质过多会使肾脏排泄过多的钙，因此应把每天钠的摄入量控制在2400毫克（1小调羹食盐，约6克），蛋白质控制在170克。

铁强化酱油该不该吃？

我们的身体不是钢铁铸就的，但我们的体内大约含有4克的铁，分布在每个细胞内。不过，有一种细胞中的铁特别受重视，那就是红细胞中藏在血红蛋白里的铁。铁很容易和氧结合，这样，在我们呼吸时，肺里的红细胞就能吸收氧气，把它送遍全身。如果体内缺铁，生产不了那么多的血红蛋白，我们就会缺氧，出现贫血的症状。但是铁在人体内还有其他功能，在贫血症状出现之前，缺铁就已经会让人出现虚弱无力、精神不振、免疫力下降等症状。儿童缺铁还会影响到智力发育。

如果饮食缺铁、感染了寄生虫或经常出血（例如月经、消化道有溃疡），身体就很容易缺铁。铁缺乏是最常见的营养不良，在儿童、老人、妇女（特别是孕妇）中尤其常见。全世界有36亿人缺铁，其中20亿人贫血。中国人平均贫血发生率在20%左右，缺铁发生率在40%左右。至少有5千万名中国儿童缺铁，40%～60%两岁以下中国儿童有因缺铁而造成智力发育不良的危险。

为了减少铁缺乏症的发生，世界各国政府主要采取两种干预措施。一种做法是供应铁剂或含铁的维生素片。不过，要一般人在没病时天天吃"药"是很难的，而且成本也太高。所以就有了第二种做法，在某些普遍食用的食品中添加铁，让人在不知不觉中补铁，例如近年来在中国逐步推广的铁强化酱油。

有人对此很不以为然，认为用铁锅炒菜就能补铁，没有必要再补了。"铁锅炒菜补铁"是流传很广的说法，几乎成了常识了。国外也有不少人这么提倡。其他国家习惯上不用铁锅，所以才要提倡，但是中国则几乎家家户户天天用铁锅，缺铁发生率却如此之高，让人不能不怀疑，这样的提倡是否真的管用。

提倡用铁锅补铁的人提供了一些证据。实验表明，用铁锅炒菜，能让一些铁溶解到食物当中，特别是炒西红柿等酸性食物或加醋炒时更明显，而且烹饪的时间越长（例如长达1小时）溶解的铁越多，像中餐那样快速热炒意义不大。但是铁溶解到了食物当中，不等于就能被人体吸收，否则我们大可以像五行山下的孙悟空一样直接吃铁砂，它们到了胃里也会被胃酸溶解。

那么食物中来自铁锅的铁能否被人体吸收呢？有一些试验表明似乎可以。例如，把一批儿童分成两组，一组让他们家用铁锅烹饪食物，另一组用铝锅。一段时间后进行比较，发现铁锅组的血红蛋白含量较高，或贫血发病率较低。但是这些试验的设计存在各种缺陷，例如样本小、没有随机分组、没有用盲法评价效果、没有排除其他因素的影响等，让其说服力大打折扣。

最近的两个更严格的试验表明用铁锅补铁并不现实。一个是在贝宁做的试验。339名试验对象被随机分成三组，一组每天口服铁剂作为对照，另两组分别用铸铁锅和蓝钢锅烹饪食物。6个月后，用盲法进行评判，铁锅组的血清铁蛋白的浓度明显低于对照组，贫血率也高于对照组，这说明用铁锅烹饪对预防缺铁性贫血没有什么效果。第二个试验是在柬埔寨做的，189名妇女参与改用铁锅烹饪的试验。在改用铁锅3个月后，血清铁蛋白的含量与使用前相比有所提高，但是6个月后，含量又下降回去了，贫血发病率也随之增加。

食物中的铁很容易受食物中其他成分的干扰，例如与大米中的植酸、菠菜中的草酸相结合，而无法被人体吸收。血红蛋白和肌红蛋白中的铁被血红素保护着，容易被吸收，因此红肉（猪肉、牛肉、羊肉）中的铁的吸收率最高，达15%～40%。而植物中的铁的吸收率就很差，大约只有1%～15%。成年男子每天应摄入铁8毫克，女子为18毫克，孕妇为27毫克。这个推荐量假定75%来自血红素铁。这相当于每天要吃大约0.7、1.5和2.2千克的猪肉，并不容易满足这个要求。世界卫生组织的一份报告甚至估计全世界大约80％的人的铁的摄入量都不足。

在人群普遍缺铁的情况下，推广铁强化食品就是一种很好的措施。这是世界各国普遍采取的做法。通常添加的是乙二胺四乙酸铁钠（NaFeEDTA），它的吸收率好（大约10％），非常安全，是被世界卫生组织和联合国粮农组织的联合食品添加剂专家委员会以及美国食品药品管理局认可、推荐的营养强化剂，目前还没有关于它的不良反应报告。中国推广的铁强化酱油添加的也是NaFeEDTA，根据其添加量，每人每天大约能多摄入2～4毫克铁。

有人担心，会不会铁吃得太多导致中毒呢？这种担心没有必要。每天摄入的铁的上限可达到45毫克都不会有不良反应，从正常的饮食中摄入的铁很难超过这个量。虽然铁中毒在临床上并不罕见，在小孩中尤其常见，但是这都是由于大量地误服铁剂引起的，不能以此作为反对铁强化食品的理由。

至于说吃了铁强化食品会致癌、会导致儿童身高比较矮，都是没有任何证据的无稽之谈，一般人如果轻信这种谣言还可理解，国内居然也有著名医院的营养科医生跟着说，让人不能不怀疑其专业水平。在政府公信力低落的今天，一项利民保健措施都会让人心存疑虑，何况还有貌似专业的人士信口开河危言耸听呢。

全民补碘该不该？

1994年起中国开始推行全民食用加碘盐，这项国策显然比计划生育国策的实施容易得多。据2008年的抽查，全国碘盐覆盖率已达到了97.48％。但是2009年的时候，媒体上突然一面倒地爆发出质疑、批评这一政策的呼声。有一位时评家甚至站在政治的高度，把推行碘盐视为"一个让人难以接受的中央集权行为"，"说明我们的社会依然信奉一个万能型的'全权社会'"，呼吁"还我不吃加碘盐的权利"云云。

其实这并非一项有中国特色的政策，而是中国政府对联合国呼吁的快速反应。1993年，世界卫生大会通过决议，要求各国用全民食盐加碘的方法消灭碘缺乏病。在此之前，许多国家已经这么做了。其中最早这么做的恰恰是怎么也算不上"全权社会"的瑞士和美国，他们自20世纪20年代起就已实行全民食盐加碘，消灭了碘缺乏病，在那里好像并没有听到有人抱怨"我们连吃自然盐的权利都没有啊"。

这次声讨碘盐的发起者是浙江大学医学院的一名退休教授，向媒体控诉碘盐"是个害人的东西"。该教授给我们算了一笔账：中国营养学会的一份报告显示，中国城市居民日均盐摄入量为11克，农村居民达到17克，"这意味着，根据目前市面上多数碘盐中每克盐含碘20～50微克计算，中国人每天摄碘量达到了惊人的220～850微克，远远超过世界卫生组织划定的200微克/天的安全线。"

有医学院教授的头衔，听上去颇为权威，但是这账却没算对。按照世界卫生组织的估计，碘盐从出厂到销售过程中，碘含量会丧失20％，而在烹饪过程中，又会丧失20％，这意味着中国人每天从碘盐摄入的碘量实际上只有140～540微克，并不那么惊人了。而且，世界卫生组织并没有划定200微克/天的安全线。世界卫生组织的建议是成人每天应摄入150微克碘，孕妇和哺乳期妇女则应增加到200微克，碘盐的含碘量就是根据这个推荐量，考虑损耗和盐摄入量而制定的。

这是推荐量，并非安全线，如果达不到这个量可能会使身体缺乏碘，超出了却未必就不安全。例如，据调查，美国、加拿大和一些欧洲国家的碘摄入量大约是每日500微克，远超该教授划定的安全线，也没见到他们的医学院教授惊呼"是个害人的东西"。那么世界卫生组织划定的安全线是多少呢？是每天每千克体重30微克碘。对一名60千克体重的人来说，就是每天1800微克。过量的碘很容易通过肾脏从尿液中排出，许多人每天摄入的碘量超过了这一安全线，并没有出现不良反应。日本人由于在饮食中大量地食用含碘量非常高的海藻，每天摄碘量通常高达2000～3000微克。

有人把吃碘过量说得非常可怕，说是会增加甲状腺癌的发病率，这是没有证据的。有人把近年来国内某些地区甲状腺疾病的增加归咎于推行碘盐，这倒是很可能。国外也发现了这种情况，在碘缺乏地区推行碘盐时，甲状腺机能亢进的发病率会增加。这实际上是人体的一种"自然反应"。碘是甲状腺素的成分，在缺碘的环境中，人体为了合成足够量的甲状腺素，不得不增大甲状腺的体积，那么一旦摄碘量变充足了，甲状腺一时还调节不过来，甲状腺素的分泌量反而过多，就会出现甲亢。但是这是暂时的现象，过一段时间甲状腺的大小和甲状腺素的分泌量都会变得正常。

有少数人对碘特别敏感，摄入过量的、甚至推荐量的碘会诱发甲状腺疾病，不过这种情况是可控制、可治疗的。相反的，碘缺乏的后果要严重得多。一提起碘缺乏，一般人都知道会得"大脖子病"（甲状腺肿大），其实这种疾病毕竟还可以治疗、逆转，还不是很可怕。碘缺乏病最严重的后果是对智力发育的影响。孕妇如果缺碘，胎儿、婴儿的大脑会出现不可逆转的损害，进而导致不可逆转的智力障碍。儿童如果缺碘，智力发育、学习能力也会受到严重影响，智商低下。即使是在中度缺碘的情况下，儿童智商也会降低10～15。碘缺乏是导致智力障碍的最主要的可预防因素。世界卫生组织在1994年估计，全世界有近16亿人口生活在缺碘环境中，有2千万人因此智力严重受损。在这方面，中国尤其严重。2007年，世界卫生组织估计中国每年还有121.9万新生儿没有得到碘保护。

有的时评家声称国家应该把补碘的权利交给老百姓自己，根据自身情况自由选择。话听上去很好听，但是只是句空话。一般人平时哪会留意自己或家人的摄碘量够不够，是否应该特地补碘。碘缺乏对婴儿、儿童的智力伤害一旦造成，后悔就来不及了。全民食盐加碘对预防碘缺乏病不仅有效，而且极其便宜，据世界卫生组织的估计，每人每年因此增加的费用只有5美分，几乎可以忽略不计。因此世界卫生组织对消灭碘缺乏病很有信心，并把它当成和消灭天花、小儿麻痹症同样伟大的事业。但愿这一伟大进程不会因为一些中国时评家的口水而付之东流。

推行碘盐不等于就要杜绝无碘盐。有些人的身体状况不适宜吃碘盐，或者时评家为了捍卫自己的权利死活不吃碘盐，也应有其自由。在高碘地区，并无强推碘盐的必要。不过，这些地方的人如果担心摄碘过量，首先要担心的是海产品。海鱼的含碘量为163～3180微克/千克，平均832微克/千克；虾、贝类的含碘量为308～1300微克/千克，平均798微克/千克，远比碘盐更"害人"。

硒——在必需和有毒之间

目前市场上出现了许多"富硒"食品、保健品，据称是"抑制肿瘤之王"、"抗癌极品"，那么硒究竟是什么东西，真有那么神吗？

1935年，医学界发现在黑龙江克山县盛行一种地方性心肌病，病因不明，将之命名为克山病。该病在其他地方也有发现，但以克山县最为严重，例如，1941年冬，克山病在克山县城北12个村庄爆发，死亡达216人。1969年，受"文化大革命"的冲击，刘东生院士和几位研究地球化学、土壤学的研究人员被下放到克山县研究克山病。经调查病区的水土，他们认为病因是由于当地水土缺硒引起的。通过在饮食中补充硒，克山病在克山县已经消失了，自1982年起至今未再发生过。

通过对世界其他地方的调查也发现，凡是体内硒的含量偏低的，心血管疾病发病率就高，反之则低，特别是对男性更是如此。硒是人体所必须的微量元素，是谷胱苷肽过氧化物酶的成分。这种酶的作用是把体内代谢过程中产生的过氧化氢转化成水。过氧化氢是一种活跃的氧化剂，在过氧化物酶由于缺乏硒而不能发挥正常作用时，体内会累积过氧化氢，从而氧化和损害身体组织。

因此我们的饮食不能缺乏硒。美国医学科学院建议每天从饮食中摄入的硒的量为55微克。富含硒的食品包括海产、坚果、肉类等。人们从日常饮食摄入的硒含量大约为平均每天100微克。如果日常饮食不均衡，或者所在地区的水土缺硒，那么可以考虑口服含硒药片（例如亚硒酸钠）适当地补充硒。然而，硒同时也是一种有毒元素，摄入过量会引起中毒，导致脱发、肝损伤、肠胃疾病、神经系统异常等等。美国医学科学院认为，硒的最低中毒量为每天900微克，每天从饮食和药片中摄入的硒的含量若不超过400微克是安全的。

近年来，补充硒是否能预防癌症的问题引起了医学界的关注。较著名的一个临床试验是美国亚利桑那大学克拉克等人做的。他们对1312人进行了双盲对照试验，让一半的人每天口服200微克硒，另一半人口服安慰剂。这个试验的目的是要看看硒是否能够减少皮肤癌的发生。1996年，克拉克等人对截止到1993年12月，平均持续6.4年的试验结果进行了分析，结果令人失望，服硒并不能减少皮肤癌的发病率。但是，他们注意到，服硒组其他癌症（包括前列腺癌、结肠直肠癌和肺癌）的发生率却意外地出现了明显的下降。

这个意外的结果似乎很有价值。然而，2002年，他们对平均持续7.9年的试验结果再次进行了分析，结果又出现了变化，未能再发现服硒组的肺癌、结肠直肠癌发病率降低，而前列腺癌的发病率虽然降低了，也仅限于那些血液中硒的含量最低的人。显然，这还需要进一步地研究才能得出结论。美国国家癌症研究所在2003年启动了一项临床试验，研究硒、维生素E与前列腺癌发病率的关系。该研究本来计划进行12年，但在进行了7年后决定终止，因为已发现不论是单独服用硒、维生素E还是两者合用，都不能降低前列腺癌的发病率。此外，中国有两项临床试验表明，服硒可以减少营养不良的人群中肝癌和胃癌的发病率。

这些研究结果如果最终得到证实，也不过说明，如果人体缺乏硒，会导致某些癌症的发病率增加，因此适当补充硒有助于预防某些癌症。然而，这并不能说明服硒能够治疗癌症。一旦癌症已经发生，再来补充硒就已经太迟了。好比说，定期更换机油可以减少汽车抛锚的发生率，然而汽车一旦抛锚，再来更换机油是无济于事的。生产、销售"富硒"保健品的厂商有意混淆预防癌症和治疗癌症的区别，把服硒可能预防癌症篡改成抑制、治疗癌症，向癌症患者推销，乃是一种欺诈行为。癌症患者如果听信其宣传，盲目地大剂量服用硒，更有中毒的危险。

即使就补充硒是否能够预防某种癌症这一点而言，目前还缺乏确凿的证据，没有定论。美国食品药品管理局（FDA）只允许在销售硒产品时，在标签上使用以下两种说法："硒可能降低某些癌症的风险。有些科学证据表明摄入硒可能降低某些类型的癌症的风险。但是，FDA认定，该证据是有限的，并非定论。""硒可能在体内产生抗癌效果。有些科学证据表明摄入硒可能在体内产生抗癌效果。但是，FDA认定，该证据是有限的，并非定论。"目前国内市场上许多保健品都是从美国传入的，美国这一套严密的标注方法更应该传入。

认清保健品

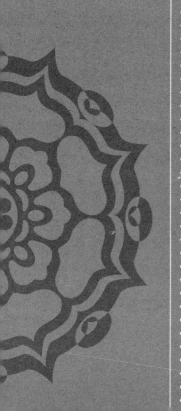

为什么没有必要去吃蛋白粉

市场上形形色色的保健品大致可以分成四类：一类是已知有营养价值，对特定的人群有益的，例如维生素、矿物质制剂；一类是已知没有营养价值，纯属骗人的，例如所谓"核酸营养品"；一类是其保健价值还缺乏可靠依据的，多数保健品都属于这一类；还有一类则是虽然有一点营养价值，但是物非所值，没有必要去吃的，蛋白粉就是这一类。

人体含有数万种蛋白质，它们是最为重要的生物分子，几乎一切生命活动都需要它们的参与。但是食物中的蛋白质却无法被人体直接利用，它们在肠胃里被消化成了氨基酸，然后再被人体吸收。人体中的蛋白质是在基因的指导下，用氨基酸合成的。体内氨基酸的最终来源是食物中的蛋白质。因此食物中的蛋白质虽然没法被人体直接利用，但是它们分解产生的氨基酸却又是构建人体蛋白质不可或缺的材料。

因为这个缘故，蛋白质是一种必需营养素，我们每天都必需补充它。不过需要补充的量并不多，大约是一天1千克体重补充0.8克优质蛋白质。对饮食正常的人来说，这个量并不难达到。如果你每天都吃蛋、牛奶、肉、豆腐这些优质蛋白食品，那么是不太可能会缺乏蛋白质的：吃一个鸡蛋即可补充约6克蛋白质，喝一杯（250毫升）牛奶可补充8克蛋白质，而吃100克鸡肉、猪肉馅、豆腐则分别可补充19、17、8克蛋白质。因为缺乏蛋白质导致营养不良的，一般只出现在不恰当的节食、素食和贫困人口中，吃得起保健品的人不必有这方面的顾虑。

如果你担心自己会缺乏蛋白质，那么靠吃蛋白粉来补充也划不来。按照某种著名品牌的蛋白粉的吃法，每天吃一次，每次吃10克，其蛋白质含量为80%，也就是8克，相当于喝一杯牛奶所含的蛋白质的量，而其价格却是牛奶的数倍。

吃蛋白粉不仅在经济上划不来，在营养上也划不来。市场上的蛋白粉大多是从大豆中提取出来的，而大豆蛋白并不是品质最好的蛋白质。我们前面说到，食物中的蛋白质都是被消化成氨基酸才被人体吸收的，那么为什么食物蛋白质还有品质好坏之分呢？这与食物蛋白质的氨基酸含量有关。组成人体蛋白质的氨基酸有20种，其中有11种是人体可以自己用其他氨基酸或别的有机物合成的，不一定非要从食物中吸收，但是剩下的9种氨基酸是人体无法自己合成的，必须从食物蛋白质中吸收，被称为必需氨基酸。食物蛋白质品质的好坏，就取决于其必需氨基酸含量和比例。

例如大米、面粉虽然也含有蛋白质，但是其中缺乏一种重要的必需氨基酸——赖氨酸，因此谷类蛋白质的品质不高。植物性蛋白质以大豆蛋白质品质最高，但是大豆蛋白质缺乏必需氨基酸甲硫氨酸，另一种必需氨基酸赖氨酸的含量本来是足以满足人的营养需求的，但在大豆加工中容易转化成没法被人体利用的物质，会损失掉一部分，这样大豆蛋白实际上也缺乏赖氨酸。鸡蛋、牛奶含有全部9种必需氨基酸，而且比例恰当，是品质最好的蛋白质。所以从蛋白质的品质来说，吃蛋白粉也不如吃鸡蛋、喝牛奶。

吃高蛋白食物除了补充蛋白质，还能同时补充其他营养素，而这些是吃蛋白粉所不可能有的。例如喝牛奶可补充钙和多种维生素，吃鸡蛋可补充多种维生素，吃鱼能补充对心血管健康很有好处的不饱和脂肪酸，吃肉能补充铁，吃大豆制品（豆腐、豆奶）能补充不饱和脂肪酸、维生素、矿物质和纤维素。可见即使是吃大豆制品，也要比吃蛋白粉更有益身体健康，在经济上也划算得多。

蛋白质也不是多多益善的。氨基酸进入体内后，如果不被用以制造蛋白质，将会在肝脏中被脱去氨基，转化成碳水化合物提供能量，或转化成脂肪储存起来，会使人发胖。脱下的氨基变成氨，是一种毒素。之后氨转化成尿素，由肾脏排出。因此摄入蛋白质过多会对肝脏、肾脏造成负担，并且还会使体内的钙流失，损害骨骼健康。

口服胶原蛋白能不能美容？

皮肤是人体表面积最大、最暴露的器官，也是最早老化的器官，或者说，最早能让人注意到老化的器官。皮肤能够显得光滑，很重要的原因是皮肤里头一种叫胶原蛋白的蛋白质在支撑着。胶原蛋白占了皮肤干重的70%。但是皮肤中胶原蛋白的数量逐年在减少，一年大约下降1%，皮肤也就逐渐失去了强度，出现了皱纹。如果能从体外补充胶原蛋白，让皮肤中的胶原蛋白数量保持不变甚至上升，不就能让皮肤永葆青春吗？于是市场上出现了各种各样的胶原蛋白保健品，号称吃了它，就能补充皮肤中的胶原蛋白，让皮肤焕发青春。这种产品是从国外传进来的，但是与国人"吃什么补什么"的传统观念不谋而合，很快成了国内保健品市场上的宠儿。

但是"吃什么补什么"只是古人的一种幻想，这种幻想是因为不了解食物的消化、吸收过程而产生的。胶原蛋白是一种蛋白质，蛋白质进入消化道后，先被一些蛋白酶切割成一个个由氨基酸组成的小片段，叫作多肽。多肽再进一步被切割成更小的片段，直到成为三肽（由三个氨基酸组成）、二肽（由两个氨基酸组成）和游离的氨基酸，然后被吸收进小肠黏膜细胞中。在那里三肽、二肽进一步被肽酶降解成游离的氨基酸，和其他氨基酸一起被吸收进血液中。氨基酸随着血液被送到全身各个地方，参与各种生理过程，当然也包括在皮肤中合成新的胶原蛋白。所以吃胶原蛋白，和吃别的蛋白质没有区别，并不能被人体直接吸收利用，最终都是被消化成氨基酸才被吸收，并不能对皮肤起到特殊的保健作用。

这个道理其实只要学过中学生物课就应该知道的，忘了的话，被人一提醒也就明白了。所以有些保健品厂商就要了点"高科技"花样，改卖胶原蛋白肽了。他们的理由是，胶原蛋白因为分子量太大没法被人体直接吸收，但是如果先在体外分解成分子量很小的多肽片段，不就可以被直接吸收了吗？有的厂家甚至卖三肽胶原蛋白，意思是已把胶原蛋白都降解成了三肽，而三肽是可以被直接吸收到小肠黏膜细胞里的。这个说法很容易迷惑人，连有的所谓专业人士也觉得不无道理。

但是吃胶原蛋白肽和吃胶原蛋白的结果不会有任何区别，因为胶原蛋白吃下去，也要在消化道内先变成胶原蛋白肽，胶原蛋白肽保健品不过是把在体内发生的消化过程第一步给跳过而已。消化道内的蛋白酶也不会因为你吃的是胶原蛋白肽就放过它而不对之做进一步的降解。所以吃下去的胶原蛋白肽，最终还是要被消化成氨基酸才被吸收进血液里，即使是三肽，在小肠黏膜细胞中也要被降解成氨基酸。

少量的胶原蛋白肽有可能躲过消化，从肠道的淋巴或损伤处进入血液循环，即便如此，即便它们不会作为外来的抗原引起过敏，它们也无法用来补充皮肤中的胶原蛋白。体内胶原蛋白是在胶原蛋白基因指导下，用氨基酸合成的。胶原蛋白基因（DNA片段）先在细胞核内合成相应的信使RNA，信使RNA到了核糖体内，在那里当模板，把氨基酸一个个按序列连接起来，合成新的胶原蛋白。在这个过程中，即便有现成的胶原蛋白肽，也起不到任何作用，无助于新的胶原蛋白的合成。甚至，即便把胶原蛋白完整地注射到血液中，它也不会被结合到皮肤中，这些外来的胶原蛋白如果不导致过敏的话，也会逐渐被体内免疫系统清除掉。

所以口服胶原蛋白是不可能对皮肤起到特殊的保健作用的，它最多是起到补充氨基酸的营养作用，而这种营养作用不会强于吃其他蛋白质，甚至更差。这是因为胶原蛋白是所谓不完全蛋白质，缺少两种氨基酸（一种人体必需的氨基酸，一种人体非必需的氨基酸），营养价值还比不过含有人体所需的全部20种氨基酸的完全蛋白质（例如鸡蛋、牛奶、瘦肉中的蛋白质）。市场上还有胶原蛋白护肤品，那同样不能起到保健皮肤的作用，道理很简单，胶原蛋白是大分子，无法穿透皮肤进入体内。与其徒劳地从体外补充胶原蛋白，不如好好保护皮肤，例如，避免让皮肤暴露在烈日下。阳光中的紫外线是皮肤的杀手，能降低胶原蛋白的合成达60%。

再谈口服胶原蛋白能不能美容

在形形色色的保健品中，胶原蛋白保健品是生命力比较顽强的一种，虽然几年来被集中揭露过了好几次，其市场受到的影响似乎不大。例如，在媒体才对胶原蛋白保健品群起而攻之几个月后，台湾艺人林志颖却又趁其在大陆电视节目上走红之机，向粉丝推销起了胶原蛋白饮料，号称喝了能"逆生长"。我已告诉读者，胶原蛋白以及所谓小分子胶原蛋白肽是不能被人体直接吸收利用来补充体内的胶原蛋白的，而是会像其他蛋白质一样被消化成氨基酸才被人体吸收用来合成各种各样的蛋白；而由于胶原蛋白属于不完全蛋白质，少了一种人体必需的氨基酸，它的营养价值还不如含有人体必需的所有氨基酸的完全蛋白质（例如鸡蛋、牛奶、肉类里头的蛋白质）。

这是一个很简单的道理，被讲过很多次了，很多人也都知道了。所以为胶原蛋白保健品站台的"营养学家"又发明了一种说法，说胶原蛋白有两种特殊的氨基酸，叫羟基脯氨酸和羟基赖氨酸，它们在其他蛋白质中很少见，而人体胶原蛋白又需要它们，所以吃胶原蛋白有助于人体合成胶原蛋白。你去查查胶原蛋白的氨基酸组成，发现里面的确含有羟基脯氨酸和羟基赖氨酸，然后你可能就疑惑了，是不是吃胶原蛋白后，吸收里面的羟基脯氨酸和羟基赖氨酸，真的会对人体合成胶原蛋白有好处？

不要被"营养学家"的术语蒙住，需要了解一下人体是如何合成胶原蛋白的。胶原蛋白和其他蛋白质一样，是由不同种类的氨基酸按照特定的顺序连接而成的链条，这个顺序叫蛋白质的氨基酸序列。编码胶原蛋白的氨基酸序列的，是胶原蛋白基因。胶原蛋白基因是DNA（脱氧核糖核酸）的一个片段。要合成胶原蛋白的时候，先拿胶原蛋白基因作为模板，合成一段RNA（核糖核酸），这样胶原蛋白的序列信息就从DNA转移到了RNA，这个过程就叫作转录，那段RNA叫信使RNA。信使RNA到了细胞内合成蛋白质的"工厂"核糖体，在那里以信使RNA为模板，把氨基酸一个个连接起来，这个过程，叫作翻译，意思是把遗传信息翻译成了蛋白质氨基酸序列。氨基酸不会自己跑到信使RNA上，需要另一种RNA——转运RNA来帮忙，由它们把氨基酸带过来安插到信使RNA模板上。一种转运RNA只能运送一种氨基酸，不同的氨基酸需要有相应的转运RNA分别来运它们。

氨基酸按照序列连接了一条链，但这还算不上是胶原蛋白。胶原蛋白有很特殊的结构，它是由三条链拧在一起形成的。如果只是简简单单地把新合成的三条链放在一起，形成的结构很不稳定，需要先对链里的两种氨基酸——脯氨酸和赖氨酸做一番改动，把它们的一个氢原子去掉，换上羟基，变成羟基脯氨酸和羟基赖氨酸。这个过程需要羟化酶来催化，还需要消耗维生素C。所以如果一个人体内缺乏维生素C的话，胶原蛋白链的羟化过程受影响，不能形成稳定的胶原蛋白，进而不能形成牢固的结缔组织，就会引起皮下、黏膜下出血，出现坏血病。

可见，人体胶原蛋白中羟基脯氨酸和羟基赖氨酸是在胶原蛋白链已经合成以后，再对其中的脯氨酸和赖氨酸进行羟化而形成的。在合成胶原蛋白链时，用到的原料是脯氨酸和赖氨酸，而不是羟基脯氨酸和羟基赖氨酸。即使你吃了大量的胶原蛋白，体内有了大量的羟基脯氨酸和羟基赖氨酸，它们也不能被用来合成胶原蛋白，而是会被降解掉或作为废料进入尿液排出体外。

上面提到，一个胶原蛋白分子是由三条链拧在一起组成的，胶原蛋白之间彼此又能纠缠在一起组成胶原蛋白纤维，进而形成了牢固的结缔组织。如果在水中把它们加热，蛋白质变性，链分解开来，就变成了液状。冷却后，胶原蛋白链就又会卷曲、纠缠，只不过不像合成胶原蛋白时那么有序，而是杂乱的，和水结合变成了一团胶状物，成了肉冻。肉冻的强度和胶原蛋白链的长度有关，如果加酸、碱或蛋白酶把胶原蛋白水解，让链变短，肉冻就成了在食品加工业中广泛用来作为食品添加剂的明胶。你在吃各种加工食品时，实际上已吃下了大量的胶原蛋白。有的胶原蛋白保健品其实就是用明胶做的，其原料是动物皮革下脚料。

肉冻的强度还和胶原蛋白中的羟基脯氨酸和脯氨酸的含量有关。你可能注意到，猪肉、牛肉、热水鱼的肉容易形成肉冻，而冷水鱼（例如三文鱼、金枪鱼、沙丁鱼）的肉不容易形成肉冻，就是因为冷水鱼胶原蛋白的羟基脯氨酸和脯氨酸的含量低，所以它的胶原蛋白的稳定性差。水产加工厂要加工大量的冷水鱼，它们的下脚料鱼皮、鱼鳞也含有大量的胶原蛋白，但是由于稳定性差，不能像猪牛的皮那样用来做明胶，以前都是扔掉的。后来有人想到把它们做成胶原蛋白保健品卖高价。目前市场上"高端"的胶原蛋白保健品，就是所谓鱼胶原蛋白饮料，其原料就是水产加工厂废弃的鱼皮、鱼鳞，进行简单的水解、过滤处理，加上香精，就是几十倍暴利的保健品了。胶原蛋白保健品业，实际上就是为食品加工业的废弃物寻找出路的骗人产业。

为什么蛋白质类保健品都不可信

市场上保健品种类繁多，有一大类都是号称含有某种特殊的蛋白质。有的名称上就有"蛋白"，例如胶原蛋白保健品。有的名称上没有"蛋白"，但实质上仍是号称有蛋白质在起保健作用。例如现在国内流行吃纳豆，据说是因为里面含有"神奇的纳豆激酶"，能分解血栓。酶就属于蛋白质。还有号称能抗氧化的SOD保健品，SOD是超氧化物歧化酶的简称，也是蛋白质。从台湾来的"植物酵素"保健品也很流行，酵素是台湾对酶的叫法，也是蛋白质。牛初乳被当成能增强人的免疫力的保健品，因为里面含有抗体，而抗体也是一种蛋白质……

但是就像我以前已反复说过的，食物、保健品中的蛋白质不管其原来的功能多么神奇，都无法被人体利用，因为蛋白质作为一种大分子，不能被人体直接吸收利用，而是消化成了氨基酸才被人体吸收利用。保健品中的蛋白质只有营养价值，没有保健价值，吃它只是相当于高价吃营养素，其营养价值还不如鸡蛋、牛奶。

有人会问，那么为什么蛋白质能当药物使用？比如糖尿病人用的胰岛素，不就是一种蛋白质吗？这么问的人忘了，胰岛素是要注射才会起作用的，如果口服的话，那就无效了。糖尿病人每天要注射胰岛素很不方便，也容易因此发生感染，因此自从1922年胰岛素被发现以来，就一直有人试图研发出口服胰岛素片，很多制药厂、生物技术公司为此投入了大量的资金。

但是要让口服胰岛素发挥作用，至少要解决两个问题。第一个问题是怎么防止胰岛素被胃酸和胃肠里的蛋白酶降解掉？这有几种办法可以采用，例如改变胰岛素中氨基酸的基团，给胰岛素加上糖基，把胰岛素用"微球"保护起来，在胰岛素片中添加抑制蛋白酶活性的药物，等等。即便胰岛素能够躲过消化，完整地在肠道中保留下来，那么还面临着另一个问题：怎么让它能被小肠上皮细胞吸收进去？在正常情况下，肠上皮细胞只能吸收蛋白质消化后产生的氨基酸、二肽（两个氨基酸连在一起）和三肽（三个氨基酸连在一起），无法直接吸收完整的蛋白质。这也有一些办法可用，例如在胰岛素片中添加某种能改变细胞膜的通透性的药物，或者给胰岛素加上某种能够利用细胞膜上的通道的载体。

许多年来有许多动物试验（主要是老鼠实验）证明可以用某种方法让口服胰岛素被肠道吸收进入体内发挥作用，也有一些口服胰岛素做了人体临床试验，但是这些试验都止步在二期，没有一个能在二期证明有效而进入三期（人体临床试验根据受试人数的多少分成三期，只有在三期也有效才被认为是真正有效）。尽管每隔几年就有制药公司宣布他们研发的口服胰岛素很快就要上市（最近一家以色列制药公司也如此宣布，其实只是做完了一期临床试验），但是到现在糖尿病患者仍然必须注射胰岛素。

胰岛素是分子量很小的蛋白质，仅仅含有51个氨基酸，而一般的蛋白质通常含有成百上千个氨基酸。这么小的蛋白质，又是研发投入最多的一种口服蛋白质类药物，至今仍然不成功，可见口服蛋白质要能被人体直接吸收利用有多难。这个世界难题，难道被保健品商轻轻松松搞定了？也许有人说，不是有的蛋白质能够躲过消化进入体内吗？即使那样，其量也极其微小，达不到能起作用的浓度。实际上，口服胰岛素之所以在临床试验中失败，不是它们一点也进入不了人体，而是能进入人体的量太低，不具有疗效。

你也许会说，那么就像注射胰岛素一样，不口服蛋白质类保健品了，改注射的，总该有效吧？仍然无效。注射胰岛素之所以有效，是因为人体本身就在生产一模一样的胰岛素，而且是在血液中流通的。而保健品中的那些"神奇"的蛋白质，都不是人体血液中原有的，硬是注射到血液去，会被免疫系统当成异物，想要把它清除掉，进而导致过敏。所以还要庆幸保健品中的蛋白质没法被人体直接吸收，不然麻烦就大了。

胰岛素可以说是最小的蛋白质，如果比它还小，氨基酸的数目在50以下，通常不叫蛋白质，而叫作多肽。多肽因为比蛋白质小，相对来说比较容易吸收。有不少口服类多肽药物在研发中，个别的已获得批准上市。于是市场上也就出现了多肽类保健品，号称由于分子量小所以能被人体直接吸收利用。但是没有经过特殊设计的多肽同样会在消化道内被消化成氨基酸，即使有一小部分躲过了消化进入体内，也不能发挥作用。人体内有多肽作为信号分子，但是这些都是序列特定的。多肽类药物的序列也是特定的，用遗传工程或化学方法合成的。而保健品中的多肽是蛋白质水解产生的片段，序列是杂乱无章的，即使能够进入体内也是没有用的。

那么吃氨基酸怎么样？市场上也的确有氨基酸类保健品，比如"复合氨基酸"。那更骗人。只要食物中有蛋白质，吃了就是在补充氨基酸，因为蛋白质都会被消化成氨基酸。吃一片"复合氨基酸"的效果还不如去吃一片肉。

吃基因真能补基因吗？

"基因"这个词，大家在生物课本上经常见到。它是现代生物学最重要的关键词之一。这个词从诞生到现在还不到100年，但是随着生物学的蓬勃发展，生物技术来到了我们身边，"基因"也走进了我们的日常生活，变成了日常用语的一部分了。30年前，我上学的时候，还只能在课本、科普读物上见到

"基因"。而现在呢，"基因"已随处可见，不仅报刊、电视几乎每天都要报道有关"基因"的消息，而且经常在人们的对话中听到它。它挂在每个人的嘴上，出现在形形色色的广告词中。"基因食品"、"基因保健品"、"基因药物"、"基因美容"……好像什么产品只要扯上"基因"，就能身价百倍，让人怦然心动。

基因控制着人体的生命活动，影响着我们的生老病死。许多疾病都与基因突变有关系。组成基因的化学物质是核酸。因此，可以说，核酸是体内最重要的物质之一，生命活动离不开核酸。人们很自然地就会联想到，如果我们体内没有足够的核酸用来组成基因，是不是会影响到身体健康呢？我们是不是应该注意在吃饭时多吃点核酸呢，甚至吃一些能够"营养"基因的保健品呢？

目前市场上有人在推销形形色色的"核酸营养品"、"核酸保健品"，利用的就是人们这种吃什么补什么的心理。这些保健品价格昂贵，但是吹得天花乱坠，把核酸说成了包治百病、老少咸宜、永葆青春、延年益寿的灵丹妙药，让消费者觉得这钱花得很值。

但奇怪的是，却没有一部权威的营养学教材把核酸列为营养素。世界卫生组织认为，人类所需的全部营养素包括蛋白质、脂肪、碳水化合物、维生素、矿物质等，并没有核酸。这究竟是怎么回事？

假如核酸真是灵丹妙药，能让人长生不老的话，那么我们也不必去特地吃什么"核酸营养品"。核酸是构成基因的物质，每个细胞都含有基因，因此只要有细胞，就有核酸。我们吃的食物大都来自于生物，因此核酸存在于几乎所有的食物之中，我们每天都要吃进大量的核酸。一般来说，每人每天要从食物中吃进0.1～1克的核酸。

不过，我们吃进去的这些核酸，是不可能用来"补基因"的。核酸是携带遗传信息的遗传物质，它对人体生理功能的重要性，主要是通过它所携带的遗传信息而体现出来的。每个人的遗传信息都是独特的，必须被忠实地复制、表达。如果让外来的核酸参与进去，人体的遗传信息就会混乱，人就会生病乃至死亡。病毒就是将外源核酸注入了人体细胞中，而危害人体健康的。试想，如果我们吃到肚子里的核酸能被直接吸收到体内，而且参与体内的生理活动，那么我们体内岂不是有猪基因、大米基因等等外来基因在发号施令？因此，作为一种自我保护措施，我们体内细胞的细胞膜在正常状态下不能吸收像核酸这样的生物大分子。

那么我们通过食物吃到肚子里的那些核酸跑哪里去了呢？它们在消化道里被逐步消化掉了。食物被我们吃下去后先是到了胃，那里有大量的胃酸分泌出来，在酸性的条件下，核酸很容易自发地发生水解，断裂成比较短的片段。这样，外来核酸所携带的遗传信息就被破坏掉了。不过，光靠核酸自发的水解并不保险，还必须用酶对它们做进一步的处理。酶是什么东西呢？它是具有催化能力的蛋白质。有许多化学反应，如果自发地进行的话，速度极慢，慢到相当于无法进行下去，但是如果有了针对这种化学反应的酶，就能够大大地加快反应速度。不同的酶会催化不同的化学反应。

核酸离开胃进入肠道后，碰上了各种各样的酶。在肠道中有一种核酸酶，它能把核酸切割成很小很小的片段。核酸本来是由成千上万个核苷酸链接而成的，在核酸酶的作用下，这些链接被打得粉碎，只剩下一些由几个核苷酸组成的小碎片，叫作寡核苷酸。肠道中还有一种酶叫作磷酸二酯酶，它进一步切割寡核苷酸，把它们变成了一个个单个的核苷酸。不过事情还没有完。肠道中还有一种核苷酸酶，顾名思义，它是专门用来对付核苷酸的，把它进一步水解成了更小的分子，叫作核苷。核苷被吸收进了细胞中后，还得再经过一番折磨，在磷酸化酶的作用下，分解成了碱基和磷酸核糖。经过如此这般的折腾，核酸被切割得可谓体无完肤了，才算罢休，最后得到了两种非常小的分子，干什么用呢？磷酸核糖是一种糖，能够参与糖的代谢，也能够被用于合成新的核苷酸。碱基包括嘌呤和嘧啶两类，也能被用于合成核苷酸，或者进一步降解而排出体外。

我们吃下去的核酸都被分解掉了，那么我们细胞中构成基因的核酸又是从哪里来的呢？它们全都是利用细胞中已有的小分子一步一步自我合成的。细胞合成核酸有两条很不相同的合成途径。一条途径是，先由碱基和磷酸核糖合成核苷酸，然后用核苷酸合成特定序列的核酸。用于合成核苷酸的碱基和磷酸核糖，有一部分是从食物中吸收的，还有一部分来自细胞中原有的核酸水解后，重新利用。如果食物提供的碱基和磷酸核糖太少，会不会最终影响到体内核苷酸的合成呢？不会，因为核苷酸还有另外一条所谓"从头合成"的产生途径，不是直接利用碱基，而是将其他的分子转化成核苷酸。因此，碱基（嘌呤、嘧啶）以及产生它们的核酸、核苷酸、核苷都不被视为必需营养物。

食物中的核酸经过消化、降解产生的嘌呤碱基很少被吸收，如果吸收了，大部分也在肝脏被降解为尿酸，送到肾脏，排入尿中。因此食品中核酸过多会加重肝脏的负担。如果血液中尿酸过多，会在关节滑液中析出，引起关节炎，即所谓"痛风"，让患者苦不堪言。过多的尿酸还可能产生肾结石或对肾脏造成伤害。因此，如果吃了太多的核酸，不仅对身体没有好处，还有害处。

不仅吃基因不能补基因，而且我们现在也没有发现吃什么东西能够补基因。我们不要相信什么"核酸营养品"、"基因保健品"。保健品、补品的广告往往是夸大其词、没有科学依据的，轻信它们不仅花了冤枉钱，而且还可能对身体造成损害。

褪黑素究竟有多神奇？

在人的丘脑后上部有一个豌豆大小的灰红色腺体，因为形状像松果，所以被称为松果体。因为它位于人脑的最深处，这使得16世纪哲学家笛卡儿认为它是人的灵魂所在，而生物学家们则长期认为它是一个退化器官。到了20世纪50年代，耶鲁大学一位皮肤科医生发现松果体会分泌一种激素。这种激素的名称如果从英文音译叫作美乐通宁，意译叫作褪黑素，之所以这么命名，是因为它能让青蛙皮肤的黑色素凝集起来，使得皮肤变白，起到调节两栖类的肤色变化的作用。在国内，因为它是松果体分泌的，所以又被称为松果体素，而有一家公司把它作成保健品销售时，干脆把它改叫成"脑白金"。

那么褪黑素在人体里起什么作用呢？人们注意到，松果体在幼年时比较发达，褪黑素的分泌量也比较多，而到青春期时松果体则开始逐渐萎缩，褪黑素的分泌量也减少了。那些长了松果体瘤、褪黑素的分泌受影响的儿童，会出现性早熟。切除幼年动物的松果体，也会出现性早熟。因此人们知道的褪黑素的第一个作用，是抑制性腺的发育。

到20世纪70年代，人们又注意到，褪黑素的分泌量在一天之内也会发生变化，白天分泌量少，夜晚降临时开始增多，到午夜时达到了顶峰。实际上，它的分泌与光线的强弱有关，在黑暗中褪黑素的分泌量要大大多于在光亮中。所以它与调节人的睡眠有关，这就是为什么人在黑暗中比较容易入睡。你可以通过拉上窗帘、戴上眼罩来刺激褪黑素的自然分泌。当然，也可以通过吃褪黑素制剂来增加体内褪黑素的含量。

1993年，褪黑素制剂开始被投入到美国市场。1994年，美国麻省理工学院的一个研究小组报告说，服用褪黑素制剂能够催眠，在美国引起了轰动。意大利的研究者声称，用褪黑素喂养老鼠，能让老鼠的寿命延长。这个报道让人联想到褪黑素可能是能让人返老还童的灵丹妙药。第二年，美国《新闻周刊》对褪黑素做了专题报道，让它上了封面，再加上有两本畅销书大力鼓吹褪黑素的神奇作用，促使褪黑素一度在美国非常热销。褪黑素不仅被说成是一种天然无害的安眠药，而且被吹成是一种"美妙的激素"，能够提高免疫能力，治疗癌症，预防心脏病，增强性能力，抵抗衰老，返老还童，延年益寿，甚至能治疗艾滋病等等。

除了催眠作用之外，有关褪黑素的种种说法基本上都没有什么可靠的依据，只有一些非常初步的动物试验或小型临床试验的结果，甚至只是一些理论上的推测。例如，许多人之所以相信服用褪黑素会抵抗衰老、回到"年轻态"，是因为据说褪黑素的分泌量似乎与衰老有关，将随着年龄的增长而减少，这也被认为是老年人的睡眠质量不如年轻人的原因。但是更严密的测量结果表明，老年人体内的褪黑素分泌量与青年人的并无差异。又如，褪黑素是一种抗氧化剂，而抗氧化剂被认为有益身体健康乃至能抗衰老，因为它们能够清除体内新陈代谢过程中产生的会损害身体的副产物自由基。但是抗氧化剂还有很多种（例如维生素C、维生素E都是著名的抗氧化剂），它们在体内未必就能起到保护身体的作用。

即使是褪黑素的催眠作用，也只是在用以调节时差方面获得了比较严格的临床试验的支持。在用以其他方面的催眠（例如治疗失眠症时），则结果就不那么确定。褪黑素其他方面的功效就更靠不住了。例如有关褪黑素能帮助治疗癌症的研究结果，大多数都来自意大利的一个实验室，而且是非常初步的研究。我们也不知道褪黑素的合适剂量。在不同的研究中使用的剂量有的差别很大，有的是每天0.1毫克，有的则高达每天50毫克。常用的剂量在每天1到5毫克之间。

更值得注意的是长期服用褪黑素有可能产生的副作用。短期服用褪黑素看来相当安全。在一项研究中，40名健康男子每天服用10毫克褪黑素达28天，没有发现有毒性反应。但是这并不等于说长期服用褪黑素就是安全的。褪黑素是一种激素，而激素的毒副作用有时是要过了很多年才会表现出来的。激素往往对身体有多方面的影响，对此我们还没有透彻的了解。

服用褪黑素数小时后，会让人觉得昏睡，精神不振，因此在服用褪黑素后，不应开车或操作机器。服用褪黑素常见副作用还包括头疼和胃肠不适，例如恶心，呕吐，腹痛。

研究表明服用褪黑素会影响男性体内雄激素和雌激素的代谢，导致男性乳房肥大，并降低精子数量和活力。它也会对女性体内的雌性激素产生影响。有一项研究表明，服用褪黑素可能影响胰岛素的功能，导致血糖过高，因此糖尿病患者不应该服用它。初步的研究表明褪黑素会导致血压过低，而且定期服用褪黑素会刺激粥样小瘤在动脉中的形成，增加动脉粥样硬化和心肌梗死的风险，因此心血管疾病的患者也应该避免服用它。服用褪黑素还可能增加夜间哮喘以及癫痫的发作。此外，由于实验表明褪黑素能刺激大脑血管收缩，而大脑血管收缩是导致中风的因素，因此一些研究者担心服用高剂量褪黑素会增加中风的危险。

总之，对服用褪黑素可能产生的功效和毒副作用的研究都还是非常初步的，但是已有种种迹象表明它绝不是没有毒副作用的，而有关它的种种神奇功效却没有确凿的证据。听信厂家的宣传，让自己成为一种我们所知还很有限的激素的试验品，不是一种明智的做法。

蜂王浆的神话

蜂王浆和蜂蜜不同，它并不是用花蜜酿造的，而是工蜂的喉咙里的一种腺体分泌的。和一般人设想的不一样的是，蜂王浆并不是专供蜂王的食品。其实，所有蜜蜂幼虫一开始吃的都是蜂王浆。吃了三天之后，才有了区别：大部分雌幼虫改吃蜂蜜和花粉，它们发育成工蜂，个别的雌幼虫继续吃蜂王浆，它们发育成蜂王。一只雌蜜蜂是发育成工蜂还是蜂王并不是天生注定的，而是完全取决于它后天吃的东西。换句话说，同一只雌蜜蜂如果按蜂王来喂，就成为蜂王，否则就成为工蜂。"吃什么就变成什么"，这话对蜜蜂无比正确。

蜂王和工蜂的差别极大：蜂王有旺盛的生育力，产卵是它唯一的工作，一天能下几千个卵，而工蜂却丧失了生育力；蜂王能活几年，而工蜂只能活几个月。为什么蜂王和工蜂有着相同的基因，结局却如此不同呢？最近的研究表明，这和"DNA甲基化"有关。DNA是组成基因的化学物质，如果它的某个地方被加上一个甲基（叫甲基化），那个基因的功能就被抑制住了。将蜂王和工蜂的大脑细胞中的基因做比较，发现有近600个基因在工蜂中被甲基化了，而在蜂王中没有。DNA的甲基化是由一种酶来控制的，如果让蜜蜂幼虫中的这种酶失去作用，蜜蜂幼虫就发育成了蜂王，和喂它蜂王浆的效果是一样的。可见蜂王浆的作用就是让控制DNA甲基化的酶不起作用，并不神奇。

但人们总觉得能让幼虫变蜂王的蜂王浆很神奇，就会想到，如果我们也吃蜂王浆，是否也能像蜂王那样长寿、生育力旺盛？由于这样的逻辑，蜂王浆成了常见的保健品。中国人有时还结合中药的补药，做成人参蜂王浆。蜂王浆也成了一味中药，据称其功效为"滋补，强壮，益肝，健脾"，不过这是现代中医发明的。中医的典籍（例如《本草纲目》）根本就没有提到蜂王浆，似乎不知道有蜂王浆这种东西（"蜂王浆"是外来语，是对英语royal jelly的翻译），否则不会不把这种神奇的东西囊括进去。中国人第一次把蜂王浆当成药品或保健品是在1962年，这是受国外的影响。在20世纪50年代，欧洲（特别是东欧）开始有人把蜂王浆作为滋补品推销。蜂王浆后来又陆续被赋予了各种保健、治疗功效，例如抗肿瘤、降低血脂、降血压、升血压、抗炎、抗病毒、美容等等。这些说法传到东方，与原有的滋补文化一结合，更被发扬光大了。这种"蜂王浆文化"又传回了西方，在美国曾经多次发生过由于华人经销商宣扬蜂王浆的保健功能而受到美国食品药品管理局和美国联邦贸易委员会的警告、处罚。

有关蜂王浆的保健、治疗功效的说法都没有确凿的科学依据，它们或者只是想当然，或者只是有一点初步的体外实验、动物试验的证据，都不足为凭。从蜂王浆的成分看，它对人体不太可能有什么神奇的作用。蜂王浆大部分是水，所以和含水量很少的蜂蜜不同，蜂王浆很容易腐败，在没有冰箱的年代没法保存，传统上也就不采它。蜂王浆和蜂蜜的另一区别是，蜂蜜的成分主要是糖，而蜂王浆的蛋白质、脂肪酸含量比较高，糖的含量则比较低。一次对蜂王浆的典型测量结果是这样的：水占67%，蛋白质占12.5%，糖占11%，脂肪酸占5%，此外还有一些矿物质、维生素。这些物质当然有一定的营养价值，但是它们都可以从其他食品更便宜、更大量地得到，没有必要通过吃蜂王浆来补充。

我们现在并不清楚究竟是蜂王浆中的哪种成分让蜜蜂幼虫变成蜂王的，也许是某种特殊的脂肪酸在起作用。有人想当然地认为蜂王浆中含有很多雌激素，并以此警告儿童不要吃蜂王浆以免性早熟。事实上，蜂王浆不含有任何雌激素，只含有极其微量的雄激素，一克蜂王浆所含的雄激素的量只相当于一个男人体内一天合成的雄激素的量的几十万分之一，微不足道。

也许蜂王浆里头含有某种微量的未知物质对蜜蜂幼虫变成蜂王起着关键的作用，但是那也只是对蜜蜂很重要而已。蜜蜂和人的生理构造差别这么大，对蜜蜂有效用的物质未必就能应用到人身上。即使那种物质对人体也会有作用，它在蜂王浆中的含量那么少，而我们又不是像蜜蜂那样把蜂王浆当饭吃，每次只吃一点蜂王浆，神奇物质能起到的作用也是可以忽略不计的。

值得注意的是，蜂王浆能引起过敏反应，会出现荨麻疹、哮喘，严重的还会致命。有人吃了蜂王浆后觉得全身暖呼呼的"很补"，或"补过头了"而烦躁不安，除了心理作用，说不定也是一种过敏反应。

蜂胶能有什么用

"小蜜蜂，整天忙，采花蜜，酿蜜糖。"看到蜜蜂飞来飞去，我们马上想到它们是在采蜜，其实未必，它们也可能是在采集树脂，特别是在秋天花少的季节，更是如此。中国原产的东方蜜蜂是不采集树脂的，但是自从西方蜜蜂在清末引进中国后，已逐渐把东方蜜蜂淘汰了。我们现在看到的蜜蜂，基本上都是能采集树脂的西方蜜蜂了。

蜜蜂发现树脂源后，就停下来用一套非常固定的步骤采集树脂：先用口器咬下一点树脂，用前足接住，交给中足，由中足放进同一侧的花粉筐里。然后蜜蜂飞起来，盘旋几秒钟，可能是在试试树脂的分量，再降落下来继续采集树脂，直到两侧的花粉筐都装满了。这可能要花上几分钟甚至几十分钟。花粉筐装满树脂后，蜜蜂就飞回巢，由别的蜜蜂帮忙，把树脂卸下来。这时候，树脂就变成了蜂胶。其实蜂胶的主要成分还是树脂，再掺杂了一些蜂蜡、花粉、芳香挥发油和其他杂质。

蜂胶不是用来当食物吃的，蜜蜂采集它干什么用呢？首先是拿它当胶水用，用来修补蜂巢中的缝隙、破洞。蜂巢里一团漆黑，有缝隙也是看不出来的，只能用触角来感觉。某些工蜂的触角似乎比其他工蜂更敏感，它们时不时地用触角寻找、探测缝隙，一旦发现了，觉得事态严重需要修补，就会出去寻找树脂。找到树脂源后，它们飞回巢，通过跳舞告诉其他工蜂树脂源的位置，带领它们去把树脂采回来。

蜂胶的另一个作用是当涂料用，涂抹在蜂室的表面上，让它变得光滑一些，以便连接上新的蜂室。蜂胶还能被蜜蜂用来当武器，那些闯进蜂巢的寄生虫碰到蜂胶会被杀死，杀不死的可以用蜂胶密封起来，做成琥珀标本。研究人员甚至在蜂巢里发现一个被蜂胶密封起来的老鼠木乃伊。蜜蜂是最讲卫生的，蜂巢里的废料、垃圾都要尽量清扫出去，对那些搬运不了的尸体，用蜂胶制作木乃伊避免它们腐烂，是很聪明的做法。

但是蜂胶最重要的作用，是帮助蜜蜂抵抗病害。树木分泌树脂的目的本来就是为了对付病虫侵害，具有抗真菌、细菌和病毒的功效，蜜蜂本能地利用了这一点。美洲幼虫病是西方蜜蜂最严重的细菌性病害，蜂胶能有效地杀死这种疾病的病原体幼虫——芽孢杆菌。研究人员曾做过一个对照实验，给蜂室的内壁涂上更多的蜂胶，蜂巢里的细菌总数量下降了，而且生活在里面的蜜蜂的免疫力也下降了。你也许觉得免疫力下降不是什么好事。其实不然。要维持高水平的免疫力是很耗费能量的。有了蜂胶帮助杀菌、杀病毒，蜜蜂不必加大免疫系统的投资，这是一种生存优势，可能是西方蜜蜂能战胜东方蜜蜂的一个因素。

既然蜂胶对蜜蜂有这么多用处，我们人类是不是也能利用它呢？在自古就养西方蜜蜂的非洲和欧洲，人们很早就在使用蜂胶，是除了蜂蜜之外，第二个被人类利用的蜂产品。古埃及、古希腊和古罗马人都用蜂胶来处理伤口。传统上蜂胶也被用来治疗烫伤、口腔感染和龋齿。这些其实都是在利用蜂胶抗菌、抗病毒、促进组织再生的功效。

在今天，蜂胶更多地被做成胶囊，当成保健品口服。推销者声称它能够治疗很多种疾病，包括抗菌、消炎、镇痛、增强免疫功能、治疗胃溃疡、抗肿瘤、降血脂、降血糖、抗衰老等等，现代人最关心的几种慢性病号称都能治。一种东西一旦被拔高到能够包治百病的地步，其真实作用就很值得怀疑了。有关口服蜂胶的保健作用的这些说法，或者毫无根据，或者只有很弱的证据。有关蜂胶抗菌、抗肿瘤、增强免疫力等方面的证据多一些，但是也只有体外实验、动物试验或小型人体临床试验的初步结果，并不能算是定论。

和蜂蜜不同的是，蜂胶有很多种来自植物的生物活性成分，可能有某种保健、医疗功能。虽然对蜂胶的化学成分和医学应用已有了多年的众多研究，但却仍然没能有定论，主要的原因在于蜂胶的成分复杂而且多变。不同地区、不同品种、不同季节的蜜蜂采集的蜂胶的成分都不一样。蜜蜂是机会主义者，碰到合适的树脂源就采来使用，因此甚至同一窝蜂在同一个季节采集的蜂胶成分都会有变化。这就导致不同批次的蜂胶都可能有不同的作用，从某项研究获得的结论并不一定能被重复出来，很难通过控制实验来证明蜂胶的功效并推广。要靠它来保健和治病也就不那么现实，因为质量无法控制，今天吃某一瓶蜂胶胶囊觉得有效，明天换另一瓶吃可能就不行了。

螺旋藻是健康食品吗？

有一位朋友到云南丽江旅游，告诉我那里有不少专卖店专卖螺旋藻精片，"售价不菲，信者众，购买者亦众"，希望我能关注一下。螺旋藻其实并非丽江的特产，原产美洲和非洲的盐湖，那里的原住民有食用它的传统。在20世纪80年代螺旋藻开始作为一种保健品在国外市场出现。在网上检索"螺旋藻"一词，可得约50万个简体中文网页，基本上都是在推销螺旋藻精片，可知其作为保健品进入中国并非最近的事，早已成了气候。

这些推销资料内容大同小异，都是宣称螺旋藻是天然的绿色保健食品，是目前所知营养成分最全面、最均衡的食品之一，1克螺旋藻的营养成分相当于1000克各类蔬菜总和，其蛋白质的含量是鱼肉的三倍，能防治多种疾病，被国际权威机构推崇为"21世纪最理想的食品"，被美国宇航局定为太空食品，据说法国有位克里门特博士甚至声称："人类20世纪两大重要发现：原子能和螺旋藻，而后者的作用远远大于前者。"

这位语出惊人的法国博士不知是否实有其人，那些国际权威机构对螺旋藻的评语我也未能找到原始出处。我只知道联合国粮农组织在20世纪70年代为了解决非洲居民营养不良问题，曾经在那里推广过螺旋藻、酵母菌等单细胞食品，后来因为战争而中止。这种"穷人食品"为何摇身一变成了富人保健品，这且不去管它，我们只来看看，那些广告有没有道理。

螺旋藻中蛋白质的含量的确非常高，晒干了以后蛋白质含量可达70%，说它是鱼、肉蛋白质含量的3倍不算夸大。但是除非你把螺旋藻当饭菜来吃，否则这个数字没有任何意义。每天吃几片螺旋藻精片摄入的蛋白质不过1~2克，可忽略不计（一个人每天需要补充几十克蛋白质）。对那些宣传蛋白质或氨基酸（组成蛋白质的物质）的含量如何如何高的保健品，都可以这么算一下账。

螺旋藻还富含多种维生素B、类胡萝卜素、矿物质，无疑是一种营养丰富的食物。但是这些营养成分可以更便宜地从日常食物中获取。如果是想要全面补充维生素和矿物质的话，复合维生素片是更合理的选择。螺旋藻含有维生素B12，而B12几乎只存在于动物食品中，所以螺旋藻在这方面显得比较特别，在广告材料中会着重提及，似乎它是素食者补充B12的良好来源。但是这些广告材料只字不提的是，螺旋藻的B12比较特殊，无法被人体吸收。

所以，螺旋藻作为食品，并非那么理想。那么它作为一种药品呢？有一些研究表明它在增强免疫力、预防癌症、降低胆固醇等方面可能有些希望，但都还只是非常初步的研究。有关螺旋藻其他作用的说法则没有任何根据，甚至有反面的证据。例如它在减肥方面的作用，已被一项双盲临床试验的结果否定：每天吃8.4克的螺旋藻的试验者的体重变化与吃安慰剂的对照组相比，并无显著差异。

螺旋藻作为食品还有不那么健康的一面。它是一种单细胞食物，而单细胞食物的特征是核酸含量非常高。核酸并非人体必需的营养成分，相反地，从食物中摄入的核酸过多，有导致痛风和肾结石的危险。

动物试验表明，螺旋藻本身似乎是无毒的。但是，螺旋藻的生长环境很容易受到其他有毒蓝绿藻，特别是微囊藻的污染。微囊藻毒素对肝脏有很强的毒性，也是致癌物。美国俄勒冈健康部门曾检测过市场上87种藻类保健品，发现其中85种含有微囊藻毒素。我国复旦大学预防医学研究所对国内市场上不同产地的螺旋藻保健品做过检测，也都发现含有微囊藻毒素。

同样不可忽视的是重金属污染。如果水中含有汞、铅等有毒元素，很容易被螺旋藻吸收、富集。此外，如果螺旋藻是用动物粪便制成的有机肥料养殖的，还有受病菌污染的危险。和其他保健品一样，目前对螺旋藻产品的安全性缺乏足够的控制。

面对那些说得天花乱坠的广告词，有怀疑精神的人多少有些免疫力，还不至于去轻信。不过，恐怕很少有人会进一步想到，在一种健康食品的背后，其实还有着很多不健康的因素。

益生菌能否益生？

胎儿体内是无菌的，他们在出生过程中，被母亲产道内的细菌"感染"了。就算是剖宫产的婴儿，在吃第一口母乳时也会被细菌感染——母乳中含有100多种细菌。外界的细菌还能通过各种渠道进入婴儿体内。最终，一个人的肠道内会生存着500多种细菌。

不过不用害怕，这些细菌在通常情况下是无害的，甚至是有益的，例如肠道中的某些细菌能合成维生素K被人体吸收、利用。这些有益健康的细菌是偶然进入体内的。我们能不能有意识地从外界吸取好细菌呢？最早提出这个设想的是俄国微生物学家、1908年诺贝尔奖获得者梅奇尼科夫，他在1910年出了一本关于长寿的书，认为吃保加利亚乳杆菌是长寿的秘诀，自己身体力行，还影响了不少人。6年以后梅奇尼科夫就去世了，活了71岁。后来发现梅奇尼科夫青睐的保加利亚乳杆菌其实没法在人体内生存。

不过，梅奇尼科夫的观点生存了下来，保健行业对其尤感兴趣。近年来国内乳制品和保健品行业也开始大做"益生菌"的广告。其实，人类吃"益生菌"的历史极为久远，最常见的就是喝酸奶。酸奶中的乳杆菌把乳糖转化成了乳酸，比牛奶更容易消化，风味也独特。不过，现在乳制品行业人士要宣传的是酸奶中的活细菌对人体的好处，有的酸奶制品还添加了别的益生菌，价格当然也就上去了。据说补充益生菌可预防与治疗腹泻、提高人体的全身免疫能力、降低血清胆固醇、预防癌症以及延缓衰老等等多种好处，就像是一种灵丹妙药。当然，所有这些好处也是其他保健食品都自称具有的。

国内还把益生菌当药物使用。例如，国内某些儿科医生经常开一种叫"妈咪爱"的药物防治小儿消化不良，其主要成分是两种益生菌。大人得了肠炎，医生则可能给开一种号称是国际首创的新药"整肠生"，其主要成分也是一种益生菌。它们的药理据说都是要以菌制菌，恢复肠道菌群平衡。

但是这些保健、医疗作用有没有什么可靠的依据吗？几乎没有。它们根据的主要是一些个案、传闻、体外实验或动物试验，缺乏严格的临床试验的验证。不同的临床试验的结果往往是互相冲突的。密歇根大学的研究人员在2007年分析了13项研究益生菌对肠易激综合征的疗效的临床试验，发现这些研究大都存在缺陷，其中只有1项能够说明某种婴儿双歧杆菌制品对肠易激综合征有疗效。

即使益生菌真的有益身体健康，想要补充它也不容易，并不像保健行业的人士或某些医生设想的那么简单。首先我们要问的第一个问题是：在益生菌制品中是否真的含有活的益生菌？如果是死的细菌，那么是不会有任何用处的。要让细菌一直保持必要的活性，并非轻易可以做到，是要有良好的质量控制和储存条件的。国外研究人员曾经对市场上55种益生菌产品（包括25种乳制品和30种粉剂）做了调查，发现1/3以上不含有活细菌，而只有13％含有标签上所说的那种益生菌。

就算你吃的益生菌制品质量可靠、储存恰当，细菌还有活性，接下来的问题就是：它们是否能够安然无恙地到达结肠？结肠的环境较适合细菌生存，是肠道细菌的主要栖息地。但是饮食中的细菌在抵达那里之前，要经过两关：第一关是胃，胃液的强酸性和所含的消化酶能够杀死、消化掉大多数细菌；第二关是小肠，那里的胆汁酸和消化酶也会对细菌造成破坏，而且由于小肠的环境是碱性的，那些不怕胃酸的细菌到了小肠可能就适应不了了。英国里丁大学的研究人员曾经模拟胃、肠的环境，对益生菌的生存能力进行测试，发现乳杆菌能抗胃酸却难以抗小肠环境，而双歧杆菌则倒了过来。

就算益生菌顺利通过了胃和小肠的双重考验抵达了结肠，那么它们是否能对那里的菌群平衡产生影响呢？一杯酸奶或一份益生菌制剂所含的细菌数大约是几亿个，听上去似乎不少，但是肠道内的细菌总数有上百万亿个，一比就微不足道了。而且益生菌产品只含有一种或几种细菌，而肠道细菌的种类多达几百种，要让数量如此少的几种益生菌去影响数量如此巨大种类如此复杂的菌群平衡，是非常困难的。里丁大学的研究人员在体外模拟大肠菌群环境，加入益生菌后发现它们对大肠细菌的总量毫无影响。益生菌产品中的益生菌即使能顺利抵达大肠，也不一定能在那里生存、繁衍下来。实验表明，当人们服用益生菌产品时，能在粪便中检测到该种益生菌，但是一旦停止服用，就检测不到了，说明益生菌并没能在体内繁衍，当然更不能去改变体内的菌群状况。

总之，和其他保健品一样，有关益生菌产品的保健、医疗效果的种种宣传，基本上只是出于一种美好的设想，到目前为止都还没有可靠的依据，是很值得怀疑的。如果非要吃益生菌产品不可的话，不妨喝酸奶，那样，即使益生菌没用，酸奶本身至少还有营养价值。

最后，值得一提的是，目前不仅对益生菌的功效缺乏足够的研究，对其副作用也缺乏研究，这并非意味着对其副作用就可以忽视。2008年1月25日，荷兰乌得勒支大学医学中心发布消息说，他们在2004—2007年间对296名胰腺炎患者进行临床试验，想看看益生菌是否对胰腺炎有疗效。出乎意料的是，通过肠饲摄入益生菌的患者中有24人死亡，而对照组只有9人死亡。

"保健水"能保健吗？

我收到一封读者来信，报告说他的一生省吃俭用的父母花了5000多元买了一个自称包治百病的华脉活性水生成器，"采用先进的电生离子分离技术，可将自来水制成活性水；长期饮用具有持续保健效果；老少皆宜，适用于各种人群使用"。这位读者气愤地说："我简直要被这些无耻的骗子，不尽职的政府，父母孩子般的信任气死了。"

其实早在2005年7月11日，卫生部就发布过公告，揭露"一些涉及生活饮用水卫生安全产品（以下简称"涉水产品"）生产经营单位在生产销售涉水产品时，擅自以'离子水机'名义宣称其可制备离子水或碱性水，并大肆宣传具有各种保健功能，有的甚至擅自标识有卫生部门许可批件，欺骗、坑害消费者。"并重申："涉水产品不得宣称任何保健功能。"

但一纸公文并不能制止"欺骗、坑害消费者"的行为。明目张胆地宣称保健功能的涉水产品仍然到处都在推销，其常用手段是与各地老年协会、老年大学合作，冒充医学专家举办免费保健讲座，以轻信的老年人为主要行骗对象，而且花样越来越多，除了"富氧水"、"活性水"、"离子水"，还有"频谱水"、"磁化水"、"能量水"、"纳米水"等等，无奇不有。

它们或者其实只是过滤、纯化或消毒水的设备，能起到的保健作用并不比纯净水、饮用水强，或者只是贴上似是而非的科学术语标签，而其实并不符合乃至违背科学原理，没有生物医学依据，欺骗缺乏科学常识的消费者，是地地道道的伪科学。

以"富氧水"为例，据不完全统计，国内有200多家企业在生产纯净水的同时生产富氧水，其中不乏名牌企业。这种水据说富含氧分子，喝了以后氧分子能从消化道吸收进体内，产生生物能量，具有抗疲劳的效果云云。日本名古屋大学综合保健体育科学中心教授石田浩司等人为此在2006年做了一个实验，让10名男生在不同的日子里分别饮用350毫升普通水和氧浓度为普通水4倍的富氧水，而且不告诉学生他们喝的到底是哪一种水。之后学生们被要求运动15分钟，然后研究人员对他们进行测试，结果显示，饮用这两种水后，生理指标并未出现差异。

用简单的科学常识就可以知道富氧水有益健康的说法是无稽之谈。常温常压下一升水的溶氧量大约是6～10毫克，向水中加压打入氧气可以提高溶氧量，加一个大气压每升水可增加40毫克的溶氧量。按富氧水的氧浓度是普通水的4倍计算，富氧水的溶氧量大约是32～40毫克。在打开瓶盖喝水时，额外的气压消失了，多溶的氧气会从富氧水中跑出来，不过这有一个过程，如果你立即喝水，总还能多喝下一些氧气。我们的消化道是用来吸收营养素的，不是用来吸收氧气的，喝下去的氧气能否由消化道有效地吸收，本来就值得怀疑。退一步说，假定富氧水中的氧气全被喝下去了，而且完全被吸收进了体内，就会对人体有什么特殊的好处吗？不会，我们人类不是鱼，不靠从水中吸收氧气，而是通过呼吸吸收氧气。一个成年人在平静状态下每分钟大约呼吸16～20次，吸入氧气量大约是250毫升，等于360毫克氧。也就是说，你多呼吸两、三次，吸入的氧气量就比得过一升富氧水中的溶氧量了，水中那点氧气对人体来说微不足道，毫无价值。

再以"离子水"为例。有许多涉水产品都声称能对水产生电分解作用，使水中氢离子形成氢气逸出水面，并产生氢氧根负离子，使水变成弱碱性，具有极好的中和体内酸毒的作用云云。初中化学告诉我们，如果水真的发生了电解，在生成氢气的同时还会生成氧气，水分子也就不存在了。所以用电解的方法是不可能让水变成碱性的。即使能把水变成弱碱性，喝到胃里也会被胃酸变成强酸性，原有的弱碱性没有用处。喝下去的水是在肠道被吸收的。水从胃进入肠道时，胰腺的分泌物会把酸中和，让水变成碱性，所以不管我们喝的是什么水，最后都在肠道里变成了碱性水才被吸收，你根本没有必要特地去喝碱性水。其实，我们人体对酸碱度有强大的自我调节作用，通常不会因为饮食中的酸碱度而发生变化，所以喝的水是酸是碱，没有意义。如果你非要喝碱性水不可，也有更便宜更有效的方法：往水里加一点小苏打即可。

喝电解过的水不仅对健康无益，反而可能有害。纯净的水基本不含离子，是无法被电解的。为了能够有效地电解，厂家通常要求在水中加一些食盐，增强水的导电性。食盐的成分是氯化钠，电解时，在负极产生氢氧化钠，在阳极产生氯气，如果氯气与氢氧根结合，会生成次氯酸，这是漂白粉的主要成分。所以喝"离子水"，相当于在喝"漂白水"。

在香港特区也有类似的情况。据《明报》报道，在2005年7月至2006年6月期间，香港消费者委员会收到过37宗有关滤水器和食水处理器的投诉，在市面抽验了5款售价3000～6000港元、声称可制造出"神仙水"、"能量水"、"健康水"、"生命水"或"碱性离子水"等的饮水处理器，参考国际权威组织，请教多名专家和政府相关部门的意见，最后发现，有关产品声称处理过的水，对健康有特别益处，甚至可改善长期病患等，不但完全没有根据，而且误导消费者。

对此，香港政府3个部门都对事件表示关注并积极跟进。卫生署发言人表示，会调查这些产品宣传违反《不良医药广告条例》，不排除提出检控。海关表示正了解事件，如有足够证据证明有人涉嫌违反《商品说明条例》，会采取适当行动。水务署回应指出，有的饮用水处理器宣传指责香港自来水充满有害物质，署方曾去信质疑对方失实。

也有人为这类"保健产品"辩护，认为反正是水，没有毒副作用，吃不死人，还能提供心理安慰，更能"拉动内需、刺激消费、增加税收"，何必严厉打击呢？吃不死人的骗人东西并不等于就不害人。一台市价只值几十元、几百元的水处理装置被打扮成保健产品后，就卖到几千元、上万元，这是在经济上害人。这类产品本来就以骗人为目的，缺乏质量控制，过滤、消毒效果不过关，却声称经它处理的水不用烧开就可直接饮用，或声称"经常用处理过的水清洁眼睛，可改善白内障和提高视力"，由此导致腹泻、感染等不良后果，这是在卫生上害人。有的患者因为轻信了这些产品的保健、治疗效果，而放弃了常规治疗，因此使病情加重，这是在医疗上害人。

这类骗人、害人的东西能大行其道，让人不能不惊讶于消费者、特别是老年消费者是何等的容易受骗上当。只要推销员服务态度好一点，产品说明文字"科学"一点，许多老年消费者就心悦诚服，宁愿相信陌生推销员的花言巧语，却听不进更有科学头脑的子女的忠告，甚至逼迫子女和他们一起饮用。《福州晚报》报道过一个事例，韩姓女士命令全家人直饮华脉活性水生成器的水，心存怀疑的女儿被迫喝了这水后闹起了胃病，韩女士还搬出说明书说，"人家有提示，饮用活性水后，有不适反应，这不是副作用，而是一种好转现象。"在让人哭笑不得之余，也难怪要感到愤怒，不仅愤怒于不良厂家的骗人，更愤怒于政府管理部门的不作为。

减肥保健品的"科学"包装

据报道，全国肥胖者已超过9000万人，超重者约为2亿人，减肥保健品有了一个巨大的市场。为了争夺市场，五花八门的减肥方法、概念宣传都被发明出来了，有的到了荒诞的地步。比如中央电视台曾经揭露过一种减肥产品"足下抽脂贴"，把药粉倒在胶布上贴在脚心，号称就能把人体脂肪给抽取出来。这种只要有一点人体生理知识的人就知其谬的东西，居然也欺骗了许多人高价购买。

有的减肥保健品的原理听上去要科学得多，让一些科学素养不算低的人听了也将信将疑。我收到一封读者来信，信中说：

"我是一个胖子，由于一直受到贵站（注：指"新语丝"网站）的熏陶，所以知道保健产品的可信度很低。但最近有一种叫作'脱脂LPA'的减肥产品，吹得很传神，令我这个想减肥的胖子有点心动。所以想请教一下您这个产品的真假。这个产品号称直接补充LPA（脱脂转化酶）来达到分解体内脂肪的效果。由于我看过批核酸营养品的例子，所以我在想，这个脱脂转化酶在胃肠道内是否也会被分解成更小的分子来吸收，而致使直接补充LPA没有任何效果？"

我在网上查了一下，发现这种产品似乎正在热销中。根据厂家的广告，它的成分是LPA，又叫脱脂转化酶，是人体内自然分泌的一种分解脂肪的酶，服用它约30天内即能减重5～40斤，"在日内瓦召开的减肥医学大会上，92%的减肥专家认为脱脂LPA的效果已经接近科学减肥的极限！"

但是人体并没有什么"脱脂转化酶"，用这个名词检索网页，出来的全是该产品的广告。如果真有什么酶的话，口服也不会有效果的，因为酶作为一种蛋白质，口服后会在消化道中被消化掉。生物化学中简称LPA的物质是溶血磷脂酸，它是一种细胞间的信号分子，并不能分解脂肪。

那么这种"脱脂LPA"减肥产品的真实成分是什么呢？根据产品包装上的批号卫食健字〔1999〕0189号查询，可知它报批的产品名称是"美福乐减肥美容片"，而其有效成分是总黄酮，一类在植物中普遍存在的物质，它可能有抗炎症、抗菌、抗癌等作用，但是在水果、蔬菜、茶叶中都有的是，不是什么神奇、稀罕的东西。

像这样把非常普通的物质用似是而非的科学术语进行包装后高价销售，是保健品、特别是减肥保健品常用的广告手段。例如有一种号称是太空宇航员专用的高科技产品——吸油基，能"20天专业吸平小肚子"、"抽取肠油"、"专业对付肚子凸起"，据说根据的是"美国宇航组织发现：北纬46.3°以上的高寒油质土壤里生长的绿色植物胚胎中，可以提取出吸油基"。而根据该产品的批号查询，可知其报批名称为"多V氏谷精"，主要成分为米糠，功能是"改善胃肠功能（润肠通便），调节血脂"。至于美国宇航组织的发现云云，自然都是编造出来的。

吃左旋肉碱能够减肥吗？

　　由于一位"西木博士"在媒体上的大肆推销，一种叫左旋肉碱的保健品成了近来国内最流行的减肥产品。这位博士是经济学博士，如果让他来讲讲怎么卖保健品也许还和他的专业沾边，听他讲减肥就太不靠谱了，除非把减肥当成身体经济学。但是一般人一见到洋博士头衔，就以为此人必定是上知天文下知地理中知人体的专家，再标新立异的保健养生理论也都成了权威观点，哪管他是什么领域的博士，虽然他未必看得懂生物医学方面的论文，甚至连左旋肉碱究竟是什么东西都未必真的清楚。

　　那么左旋肉碱是什么东西呢？它最初是从肉里分离出来的一种有机化合物，所以把它叫作肉碱。这种化合物有两种相似的结构，就跟左手和右手一样互为镜像又不重叠，分别叫左旋和右旋。只有左旋的那种肉碱在人体里才有功能。左旋肉碱分布在体内几乎所有的细胞中，和人体对脂肪的利用有关。人体需要"燃烧脂肪"，也就是要用到储存在脂肪中的能量时，先把脂肪分解成脂肪酸，然后把脂肪酸送到细胞中的"能源工厂"——线粒体，在那里将它氧化，释放出能量。脂肪酸自己进不了线粒体，需要搭车进去，这辆车就是左旋肉碱。线粒体代谢过程中产生的某些有害废物再由左旋肉碱运出去。如果没有左旋肉碱，人体就无法燃烧脂肪。

可见左旋肉碱有很重要的生理功能。不过身体健康的人的肝脏和肾脏都能合成足够的左旋肉碱来满足身体的需要，是用赖氨酸和甲硫氨酸合成的，这两种氨基酸在食物中很常见。所以左旋肉碱并不是人体必需的营养素，健康人没有必要从食物中补充。食物中的左旋肉碱也能被人体吸收利用。食物普遍含有左旋肉碱，尤其以肉类、奶制品的含量最为丰富，相反地，粮食、蔬菜、水果中的左旋肉碱就很少。例如，100克牛肉大约含90毫克左旋肉碱，而100克大米大约只含0.05毫克。一个人饮食均衡的话，一天能从食物中摄入大约60～180毫克的左旋肉碱，而纯素食的人只能摄入大约10～12毫克。但是因为人体能够自己根据需要合成左旋肉碱，所以不必在意食物中左旋肉碱含量的多少。只有患了某些疾病（例如慢性肾衰竭）或吃了某种药物，引起了身体机能的紊乱，才需要额外补充左旋肉碱。

有人就想到，如果健康人通过吃保健品额外地补充大量的左旋肉碱（例如一天吃上2克），是不是就可以促进体内脂肪的燃烧呢？这个想法就好比想通过给煤矿多派去一些货车去运煤，来增加火电厂的发电量。问题是，人的体内并不缺运输脂肪的"车"，想要多少"车"都可以自己制造出来，再从外部派"车"进来又能起多大的作用呢？人体对食物中左旋肉碱的吸收率只有5%～15%，也就是说，如果口服2克左旋肉碱，只有大约0.1～0.3克能够进入体内。而一个人体内已有大约20克的左旋肉碱，外来的左旋肉碱的量与之相比是微不足道的。如果不惜本钱加大口服左旋肉碱的量呢？也没什么用，因为如果体液中左旋肉碱的量偏高了，就会从尿液中排出去，巨量地服用左旋肉碱只是在制造昂贵的尿液。

所以想通过额外补充左旋肉碱来促进体内脂肪的燃烧，只是一个很天真、朴素的想法，但是有很多人却幻想它能实现，因为有两类人很希望能尽可能多地燃烧体内脂肪，一类是运动员想借此获得更多的能量提高运动成绩，一类是肥胖者想借此减肥。

这并不是"西木博士"想到的或率先推销的，在20多年前国外已经有人据此在推销左旋肉碱保健品了。但是一种保健品的功效是不能仅靠从理论推导出来的（何况还是一个有漏洞的理论），也不能仅靠动物试验，和药物一样需要有人体临床试验。自1985年以来，有十几项研究口服2～9克左旋肉碱对运动成绩的作用的临床试验，大多数发现没有任何效果，个别的发现能减少乳酸的累积和增加氧气消耗。研究口服左旋肉碱是否能减肥的临床试验很少，我只发现了一项，是2000年澳大利亚墨尔本王家工学院做的研究，36名中度超重妇女随机分成两组做双盲对照试验。实验组每天两次口服2克左旋肉碱，对照组口服同等量乳糖作为安慰剂，试验对象不知道自己被分在哪一组，研究者也不知道（即"双盲"），分组情况由第三方掌握，试验完成后再解盲进行统计，这样才能避免试验结果出现主观偏差。两组都做适度锻炼（一周4天每天散步30分钟）。8周后发现两组的体重和脂肪量的变化都无区别，说明口服左旋肉碱无助于减肥。

左旋肉碱保健品的广告声称："只有在运动量较大时，服用左旋肉碱才有助于减肥。"如果减肥无效则被归咎于运动量不够。但是有动物试验表明，在迫使动物做高强度运动的情况下，让其口服左旋肉碱并不能进一步减轻体重，体重的减轻都是由于运动引起的。运动量大本来就能减肥，在这种情况下再吃左旋肉碱当然会觉得有效了。这么明显的骗局居然还有那么多人相信。如果我学着开发一种减肥产品，声称只有在少吃多运动的情况下才有助于减肥，是不是也会有人觉得它比左旋肉碱更见效？

"增高产品"揭秘

女性在15～16岁，男性在18～20岁时，身体就停止了生长。但是人们仍然会为了种种原因而梦想着能再长高一些，为了求偶、求职，为了改变形象，甚至仅仅是为了跟人打赌。这导致了形形色色的"增高产品"在国内市场上非常火爆。在电视、电台、报纸和网上，经常能见到"增高产品"的广告，诱使人们抱着侥幸心理去试验。

这些产品大都是营养品、保健品、药品。也有的是某种仪器。比如我曾经见过一种"增高系统"，其主要部件是一个头盔，戴上它后，用低频电子脉冲刺激人体头部，据说就能促进大脑垂体分泌生长素，达到增高的目的。所有的这些产品没有一样被证实了真正具有增高效果。对少年儿童来说，这类"增高产品"具有很大的欺骗性，用了觉得有效，其实是自然长高了。只要骺线还未闭合，身体就有长高的可能，本来是自然长高的，但是由于使用了"增高产品"，就会让人误以为是"增高产品"在起作用。但是对骺线已经闭合的成年人来说，很快就会发现这些产品没有任何效果。

有一类"增高产品"对成年人也有一定的欺骗性，那就是人体拉伸器（或牵引床），这本来是供颈椎、腰椎疾病患者做牵引疗法用的。做完牵引疗法后会发现身体有所增高，能增高数厘米。于是有人把牵引床改叫增高机销售。牵引后能够增高是因为脊柱弯曲度发生了改变，以及脊椎的软组织间隙和下肢关节的间隙被拉长了导致的，但是这种改变是暂时的，数小时后慢慢地就又缩回去了。这和一个人早上起床时身高要比晚上略高一些（1厘米左右）是同一个道理。有的"增高机"广告声称通过长期的牵引能够刺激软骨的生长，从而永久性地增高，这是没有科学依据的。通过牵引增高来骗过体检，倒是可能。所以在录用或打赌时要注意这种作弊的可能性。

成年后要永久性地增高，只有通过手术。比较简单的手术是往脚后跟注射硅胶之类的物质，让脚后跟变高。但是这种方法增高很有限，最多也就一、两厘米，而且如果手术不当，会有并发症。我在做电视节目时曾接触到一个做了这种注射增高手术的女孩，注射的号称是一种纳米产品，结果出现了排异反应。还有的人往头皮注射物质，那就更加危险了。

如果要让身体永久增高几厘米以上，就只能去做断骨增高手术了，正式的名称叫肢体延长手术。这是俄罗斯医生伊利扎洛夫在1951年发明的。他当时在治疗一些士兵，他们在第二次世界大战中受伤，骨折没法痊愈。伊利扎洛夫想到挤压骨头能帮助愈合，在断骨处植入钢针，做成一个固定框架，上面有螺母，拧动螺母就能挤压骨头。但是有一个伤员拧螺母拧错了方向，断骨间隙反而变大了。伊利扎洛夫惊讶地发现在断骨间隙长出了新骨，由此受到启发，可以利用这种方法延长下肢。当然，要这么做首先要人为地把下肢骨（通常用胫骨）切断。

肢体延长手术一开始被用来矫正下肢畸形（两腿长度不一致），后来又被用来美容增高，能增高10厘米甚至更多。但是手术和恢复过程痛苦，恢复时间很长（长达一年），费用高。该手术后来有一些改进。最新的方法结合了干细胞技术，是日本人在2011年发明的，做法是从患者身上采集骨髓细胞，在体外培养，让它分化为成骨细胞，再把成骨细胞注射到断骨间隙，促进骨骼形成。这样能把疗程缩短为两个月。

不过，肢体延长手术风险大，如果手术不当的话甚至能导致残疾。这种手术在20世纪80年代被引入中国后，一直很流行，市场非常混乱，导致很多残疾病例，媒体曾多次曝光。终于在2006年卫生部发布禁令，禁止把肢体延长手术用于美容增高，只能由有资质的医院用来矫正畸形。

但是断骨增高手术并没有因此在国内市场消失。骗人的"增高产品"也仍然火爆。尽管已有多家媒体揭露过"增高产品"，尽管在一些地方药监、工商部门的网站上，也能看到提醒消费者不要相信"增高产品"广告的提示，但是目前我还没有见到有哪种"增高产品"受到了重罚或被严厉取缔，最多是在赚足了钱之后销声匿迹了。造假成本极低，获利极大，这是当前中国各种伪劣假冒产品泛滥的根本原因，"增高产品"也不例外。

丰胸产品的陷阱

美国一年大约有30几万妇女接受隆胸手术，还有许多妇女试图通过吃药、保健品来增大乳房。我没有见到中国有这方面的统计资料，不过经常在国内电视、报刊上见到各种各样的丰胸方法、丰胸产品的广告，这个市场之大想必不会亚于美国。

想要增大乳房，立杆见影的方法当然是做隆胸手术。但是这种方法不仅不"自然"，而且会有引发并发症、使身体受到损伤乃至落下残疾的危险。例如被正式禁用的聚丙烯酰胺水凝胶（俗称奥美定）注射隆胸法，曾经给许多妇女带来终身的痛苦。因此如果通过吃药物或保健品就能自然而然地让乳房增大的话，那就更有吸引力了。这也是国内丰胸产品的主要卖点。但是真有什么药品、食品能既安全又有效地让乳房变得更加丰满吗？

雌激素是影响乳房发育的重要因素，乳房的大小和体内雌激素的含量高低和雌激素受体的敏感性有关。雌激素能刺激乳腺细胞增大，因此摄入足够量的雌激素有可能使乳房增大。但是用这种方法丰胸并不安全，因为乳腺细胞受到刺激后，也有可能出现癌变。服用雌激素增加了得乳腺癌的危险，还会有其他的副作用（例如体重增加、月经不调等）。

某些植物中含有类似雌激素的化学物质，被称为植物雌激素，有人因此认为吃这些植物制品也能丰胸，而且比雌激素安全。某些丰胸产品都声称含有植物雌激素。含植物雌激素的植物包括大豆、亚麻子、茴香、红三叶草、紫苜蓿、马鞭草等。但是没有证据表明植物雌激素在人体内也会刺激乳腺细胞增大，从理论上说，效果反而可能相反。雌激素是通过与受体结合来发挥作用的。植物雌激素的分子结构与人体雌激素相近，也能与雌激素受体结合，起到雌激素的一部分作用。但是雌激素受体被植物雌激素占据后，体内雌激素没法与受体结合，其结果是降低了人体雌激素的作用，这也许能降低得乳腺癌的风险，但是也可能让乳房变小。反之，即便植物雌激素能够发挥与人体雌激素同样的作用，那么也就有增加乳腺癌的风险，同样不能用它来丰胸。

有的丰胸广告声称服用其产品"能把腿部、臀部的游离脂肪转移到胸部"，既减肥又丰胸，一举两得，听上去很吸引人。人体中是存在游离脂肪，但是说可以通过吃保健品或吃药能把游离脂肪从某个地方转移到乳房，则没有任何科学根据，是非常荒唐的骗人说法。

有的丰胸产品声称服用它能在15天到45天左右出现明显效果，让乳房增大10%云云。有些消费者的确感到在使用丰胸产品后乳房有所增大。这有两种可能，一是产品中添加了雌激素在起作用，二是乳房大小其实没有发生改变，但是出现误测。乳房由于其特殊的构造，是很难进行准确地测量的，测量结果很容易受到主观倾向的影响。在希望通过服用某种产品让乳房变大的强烈主观意愿的支配下，测出乳房增大了10%，并不奇怪。比乳房还容易测量的其他东西的测量结果也都很容易受主观倾向的影响呢。

要避免主观偏向的误导，应该做双盲对照的试验。让一部分人服用某丰胸产品，另一部分人服用外观与该产品一样但不含活性成分的"安慰剂"，再让不知情者进行测量，试验过程中试验对象和研究者都不知道谁被分在哪一组。在试验结束后再对产品组和安慰剂组的效果进行统计、比较，这样才能鉴定该产品是否真的有效。目前市场上并无一种丰胸产品已通过了这样的试验。美国食品药品管理局没有批准过任何能够用于丰胸的药物。

因此，服用或涂抹丰胸产品，不过是花钱买个心理安慰，甚至可能更糟糕，说不定会有什么副作用。明智的做法是远离这些产品。

人体需要"排毒"吗？

中央电视台"生活315"栏目的一个节目揭穿了市场上正在热销的一种名叫"排毒基强离子排毒仪"的产品的奥秘。该产品号称是来自美国的尖端科技产品，能把体内药毒排出去。该仪器像一个普通电动脚盆，使用时往注满水的盆中放入双脚，加一些精盐，启动仪器，过了一段时间，盆中开始出现绿色、棕色的絮状物质，据说就是从脚底排出的体内毒素。

据称，其作用原理是，通过离子能量泵分解的超强离子，从脚迅速进入人体血液循环系统，凭借其带负电荷的特性，强力通过细胞单离子通道，吸出长期在脏腑带有正电荷的药毒离子，再经血液循环系统，由足底毛细血管和毛孔排出体内。正负两种离子有机结合，最终形成颜色不同的絮状物质，检测结果表明离子核能物能与体内瘀积药毒科学对应，让人一目了然……

说得玄乎其玄。但是记者发现，即使不放入双脚，往水里注入精盐后让仪器空转，过一段时间同样会出现黄色的絮状物质。向专家请教后得知这其实是个只要用高中化学知识就能戳穿的骗局。它是一个很简单的电解实验。精盐溶于水后形成了电解质溶液，在通电的情况下，在两个电极上发生氧化还原反应。先是形成了深绿色的絮状物质，那是氢氧化亚铁。氢氧化亚铁遇到空气中的氧气，会转化成棕色的氢氧化铁。在节目中，中学化学老师和同学们用一系列实验验证了这个解释。

但是很多人常常忘了中学知识。事实上，央视记者就此事采访我时，我一开始也没想到它会是个电解反应，而是怀疑在"排毒基"的某个地方偷藏了化学药品，等启动后再释放出来。但是我知道这种所谓"排毒基"是骗人的东西，因为它的所谓科学原理根本就是用一套似是而非的科学术语包装起来骗人的伪科学，体内的毒素不可能通过什么"超强离子"从脚底排出。

而且我还发现，"排毒基"的发明人"巴斯巴博士"其实是个华人的化名，并非生物医学方面的科学家，不曾发表过任何生物医学的论文，也不是医生，而是一个在美国开皮包公司的商人，利用美国注册公司名号之便，用同一个地址注册了许多家公司。这个号称来自美国的产品，在美国市场上闻所未闻，在美国专利局的数据库查不到该专利，也没有查到"巴斯巴"的任何专利。"排毒基"反而是作为中国的发明，在网上做英文广告，要向国外销售。

中国市场上的"排毒"产品非常多。随便找一份报纸翻翻，都可以见到这类广告，特别是针对女性的"排毒养颜"药物、保健品的广告，更是做得铺天盖地，长期服用者不少，我认识的人当中就有其消费者。"排毒基"是假的，这些"排毒养颜"药物真的就有用吗？

这类"排毒养颜"药物的主要成分是中药大黄和芒硝，其实是用于治疗便秘的泻药。有些"排毒养颜"的广告把便秘说得非常可怕，发明了"宿便"一词，用以指在肠管内停滞淤积了几天的大便，声称宿便可产生毒素，被肠道反复吸收后通过血液循环到达人体的各个部位，危害健康，特别是影响美容。这种说法也没有任何科学依据，同样是伪科学。

便秘固然是一件很令人烦恼的事，会造成精神负担，容易发生痔疮，也会导致消化系统功能发生紊乱，造成营养不良，可能还会引发其他疾病。但是并不像那些广告说的那么可怕。没有证据表明所谓"宿便"能引起人体中毒，也没有证据表明所谓"排毒"会有助于养颜。

事实上，经常服用泻剂或洗肠有害健康，反而能够引起药源性便秘。因为习惯了用泻药、洗肠来通便，会减弱直肠反射的敏感性，以后即使有粪块进入直肠，也不足以产生导致排便反射的神经冲动，结果就造成了便秘。因此长期服用"排毒养颜"药物，不仅养不了颜，反倒有加重便秘的可能。

在食物、药物和体内新陈代谢产物中，的确含有毒素。但是人体有两个解毒器官——肝脏和肾脏——就是专门用来处理这些毒素的。因此在正常情况下，毒素不会危害健康，正常的人不必特意去"排毒"。要减轻肝、肾的负担，应该从减少毒素的摄入入手，例如不要滥用药物，包括"排毒养颜"药物。如果毒素摄入过多、过重，引起了食物或药物中毒，那么就应该及时就医，用可靠的医学手段解毒，而不要轻信什么排毒产品。

揭开"诺丽"的神秘面纱

近来一种称为"诺丽"（noni的音译，也译做"诺力"、"诺梨"、"夏威夷萝梨"）果汁的保健饮料在国内白领阶层通过传销、直销的方式流行，价格不菲，一瓶可以卖到500元。据说它是从天然植物noni果实调配成的，是"来自伊甸园的礼物"，出自南太平洋"最洁净、无污染"的大溪地（塔希提）群岛和夏威夷，在当地广泛作为医用已有超过千年的历史。

广告声称，常喝诺丽果汁能强身健体，祛除百病，可帮助治疗哮喘、癌症、风湿、关节炎、糖尿病、痛症、头疼、肝病、肾病、免疫系统疾病、红斑狼疮症、消化系统差、内分泌失调、前列腺病、牙疼、头发和指甲病、高血压、肿瘤、肺结核、甲状腺病、痔疮、牙肉出血、骨刺、便秘、过敏症、健忘、性功能降低、忧郁症；还可以用来戒烟等等。

这种神奇的诺丽果实究竟是什么东西呢？它产自一种茜草科植物，拉丁文学名为 *Morinda citrifolia*，台湾称为檄树，大陆则称为海巴戟，因为它和产于广东、广西等地的中草药巴戟天是同一属的植物。波里尼西亚人虽然自古就把诺丽当药用，但是主要是用它的叶子或把果实捣烂了，作为外敷消炎用，并不把它的果实当成包治百病的口服药来喝。中药只是用巴戟天的根、茎入药，也不用它的果实。

诺丽神话的创造者是一位美国人，现在担任"大溪地诺丽国际公司"发言人和顾问的拉尔夫·海尼克（Ralph Heinicke）博士。此人得过美国明尼苏达大学生物化学博士学位，在1950年到1986年间在夏威夷为美国都乐菠萝公司等机构工作，研究菠萝蛋白酶的医学用途，发表过几篇关于菠萝蛋白酶的学术论文。

但是使海尼克名声大噪、被诺丽广告吹捧为"极负盛名的生化学家"的是他于1985年发表在非学术性的园艺期刊《太平洋热带花园通报》上的一篇没有列举任何文献出处的通俗文章《诺丽的药理活性成分》。在这篇文章中，海尼克声称菠萝蛋白酶要发挥医疗作用，还需要一种新发现的生物碱参与。海尼克把这种生物碱称为赛洛宁（xeronine），它是由一种奇怪的胶质物质赛洛宁原（proxeronine）转化而来的，这个转化过程是由赛洛宁转化酶（proxeronase）控制的。海尼克声称，由于诺丽果汁富含赛洛宁原和赛洛宁转化酶，因此有极高的医疗价值，能够用于治疗高血压、痛经、关节炎、胃溃疡、扭伤、皮肤损伤、忧郁症、衰老、消化不良、动脉硬化症、镇痛和其他多种疾病。

我们也许会觉得奇怪，对如此重大的发现，为什么不在生物化学或医学的专业学术杂志上发表，而却在一份园艺期刊上透露。不过，以下的事实也许会让我们明白其中的奥秘：在生物医学文献数据库做个检索可以发现，没有任何有关赛洛宁、赛洛宁原或赛洛宁转化酶的文献资料。换言之，这些神奇的物质都是海尼克本人的独家发现，其结果没有被任何其他研究者重复过，也未获得学术界的承认。海尼克也从来没有公布过这些物质的化学结构式。

显然，海尼克的兴趣不在于学术，而在于商业。他的这些"发现"都申请了专利保护，而一股兜售诺丽果汁的商业热潮也迅速掀起，并且主要是采取传销和网上直销的方式。对诺丽神话推波助澜的另一位关键人物是美国医学博士尼尔·所罗门（Neil Solomon）。他在1993年因不正当行为而被吊销了行医执照之后，成了各种"另类医学"的鼓吹者，担任"国际诺丽通讯委员会"的医师。他撰写的《诺丽奇观》一书成了诺丽果汁推销商的"圣经"。

但是迄今并没有任何确凿的证据能够支持有关诺丽果汁的种种神奇功效。有些体外实验表明诺丽果汁含有能够抑制癌细胞生长的多糖成分。夏威夷大学癌症研究中心在2001年开始对诺丽果汁是否具有抗癌作用做临床试验，2009年完成临床一期试验，只是发现癌症病人报告其生活质量有所改善，而且这只是最初步的临床一期试验，没有做双盲对照，不能排除心理暗示的作用，不能算是结论，进一步的临床二期试验则没有启动。

由于诺丽果汁中钾的含量非常高，因此那些需要低钾饮食的肾病患者千万不要轻信诺丽果汁可治肾病的宣传，否则血钾过高会引起严重的心脏传导和收缩异常，甚至死亡。美国普渡大学的研究人员报道过一个病例，一名肾病患者因为把诺丽果汁当成治病秘方服用，导致血钾过高。

美国食品药品管理局曾经多次给销售诺丽果汁的公司发函，警告他们不得宣传诺丽果汁能够治病。在1998年，美国4个州的检察长起诉销售诺丽果汁的摩林达公司，该公司同意停止有关诺丽果汁能保健、治病的宣传，给客户退款，并支付诉讼费。同一年，芬兰国家食品管理局为保护消费者的健康和钱财，决定禁止诺丽果汁的进口和销售。

诺丽的神秘面纱，是出于商业炒作的目的被不良学者和不法商人包装上去的，应该把它撕下来，而非法的传销也应该被禁止。

"天曲"究竟是什么东西？

我收到烟台大学一位老师的信，信中说："能否请你们帮助查证一种神奇保健品'天曲'（又叫'富硒他汀'）。近年来，我们这里老年人中间传售一种神奇保健品叫'天曲'，并说它治疗老年人心血管疾病有奇效，每天吃4片，连续吃一年，价格要4000元人民币。据说它是利用了航天生物技术，项目负责人是北京航天生物技术有限公司技术总监谢申猛博士。现在假的东西太多。如果真有那么神奇，为什么医院不用它呢？"

我也了解到，该保健品的厂商与各地老年人组织合作，在搞一项"天曲心脑健康工程——百万免费大赠送"的活动，据说是为了"感谢全国人民对航天事业的关心和支持"，凡是心血管等疾病的患者都可以去指定的时间和地点免费领取价值40元的"天曲益脂康片"一盒。

在把老年人吸引去参加活动后，推销人员又会用特制的"电脑仪器"免费为老年人测脉搏，能奇妙地测出"心搏指数"、"心输指数"、"外周阻力"、"血管弹性"、"还原全血黏度"等等项目，检测结果精确到小数点后三位。即使那些在正规医院检测中很正常的人，也会被告知心脑血管有疾病，然后向其推销服用"天曲益脂康片"。

这种保健品的最大卖点，是声称它采用了"航天生物技术"，"太空酝酿新医学革命"、"心脑血管病防治在太空拓出新路"。其宣传材料称：一种对防治心脑血管疾病有独特效果的红曲菌株曾有幸搭乘"神舟一号"飞船遨游太空，经过太空洗礼后，发生了神奇的变化，经过培育，终于产生了一种前所未有的生物活性物质。这种活性物质不仅能显著抑制胆固醇等脂质合成，而且兼备了对血管及肝脏的养护作用，至此，地球上第一株防治心脑血管疾病的太空生物菌株横空出世云云。

其实，"太空育种"是一项既没有理论价值也没有实用价值的研究。现代生物学理论认为，不管诱变是什么原因引起的，是X射线、γ射线、高能粒子、宇宙射线、药物还是什么"微重力"或其他未知因素，其结果都是一样的，都是由于改变了染色体、DNA的序列或化学结构而引起的突变，而突变不管是自发的还是诱发的，都是没有方向性、随机的，绝大部分突变都是有害或无用的，只有极少数突变会符合人们的要求。因此根据现代生物学理论，看不出"太空诱变"能比在地面上用辐射、药物等常规方法进行的诱变有优势，更看不出它能比基因工程有什么优势，在国际上，只有中国还热衷于搞这种没有意义的"国际领先"。我不相信在中国市场上随处可见的"太空产品"真与"太空育种"有什么关系，而更可能实际上是在地面上培育出来的，再贴上"太空"的标签吓唬人。

因此，即使真有红曲菌株上过太空，我也不相信它真的能发生神奇的变化而产生前所未有的生物活性物质，否则的话，现代生物学的基本理论就要被推翻，其发现者应该先去拿一个诺贝尔生理学奖，再来以"太空"的名义向消费者和股民要钱。

那么这种"生物航天技术"的产品究竟是什么东西呢？它真的含有什么神奇的生物活性物质吗？"天曲牌益脂康片产品说明书"因为是要报管理部门批准的，就写得比较老实："本品是以富硒红曲米、淀粉为主要原料制成的保健食品"、"【主要原料】富硒红曲米、淀粉"、"【功效成分及含量】每100g中含：洛伐他丁$550 \sim 650$mg、硒$1700 \sim 1900 \mu$g"。每片天曲牌益脂康片的重量为0.65克，由此可知每片含洛伐他丁$3.575 \sim 4.225$毫克、硒$11 \sim 12$微克。

原来它是用富硒红曲米和淀粉做成的保健品，功效成分是洛伐他丁和硒。目前市场上还有许多"富硒"食品、保健品，对它们的性质，我前面也已分析过。要而言之，硒是人体所必须的微量元素，如果体内硒的含量偏低，心血管疾病发病率就高，但是这不等于额外补充硒就能用于防治心血管疾病，事实上，硒还是一种有毒元素，摄入过量会引起中毒。

可见硒绝不是什么神奇的生物活性物质。那么洛伐他丁又是什么东西呢？它是非常常见的一种调节血脂及抗动脉硬化药，又叫美降之、美降脂、莫维诺林等。它是美国科学家最初从曲霉中分离出来的，1987年美国食品药品管理局批准它作为处方药上市，已有20多年的历史，也并非什么"前所未有的生物活性物质"。这种药物国内许多药厂都能生产，2004年国内洛伐他汀的产量高达100多吨，其中近一半用于供应出口。

洛伐他丁在国内药店很容易买到，常见的剂量是一片含20毫克洛伐他丁，一盒12片的零售价大约是30元。号称价值40元的"天曲益脂康片"赠品一盒也是12片，但是每片仅含3、4毫克洛伐他丁。换句话说，"天曲益脂康片"是把一种常见药物降低了剂量，贴上"太空"的招牌后，以六、七倍的高价销售（硒要比洛伐他丁便宜得多，忽略不计）。如果计算原料成本，1千克洛伐他丁的零售价大约是5000元，一盒"天曲益脂康片"的生产成本不过几毛钱而已。

洛伐他丁是处方药，必须在医生的指导下服用，盲目服用有可能引起严重后果，已知它能引起肌病和肝病，并能与某些药物发生反应。孕妇、哺乳期妇女、少儿、酗酒者不能服用。1998年，美国食品药品管理局以红曲米含有天然洛伐他丁而洛伐他丁是处方药为由，禁止销售用红曲米为原料制作的保健品。也就是说，"天曲"在美国将会被禁止销售。从报纸报道可知，"天曲"在国内也多次因为虚假宣传而被地方工商部门查处，但是给予的处罚不过是罚款几千元，只要有几名消费者上当就可以弥补其损失了。显然，要真正打击保健品的虚假宣传，管理部门还需要加大处罚的力度。

磁疗真的能治病吗？

国内宣传磁疗的文章通常会说磁疗在我国可谓历史悠久，在中医学上古已有之。《神农本草经》、《本草纲目》等中医药典籍的确有用磁石治病的记载，不过那基本上是把磁石当成药物，捣碎了口服，据说能"平肝潜阳、安神镇惊、聪耳明目、纳气平喘"，治疗眩晕、目花、耳聋、耳鸣、惊悸、腰肢痹痛、阳萎、子宫不收、脱肛等多种疾病，和现在说的磁疗并不是一回事。现在很少有人还会去吃磁石了，因为知道自己没有孙悟空"饥餐铁丸，渴饮铜汁"的本领，磁石捣得再碎也是无法被人体吸收的。《本草纲目》所载的磁石药方只有一个和磁疗相近：把一小粒磁石放进耳朵里，据称能够治疗耳聋。现在即使是最狂热的磁疗提倡者，也不敢再说磁疗有这样的神效吧。

现在流行的磁疗是从西方传进来的，算得上是"西医"，但是属于西方的另类医学，被国际主流科学界公认为伪科学。磁疗的历史可以追溯到中世纪瑞士医生和炼金术士帕拉塞尔苏斯(1493—1543)，他猜测，既然磁石能够吸引铁，那么也许也能够把病从人体内吸出来。

到了18世纪，磁疗被奥地利医生麦斯麦发扬光大。他在一位患精神疾病的女孩身上放磁石，然后用磁铁棒在患者前后摆动，居然把女孩的病给治好了。他提出了一个"动物磁性"理论，认为许多疾病是由于动物磁性失调，如果能导引这股磁性，就可以治病。起初他还用磁铁来做导引，后来发现他可以用自己的"动物磁性"让几乎所有的东西（木头、纸张、水等等）都带上磁性来导引。他用这套方法——被称为"麦斯麦术"——治好了很多人，受到众多追捧，也引起了敌意。1784年，当麦斯麦在巴黎行医时，法国国王路易十六下令成立由富兰克林、拉瓦锡等人组成的委员会对此进行调查。他们通过一系列实验发现，"麦斯麦术"的疗效完全来自于病人的想象和强烈的愿望。现在看来，"麦斯麦术"其实就是一种催眠术，是利用心理暗示来治病，和磁力没有关系。

19世纪末，电的应用让人们见识了电磁的威力，磁疗获得了新生，在美国等国家开始有人推销磁疗产品，并逐渐被推广到了全世界。从那以后磁疗产品的花样越来越多，声称的疗效越来越夸张，市场也越来越大。现在全世界磁疗产品的年销售额超过了10亿美元，除了磁疗仪器、磁疗床、磁疗毯等设备，还有用来贴敷在身体各个部位的衣、帽、鞋、裤、垫、枕、项链、手镯等随身服饰，其中又以磁疗鞋垫最为流行。磁疗被认为能治疗几乎所有的常见疾病，例如高血压、脑卒中、冠心病、糖尿病、肾炎、关节炎、失眠、癌症等等，据说治疗关节疼痛的效果尤其好；并有平衡内分泌系统、改善免疫功能、抗衰老、消除疲劳、增强记忆的保健功效，"是人类理想的健康之宝"。大多数人对此深信不疑。根据美国自然科学基金会的调查，在听说过磁疗的美国人当中，有14％的人认为它非常科学，另有54％的人认为它有些科学，只有25％的人正确地认为它不科学。

所谓磁疗是试图应用磁场来治疗疾病。磁场有的是恒定的，有的是变化的。根据法拉第电磁感应定律，变化的磁场就会产生电场，电场会对神经细胞、肌肉细胞等产生影响，这种影响有好有坏，如果磁场强度过大，就很可能对健康产生不良影响。不过，市场上的磁疗产品，基本上都是靠铁磁片或通以直流电的电磁铁来产生磁场，都属于恒定磁场（或静磁场），它们不会产生电场，对身体的影响如果有的话，完全是靠磁场自身的作用。那么恒定磁场有没有可能对身体组织产生影响呢？

磁疗提倡者声称，由于血液中含有铁，能被磁石吸引，所以磁疗能够促进血液循环。磁石能吸铁似乎是顺理成章的事。但是血液中的铁并不是铁金属。铁金属之所以具有较强的磁性，是因为其中各个铁原子能相互作用，向同一个方向平行排列起来。所谓"铁磁性"现象是许许多多铁原子相互合作的结果。但是在血液中，则是一个个铁原子分别包裹在血红蛋白中，虽然每个铁原子具有磁性，但是彼此是分开的，磁性非常弱。相反的，血液中的其他成分（比如水）具有抗磁性。两者合起来，血液具有微弱的抗磁性，不仅不会被磁场吸引，还会被排斥。不过，磁疗所产生的磁场强度不强，不足以对血液产生影响。它的强度甚至难以穿透皮肤（几毫米以外就检测不到），更不可能对内脏产生影响。

其实，磁疗是否能够促进血液循环，消费者自己就很容易验证。如果磁石真的能吸引血液，那么皮肤中的血液将会向它流去，我们就会看到皮肤与磁石接触的地方发红。实际上当然是见不到这种现象的。实验表明，即使恒定磁场的强度高达1特斯拉（是市场上磁疗产品的十几、几十倍），也对人体血液循环毫无影响。退一步说，即使血液中有某种成分能受磁场的作用，也不等于说这就会对血液循环、对身体会有好处。如果磁疗真的对身体有良性作用，那么如果磁场强度过强，就像药物过量一样，就会对身体产生不良反应。然而，临床上广泛采用的核磁共振成像检查使用的磁场强度是磁疗产品的几十倍，却对身体无不良影响。

所以在理论上，我们无法为磁疗提供科学依据。如果磁疗真的具有保健、治疗效果，那就是通过一种未知的神秘机制来发挥作用的。那么磁疗真的有效吗？磁疗产品的市场如此之大，显然会有许多患者觉得它的确有疗效。有的患者还会现身说法介绍自己如何得益于磁疗。但是这在现代医学看来没有价值，因为就疗效而言，个案没有一点说服力。某个患者用了磁疗产品之后病好了，并不等于就是磁疗真的发挥了作用。它可能是自愈，许多疾病本来不吃药也可以自愈；可能是心理暗示的结果，磁疗所针对的都是慢性病，其病情受人的心理状况的影响很大；甚至可能是误诊，病人本来就没病。

要确定某种药物或疗法的疗效，必须在做了大量的临床试验、进行统计之后才能确定。随机的、双盲的、有对照的临床试验是确定疗效的最可靠的方法：把患者随机分成两组，一组使用磁疗，一组使用假磁疗，但是患者和医生都不知道某个患者被分到了哪一组（这种"双盲"状态才能既排除心理暗示对患者的作用，也能排除医生在评估疗效时的主观偏差），分组情况由第三方掌握，试验结束后再解除"盲态"，比较磁疗组和对照组的疗效，如果磁疗组的疗效显著高于对照组，才能确定磁疗的确有效。

近年来，对磁疗的效果有过一些随机的、双盲的、有对照的临床试验，主要是验证磁疗是否具有镇痛作用。大部分临床试验结果都发现磁疗无效，有个别的试验则发现磁疗的镇痛效果明显高于对照组。但是，要对磁疗进行双盲试验是非常困难的，因为根据使用的治疗设备是否能吸附金属物体，患者、医生很容易发现使用的磁疗产品是真是假，从而会影响到患者的心理状态和医生的评估，而镇痛的效果受心理状态的影响尤其大。所以，那些认为磁疗有镇痛效果的试验，也很难说那不是心理作用的结果。

总之，目前并无确凿的证据能够证明磁疗对什么疾病会有疗效，因此美国食品药品管理局没有批准任何磁疗产品用于医疗，禁止厂家宣传磁疗产品具有医疗、保健作用。有的磁疗厂家因此被罚款、起诉。

市场上还有人推销经过磁场处理的所谓"磁化水"。水具有抗磁性，在磁场作用下，水分子发生反向磁化，与磁铁不是相互吸引，而是互相排斥。但是一旦磁场消失，这些作用也马上消失，磁场不会残留在水中，水分子的性质不会发生改变。因此"磁化水"和普通水的性质不会有任何差别。宣称"磁化水"具有特殊的医疗、保健功能，是赤裸裸的骗局。

冬虫夏草的神话

2005年我去青藏高原考察，一路上看到有人手里拿着棍子在草地上拨拉，寻找着什么。问地陪，说那是在找冬虫夏草。那时候冬虫夏草的价格已经飙升到1千克上万元，刺激了许多外地人和本地人都去找冬虫夏草，给当地的植被造成严重的破坏。此后冬虫夏草的价格仍然一路飙升，按克计价，最高的时候是黄金价格的数倍。2014年冬虫夏草的价格有所下降，但散装冬虫夏草的价格每克在500元左右，仍比黄金还贵很多，更有在媒体上大作广告的所谓"极草"，每克售价高达千元。

中国人迷信补品，自然有其传统文化因素，总以为古人认为是好东西的，就一定好。不过冬虫夏草被国人消费的历史却比较短暂，被许多人奉为圣典的《本草纲目》中甚至找不到它的身影。一直到清朝乾隆年间出的《本草从新》一书，才有关于冬虫夏草的首次记载，对其功效的说法只是："保肺，益肾，止血，化痰，已劳嗽。"主要用来治咳嗽（是否真有效是另一回事），与今天冬虫夏草被当成了抗菌、抗炎、抗癌、抗疲劳、抗衰老、调节免疫等等的万能滋补品、保健品相比，显得很不上档次。

古人之所以把冬虫夏草当成灵丹妙药，是因为觉得这东西冬天是虫，夏天变草，很神奇，神奇的东西那就一定有神奇的作用。《本草从新》是这么说的："冬在土中，身活如老蚕，有毛能动。至夏则毛出土上，连身俱化为草。若不取，至冬则复化为虫。"我们今天知道这个说法是错误的。冬虫夏草一点都不神奇，不过是一种叫蝙蝠蛾的鳞翅目昆虫的幼虫身上寄生了一种真菌，而且被寄生以后幼虫是不可能再复活的。蝙蝠蛾幼虫在土里过冬，被真菌感染，真菌在幼虫身体里生长，导致幼虫死亡。当气温回升时，真菌菌丝从虫的头部长出来，冒出地面，其子座看上去像草一样。蝙蝠蛾幼虫的尸体和寄生真菌合起来，就成了中药里的"冬虫夏草"。

这种寄生现象在自然界很普遍，光是这类被称为虫草属的寄生真菌就有500多种，但是中医认为只有其中一种才真正具有神奇的功效，那一种就是冬虫夏草。但是冬虫夏草说白了，就是毛毛虫尸体再加上真菌，吃它能有什么神奇的功效？但是就有人坚信冬虫夏草含有神奇的活性成分。那么我们就来看看冬虫夏草里究竟都有什么成分。

其实冬虫夏草的成分和别的虫子、真菌没有什么区别，主要都是碳水化合物、蛋白质、脂肪、维生素、矿物质，这些东西在几乎所有的食物里都有，没什么神奇的。20世纪50年代，有人发现冬虫夏草有一种特殊的成分，其含量大约占7%，将它命名为虫草酸，认为它就是冬虫夏草的有效成分。后来发现把虫草酸的化学结构测错了，更精确的测定发现它就是甘露醇，这是非常普通、非常便宜的化工产品，1千克也就是几十元。甘露醇被广泛用于食品、药物当中，比如口香糖里就有甘露醇，治便秘的开塞露有的就用甘露醇。如果虫草酸就是冬虫夏草的有效成分，那么嚼口香糖是不是就相当于在吃冬虫夏草了？

后来有人从蛹虫草里发现了一种很微量的成分，称为虫草素，认为这才是冬虫夏草的有效成分。其实冬虫夏草里是不是真的含有虫草素还是有争议的，有人检测不出来，有人检测出来了，但含量也是极低，只占0.1%左右。虫草素也不是什么神奇的物质，它的化学名称叫3'-脱氧腺苷，有的霉菌也含有这种物质，现在也可以通过化学方法合成了。3'-脱氧腺苷能够抑制核酸的合成，所以在理论上可以抑制肿瘤的生长。有人认为，冬虫夏草能抗癌，就是因为有虫草素。的确也有不少离体和动物试验表明虫草素能够抑制肿瘤。例如，日本科研人员发现，如果给患黑素瘤的小鼠喂食虫草素，连续喂14天，肿瘤的重量减少了36%。这是不是就意味着吃冬虫夏草真的能抑制肿瘤呢？我们就来算算。那个实验的虫草素用量是每天每千克体重15毫克。就算小鼠实验的结果能够推广到人，那就意味着一个65千克体重的癌症病人每天要吃1克的虫草素，按冬虫夏草含0.1%虫草素计算，每天要吃1千克冬虫夏草，一个疗程吃14天就是吃14千克冬虫夏草，按现在的价格，要花700万元，其结果只是让肿瘤缩小了36%。这种治疗即使真的有作用，也是最昂贵而又效果甚小的癌症治疗了。就算你是亿万富翁吃得起，每天要吃1千克冬虫夏草，相当于把冬虫夏草当饭吃了，能受得了吗？

所以虫草素如果就是冬虫夏草的有效成分，由于其含量极低，靠每天吃那么点冬虫夏草，也是不会有什么作用的。虫草素既然可以人工合成了，也许以后可以直接用它，把它作为化疗药物。实际上现在也的确有类似作用的化疗药物。但是虫草素的抗癌原理是抑制核酸的合成，那么就和许多化疗药物一样，在杀死肿瘤细胞的同时，也能杀死正常细胞，对身体造成伤害。明白了这个道理，如果你真的相信吃冬虫夏草能够抗癌的话，你还敢吃它吗？

还有人认为冬虫夏草的有效成分是其多糖或别的成分。这些都只有非常初步的离体或动物试验研究结果，并不能算确证。实际上，目前也没有可靠的临床试验证明了吃冬虫夏草能够有任何保健或治疗效果。那些寻找其有效成分的研究人员（主要是中国、日本的研究人员），都是先入为主假定了冬虫夏草的确有传说中的那些功效，然后找到某种新的成分，就认为其有这些功效。所以如果我们相信这些研究结果，那么我们就得相信，冬虫夏草里发现的任何一种微量成分，都具有抗癌等神奇功效，这种研究结果本身就够神奇了。

有人觉得吃了冬虫夏草有保健作用，不过是心理作用。吃了那么贵的东西，不感到有点作用，总觉得过意不去吧。冬虫夏草如此昂贵，就难免有人造假，掺杂一些铅、汞之类的重金属进去，既不容易被发现，又能多卖很多钱。据报道，有一位落马高官的妻子被发现得了慢性重金属中毒，检验发现她平时用来滋补身体的冬虫夏草里含有重金属，怀疑是有人下毒要害她，从此得了被迫害妄想，疑神疑鬼，引发了一系列重大风波，最终导致该高官落马。其实她吃的冬虫夏草里的重金属，很可能不是有人要对她下毒，而是商贩为了增加冬虫夏草的分量加进去的，无非是要多卖钱。要不是她迷信中医狂吃冬虫夏草，不就没有后面那些事了嘛。

常见"保健品"一览

【核酸】核酸是组成基因的化学物质，但是人体内的核酸都是自我合成的，口服核酸没有营养价值和医疗价值，口服后将在消化道中被分解。服用过多有导致痛风、结石的危险。

【磁化水、频谱水、离子水、纳米水】其价值不会高于普通的水，不会有任何特殊的保健价值。

【螺旋藻】螺旋藻是一种蓝绿藻，并不含有特殊的营养成分，它所含的营养成分都能从日常饮食中更便宜地得到。没有确凿的证据表明它能治疗任何疾病。

【花粉】没有特殊的营养价值。没有确凿的证据表明它能治疗任何疾病。有导致过敏的危险。

【蜂王浆】没有特殊的营养价值。没有确凿的证据表明它能治疗任何疾病。有导致过敏的危险。

【蜂胶】一些实验表明它具有抗菌、抗病毒、抗肿瘤等作用，但是是否确有保健作用仍有待证实。能够引起皮炎和其他过敏。

【灵芝孢子粉】没有确凿证据表明它具有治疗癌症的功效。

【诺丽果汁】没有任何确凿的证据能够支持有关它的种种神奇功效。由于诺丽果汁中钾的含量非常高，因此需要低钾饮食的肾病患者不可饮用，以免血钾过高。

【鲨鱼软骨粉】传说鲨鱼不会得癌症，因此鲨鱼软骨粉被作为抗癌药物推销。事实上，鲨鱼也会得癌症。临床试验表明鲨鱼软骨粉对癌症并无疗效。

【蛋白粉】没有特殊的营养价值，其价值不会高于奶粉等其他蛋白质制品。所有的蛋白质口服后都将在消化道中被分解成氨基酸，才能被身体吸收。

【阿胶（驴皮胶）】由驴皮或猪皮熬制而成，主要成分为蛋白质，其价值不会高于其他蛋白质制品。

【过氧歧化酶（SOD）】作为一种蛋白质，口服后它将在消化道中被分解，不可能进入体内发挥作用。

【脱氢表雄甾酮（DHEA）】为肾上腺分泌的一种类固醇激素。人体临床试验未能证实它具有保健、医疗作用。在体内能转化成性激素，长期使用可能有严重副作用。

【羊胎素】主要成分为蛋白质，口服无效。注射羊胎素是否能抗衰老仍有待证实，其作用机制不明，而且有导致细菌、病毒感染、过敏等不良反应的危险。

【生长激素】为垂体分泌的激素。口服无效，必须通过注射才有作用。可用于治疗由于体内缺乏生长激素导致的侏儒症，其抗衰老的作用还有待证实。长期使用会有严重的副作用，增加了患癌症、糖尿病、高血压等疾病的风险。

【**褪黑素**（"**脑白金**"）】为松果体分泌的激素。可能具有安眠作用，被用于因时差导致的睡眠紊乱。

【**大蒜精**】大蒜在预防心血管疾病和癌症方面的作用仍有待临床试验的证实。服用过量能导致多种副作用。

【**卵磷脂**】是组成细胞膜的基本成分，参与多种生理功能。只要有细胞膜的食物就含有卵磷脂，存在于所有食物中，从日常饮食中就可以获取足够量的卵磷脂，无需额外补充。有些人认为大剂量补充卵磷脂有助于心血管、神经系统保健，这种说法并没有得到证实。

【**硒**】是人体必需元素，可能具有预防某些癌症的作用，对此未有定论。过量服用会中毒。

【**鱼油**（"**深海鱼油**"）】含欧米伽-3脂肪酸，可能能够预防心血管疾病。服用过量能导致出血。医学界建议吃鱼更好。

【**胶原蛋白**】人体自己可以合成的蛋白质。口服胶原蛋白将和其他蛋白一样被消化成氨基酸和小肽后才被人体吸收，并不能直接用于组成体内的胶原蛋白。

【**左旋肉碱**】在体内有重要的生理功能，与人体对脂肪的利用有关。但是人体自己能够合成足够的左旋肉碱。无论是理论上还是临床试验都表明口服左旋肉碱无助于减肥。

食物的真相

人类天生适宜素食吗？

　　素食者有多种类型，有的不吃红肉但是吃鱼肉、鸡蛋、奶制品，有的什么肉都不吃但吃鸡蛋、奶制品，完全的素食者则不吃任何动物来源的食物。这里说的素食指的是完全的素食。人们会由于各种原因而选择素食。最古老的原因是宗教原因，为了不杀生。最时髦的原因是出于伦理，要保护动物的权利，或是出于环保，认为肉食破坏环境。这本来是为了信仰而作出的牺牲，但是近年来一些素食者为了吸引追随者，宣扬说选择素食不仅不是一种牺牲，反而是一种赐福，因为人类天生适宜素食，素食有助于健康。真的如此吗？

　　人类的始祖大约在700万年前和黑猩猩的始祖相揖而别，走上了不同的进化道路。在所有现存动物中，黑猩猩是人类最亲的亲戚，它们的生活环境与人类的始祖相近，饮食习惯也应该相似。那么黑猩猩是素食者吗？不是。虽然黑猩猩的主要食物是植物的果实，但是它们也热衷于采食白蚁，捕食猴子等较小型的动物，以及食用自然死亡或被别的动物捕杀的动物尸体。肉食在黑猩猩的食谱中占了相当的分量，大约占了食物总能量的4%～8.5%，特别是在植物性食物较缺乏的旱季，一头成年黑猩猩每天吃的肉大约有65克。可以想象，人类的始祖也和黑猩猩一样，会通过捕猎和食腐肉摄入肉食。

　　考古和化石的证据也说明了这一点。在大约260万年前，人类的祖先开始使用石器。最初的石器就被用来切割动物尸体。在与猿人化石同时出土的其他动物骨骼化石上，可以找到用石器切割、抽取骨髓食用的痕迹。事实上，肉食在人类进化上起到了重要作用，它提供了更丰富的营养，使得大脑的增大有了可能，而且捕食动物需要有周密的安排和分工合作，也让人类行为变得更为复杂。工具的使用和捕食动物让人类得以走出非洲，走向气候更为寒冷的北方地区。和气候温暖的非洲故乡不同，北方地区的冬天植物性食物短缺，动物性食物这时候就成了这些地区人们的主要食物。对多数古人类群体来说，可能有一半以上的食物能量来自动物。通过测定生活在大约3万年前的尼安德特人化石的同位素组成，发现他们的食谱和狼、北极狐相似，几乎是纯肉食。而分析1万多年前生活在英国的古人类化石，也表明他们的食物中动物蛋白占的比例甚至高过了北极狐。直到今天，世界上残存的以捕猎–采集为生的原始部落中，大多数仍主要以动物性食物为食。

人类的身体结构和生理功能在某些方面也更适合肉食，是食物中长期存在肉食的情况下出现的适应性进化。随着人类脑容量的增大和大脑活动的增强，相应的人类消化道的容量减小了，消化道的代谢活动也减弱了，更接近于肉食动物而不是草食动物。在分子水平上，人类的生理活动也出现了适应肉食的变化。例如在嘌呤的代谢方面。嘌呤是组成核酸的物质，核酸降解后产生嘌呤，然后嘌呤在肝脏被代谢成了尿酸，随着血液送到肾脏，在那里分泌、排出体外。如果血液中尿酸的量超出了肾脏的分泌能力，尿酸有可能在关节等部位积蓄，导致痛风。这些被代谢掉的嘌呤，大约2/3是体内原有核酸降解产生的，1/3来自食物。肉类不仅含高蛋白，还含高嘌呤，那么吃肉是不是增加了痛风发作的风险呢？恰恰相反，摄入蛋白质增加了尿酸的分泌，降低了血液中尿酸的量，反而减少了痛风的风险。由嘌呤代谢成尿酸需要一种叫黄嘌呤氧化还原酶的催化，由于基因突变，人类这种酶的催化能力要比其他动物的低得多，只剩下了大约1%，这样就避免了在吃肉的同时过多地产生尿酸。

肉食也使得人类对营养素的需求发生了变化。在构成蛋白质的20种氨基酸中，有9种人类无法合成，必须从食物中摄取，称为必需氨基酸。如果吃肉，就可以轻而易举地获得足够的必需氨基酸，但是要从植物性食物中获取就比较麻烦，素食者必须食用特定的植物性食物（例如大豆）或注意食物搭配才能获得足够的必需氨基酸。牛磺酸虽不属于必需氨基酸，但它是一种有多种重要的生理功能的特殊氨基酸，基本上只存在于肉类中。草食动物体内能够自己合成牛磺酸，而像猫科动物这样的肉食动物完全失去了合成牛磺酸的能力。人类虽然有合成牛磺酸的能力，但是要比草食动物差，所以素食者体内牛磺酸的含量明显比一般人低。

完全的素食很容易导致营养不良，发生疾病。素食者最常见的疾病是贫血。这有两种可能的原因。一种是由于缺铁导致的缺铁性贫血。虽然在植物性食物中也含有铁，有的铁含量还不低，例如100克水煮菠菜的含铁量高达3.57毫克，而100克猪肉馅的含铁量只有0.88毫克。不过，植物中的铁很难被人体吸收，远不如肉食中血红素所含的铁那么好利用。另一种是由于缺乏维生素B12导致的巨红细胞性贫血。B12只存在于肉类、蛋、奶制品等动物性食物中，植物性食物没有。缺乏维生素B12还能导致神经系统的疾病。

当然，现在的素食者可以通过服用维生素制剂来避免营养不良了，这恰恰说明了素食不是一种自然的饮食方式。不管是从人类的进化，还是从人体的构造、生理来看，人都是一种杂食性动物。素食者出于信仰而折磨自己倒也罢了，要为此寻找科学依据却是经不起推敲的。过多地摄入动物性食物对健康也不利，例如动物性食物往往含有较多的饱和脂肪酸和胆固醇，增加了心血管疾病的风险。红肉中的血红素铁在消化道内有可能转化成致癌的N-亚硝基类化合物，增加患结肠癌的风险。但是因此一概排斥动物性食物是不智的。均衡的饮食，包括动物性和植物性食物的合理搭配，才是健康饮食之道。

有机食品就一定是健康食品吗？

在食品安全问题频发，人心惶惶之际，标榜"纯天然，健康，无污染"的有机食品虽然价格要比常规食品昂贵得多，却似乎更让人放心，市场越来越大。按照国家标准，有机农产品指的是在整个生产过程中，都必须按照有机农业的生产方式种植，生产过程中完全不使用化学农药、化肥、生长调节剂等化学物质。同时，还必须经过独立的有机食品认证机构全过程的质量控制和审查。但是，媒体已多次曝光过有机农产品存在着乱贴标、卖证书等多种欺诈现象。例如，中央电视台《焦点访谈》曾播出《以假充真"有机菜"》，报道山东济南一些大超市高价售卖的有机蔬菜并非有机，化学农药、化肥仍在源头使用。

假如有机农产品是严格按照有机农业的生产方式生产出来的，就一定要比常规农产品安全吗？由于有机农产品不使用化学农药，化学农药的残留要比常规农产品低得多，在这方面可以说较为安全。但是有机农业并非就完全不使用农药，只不过用的是源于细菌、植物的所谓天然农药。既然是天然的，人们就想当然地以为它们就一定是安全的。其实未必。有些天然农药已被发现具有一定的毒性。例如有机农业使用的天然杀虫剂鱼藤酮具有肝毒性，还能诱发帕金森病。另一类天然杀虫剂除虫菊酯有的具有神经毒性，它们的毒性有时比人工合成的拟除虫菊酯要高得多。有机农业通常使用铜盐作为杀真菌剂，导致有机农产品中铜的含量要比常规农产品高。如果人体摄入过量的铜，对健康有害。所以，天然的农药同样不能滥用，也存在农药残留的问题。

植物自身会分泌一些天然毒素，抵御病菌的感染和害虫、鸟的食用。这些天然植物毒素有的对人体也有毒性。在常规农业中，由于使用化学农药能有效地消灭害虫，农作物没有自己制造毒素的压力，产生的植物毒素比较少。相反地，有机农业中使用的天然农药不像化学农药那么有效，植物就不得不多分泌一些毒素来保护自己。特别是，不使用化学农药虽然有助于保护生态环境，农田中的昆虫、蜘蛛、鸟、老鼠等动物的数量增加，但是这些动物在食用农作物时，对农作物造成的伤害会刺激农作物分泌更多的毒素。有机农作物中的天然毒素含量通常要比常规农作物高10%～50%。

害虫和其他动物对农作物的伤害还会导致另一个更严重的后果，在伤口处容易滋生霉菌，而霉菌会分泌毒性更强的毒素。例如，一种叫镰刀霉的霉菌会分泌一种致命的毒素叫伏马毒素。伏马毒素是一种致癌物质，而且能够干扰人体细胞对叶酸的吸收，而孕妇如果体内缺乏叶酸，会显著地增加胎儿神经管缺陷的发生率。有机农产品由于难以控制病虫害，其伏马毒素的含量可能高于常规农产品。2003年9月，英国食品安全局抽查了市场上6种有机玉米粉产品和20种普通玉米粉产品，发现6种有机玉米粉产品的伏马毒素含量都高得离谱，是允许量的9~40倍！这6种有机食品不得不都下架。

有机农业不使用化肥，但是要使用有机肥。相当一部分的有机肥来自家禽、家畜和人的粪便。如果粪便中含有病菌、寄生虫虫卵，它们就会污染农产品，生吃农产品或没有煮熟的话，就有让食用者食物中毒或被寄生虫感染的危险。施用粪便肥料还隐藏着抗生素滥用的问题。饲养场大量地使用抗生素来预防家禽、家畜生病并刺激它们的生长，这些抗生素大部分会随着粪便排泄出体外，粪便又作为肥料施到有机农田中。粪便中的抗生素就有可能被农作物吸收。2005年美国明尼苏达大学的研究人员曾经做过实验，在施加了粪便的土壤中种植玉米、葱和卷心菜。6周后，在这些作物的叶子中检测出了金霉素。两年后，他们做了一个类似的实验，在用猪粪处理过的土壤中种植玉米、生菜和土豆。这回检测出的是磺胺甲嘧啶。磺胺甲嘧啶和金霉素都是饲养场常用的抗生素。蔬菜的生长季节可不仅仅是6周。生长的时间越长，进入作物的抗生素的量就可能越多，并扩散到作物的各个部位。尤其是像土豆、萝卜这类块茎类蔬菜，它们可食用的部分埋在土壤中生长，更容易吸收土壤中的抗生素，最终被人吃下去。

可见有机农产品的健康风险未必就比常规农产品低，其中涉及的因素甚至比常规农产品复杂，监控更麻烦，绝非就一定是"纯天然，健康，无污染"的食品。有机农业和常规农业只是生产农产品的不同方式，不管用什么方式生产出来的产品，只要达到了安全标准，就可以放心食用。但是，如果管理到位，常规农产品能达到安全标准，那么又何必花大价钱去购买昂贵的有机农产品呢？如果管理不到位，有机农产品的安全性也存在问题，更没有购买它的必要。

我为什么选择转基因食品

每过一段时间转基因食品的话题就变得异常火爆。在各种场合，我经常被问到转基因的问题，大家最关心的是它是不是安全。在我费尽口舌解释了为什么转基因食品并不可怕之后，听者往往将信将疑，然后盯着我问："你自己吃转基因食品吗？"

　　我当然吃，而且已不知不觉吃了20年。美国转基因食品开始大规模地上市是在1996年，最早推广的转基因作物正是美国人的主粮之一——玉米。现在美国市场上的玉米90%以上都是转基因的，主要是抗虫害转基因玉米。"虫子不吃的，人能吃吗？"这种中国式的疑问在美国似乎从来就没有人提出过。

　　除了玉米，大豆、甜菜、油菜等主要农作物的转基因品种也在美国大量种植。据统计，美国市场上的包装食品大约70%含有转基因成分。而且美国政府不要求转基因食品做标记，不给消费者这方面的"知情权"。所以，对长期在美国生活的人来说，根本就躲不开转基因食品，除非你只吃号称不含转基因成分的"有机食品"。我从来就不买价昂物丑的"有机食品"，当然早就不知不觉吃进了大量的转基因食品。

　　不要以为我对此感到很委屈，如果让我来选，我还是会选择吃转基因食品。中国要求对某些转基因食品做出标记，比如用转基因大豆榨的油，就要求标注"以转基因大豆为原料"。虽然在中国超市里也能见到标注"不含转基因成分"的大豆油在推销，我还是会毫不犹豫地买转基因大豆油。为什么呢？

　　第一个理由是转基因食品通常比同类非转基因食品便宜，因为其生产成本比较低、产量比较高。有人说种植转基因作物其实既不能降低成本也不能增产，如果那样的话，农民种转基因作物干什么？难道是因为热爱转基因所以赔本也要种？事实当然并非如此。由于种植抗除草剂转基因作物能大大降低消灭杂草的劳动强度，种植抗虫害转基因作物能节省80%的农药，生产成本随之下降，产量也相应地提高了。例如抗虫转基因玉米能增产5%～15%，抗虫转基因水稻能增产6%。

　　第二个理由是转基因食品比较安全。和同类作物相比，抗虫害转基因作物能大量地减少农药的使用，也就比较不用担心农药残留的问题。而且，转基因食品受到了更严格的监管，风险其实要比传统作物更低。转基因食品在上市前都按要求做过实验检测其安全性。一般是先做生化实验检测，看看转基因作物与同类作物相比，在成分方面出现了什么变化，这些变化是否有可能对人体产生危害；然后做动物试验，看看转基因食品是否会对动物的健康产生不利的影响。而用传统育种方法培育出的新品种很少被要求做这类安全检测，就稀里糊涂地上市了——它们并非就不存在安全问题，例如有的用杂交方法培育的土豆新品种，就含有高含量的毒素，会对人体造成伤害。

第三个理由是转基因食品更为环保。虽然"可能会破坏生态"常常被作为反对种植转基因作物的一大理由，但是这种可能性并没有变为现实。相反地，种植转基因作物已经实实在在地发挥了保护环境的作用，原因很简单：少洒了大量的农药。这既减轻了农药对环境的污染，又减少了用于生产、运输、喷洒农药所耗费的原料、能源和排出的废料，还保护了益虫和其他生物，减少了人畜接触杀虫剂而中毒的危险。

便宜、安全又环保，为什么不选择它呢？现在种植的转基因作物以抗虫害和抗除草剂为主，主要是让农民获益，对消费者的好处还不是那么直接。新一代的转基因作物能改变食物的营养成分，将会让消费者更切身地体会到其好处。例如，通过转基因技术，减少土豆的水分，这样炸出来的土豆片更脆；消除虾、花生、大豆中能导致过敏的蛋白质，这样原来对虾、花生、大豆过敏的人也可以放心地享受这些美味。用转基因技术让水稻制造胡萝卜素（在人体内变成维生素A），有助于消灭在亚洲地区广泛存在的维生素A缺乏症。转基因技术可提高稻米中铁元素的含量，减少以大米为主食的人群当中常见的贫血症……

这一切离我们并不遥远，有的已经在实验室里研发出来，有的本来已可以大规模种植，只不过受妖魔化转基因食品的舆论影响，一时无法推广。但是不管怎样，未来的农业必定是转基因作物的天下。不管是故意的阻挠，还是无知的恐慌，都改变不了这一趋势，只不过是妨碍了它早日造福人类而已。

如何科学地对待食品添加剂？

苏丹红事件、三聚氰胺事件、特仑苏事件……近年来一连串食品安全事件，似乎都与食品添加剂有关，引起了人们对食品添加剂的关注和担忧。从国外引进的《食品真相大揭秘》、《百年谎言》之类的"揭露"现代食品业内幕的图书，更是把所有的食品添加剂都描绘得非常恐怖，进一步引起恐慌。一些食品也乘机打起了"绝不使用防腐剂"、"不含食品添加剂"、"纯天然食品"之类的广告。不管怎样，食品添加剂已成为我们生活中不可避免的一部分，出现在大多数的食品中，我们应该如何对待它呢？

首先，我们应该把非法和合法的添加剂区别对待，不能因为非法添加剂事件而祸及合法添加剂，害怕所有的添加剂。像苏丹红、三聚氰胺这样的属于非法添加，并无哪个国家批准使用。

合法的食品添加剂也不可过量添加。合法添加剂都做过实验，经过风险评估，适量添加一般来说没有什么大的危害。但是长期食用的后果未必都已明了，仍然需要进一步的研究。有些已知有较大危害的食品添加剂，应该及时禁止使用，改用毒性小或无毒的新一代添加剂。例如胭脂红、苋菜红、赤藓红这些合成色素因为可能是致癌物，早已被美国禁止使用。又如，由于日落黄、喹啉黄、酸性红、诱惑红、柠檬黄、胭脂红这6种色素被发现能导致儿童活动过度，英国政府建议企业不要再用。但这些色素中国都还在合法使用。

合法的食品添加剂种类繁多，应该区别对待。有的添加剂属于营养素，例如维生素、矿物元素，适当地添加对身体是有益无害的。有的添加剂虽然没有营养价值，但是也很有必要，例如防腐剂。虽然防腐剂这个名称让某些人听了觉得很可怕，"不含防腐剂"成了某些食品的卖点，但是对于需要长久保存的食品，使用防腐剂是有必要的。防腐剂可以抑制微生物的活动，防止食物腐败变质，延长食品的保质期。如果不使用防腐剂，食物一旦腐败变质，微生物产生的毒素反而可能对身体健康造成更大的危害。

但是也有的添加剂并无太大的必要，例如色素。色素本身并无营养价值，也不能增加食物的味道、口感，只是用以给食品染色，让它显得艳丽好看，以吸引消费者购买。食用色素包括天然色素和合成色素。天然色素是从植物、动物、微生物中提取的色素，稳定性差，容易退色，价格较高，使用得不多。使用较多的是合成色素，大多是以煤焦油为原料制成的偶氮类染料。合成色素即使被允许当作食用色素使用，也未必就对人体无害。其中有的经动物试验发现可能是致癌物（包括胭脂红、苋菜红、赤藓红、诱惑红、日落黄），有的能加重哮喘患者的病情，有的能导致过敏，有的能引起儿童的活动过度。由于色素对人体没有任何益处，反而可能有害，应该更严格地限制其使用。

添加剂的毒性大小各不相同。例如常用的食品防腐剂包括亚硝酸钠、苯甲酸、山梨酸等，它们的毒性就很不同。亚硝酸钠一般用作肉制品和鱼制品的防腐剂和护色剂，能抑制肉毒杆菌的生长，以免肉毒杆菌毒素中毒。但是亚硝酸钠有一定的毒性，大鼠口服亚硝酸钠，半致死量大约为每千克体重180毫克（半致死量是毒理学常用指标，指能导致一半的实验对象死亡的量，越低则毒性越强。食盐的半致死量是3600毫克/千克）。在酸性和受热的条件下，亚硝酸钠能与肉中的氨基酸反应产生致癌物亚硝酸胺。苯甲酸、山梨酸能抑制霉菌、酵母菌和某些细菌的生长，它们及其盐广泛用于食品和饮料的防腐。苯甲酸的毒性较低，大鼠半致死量大约为1700毫克/千克。但饮料中的苯甲酸能与维生素C反应产生致癌物苯，特别是在受热和光照的条件下更容易反应。山梨酸的毒性最低，大鼠半致死量为7360毫克/千克。山梨酸是一种不饱和脂肪酸，在人体里迅速被分解成二氧化碳和水，目前未发现山梨酸有不良反应的报道。山梨酸比苯甲酸的毒性低、防腐效果好，可取代苯甲酸，但是因为山梨酸较贵，国内企业为了降低成本仍然在普遍使用苯甲酸。

面对国内食品添加剂使用混乱、疏于监管的局面，消费者应该自保，多掌握科学知识，理性消费。有的非法添加剂的使用，像那些用于漂白、着色的，就是为了满足消费者追求美观的心理。如果我们知道那些白净、色泽艳丽的食品很可能都是用非法添加剂处理过的或过量使用了合法添加剂，避免购买，那么这种非法添加就没了市场。消费者还应该有知情权，应要求对食品添加剂的使用做明确的标明。例如，使用了色素、香料的食品应该在成分、配料表中明确地标出其成分，而不能以"食用色素、食用香料"含糊过去，因为不同的食用色素、食用香料有不同的毒性，不能一概而论。当然，消费者还应该养成在购买加工食品时仔细察看其成分、配料表的习惯，否则标得再详细也没有用。

应不应该喝牛奶？

三聚氰胺奶粉事件和蒙牛特仑苏事件本来已让人对国内牛奶的质量几乎失去了信心，又有人干脆来个釜底抽薪，声称牛奶不管质量好坏，都是喝不得的。有人质问："人这种动物为什么要喝牛那种动物的奶？"也有人断言："牛奶是牛吃的，不是人吃的。"虽然说这话的台湾"养生专家"已因诈骗罪在台湾被判刑，但"牛奶有害论"仍然在大陆流行开去，据说提倡喝牛奶是过时观点，美国人已经不喝了。吓得一些人不敢再喝牛奶，改喝豆浆了。

提倡喝牛奶的一个主要原因是为了补钙。但是有人却说，喝牛奶不仅不能补钙，反而减钙，其证据是那些有喝牛奶习惯的国家例如美国，骨质疏松症发病率高，而没有这一习惯的国家例如中国，骨质疏松症发病率反而低。且不说把是否有喝牛奶的习惯与骨质疏松症发病率的高低简单地联系起来是站不住脚的，实际的情形很可能恰好相反：根据美国骨质疏松症基金会的估计，美国大约有1000万名骨质疏松症患者，而根据2005年"世界骨质疏松日"时中国官方发布的数据，中国大约有8800多万名骨质疏松症患者。显然，中国人的发病率要比美国人高得多。只不过因为这种疾病在中国受关注、重视的程度远远低于美国，绝大部分中国患者都未就医，因此给人以中国骨质疏松症发病率低的错觉。

调查表明这种情形可能与中国人膳食普遍缺钙有关（每日平均不到500毫克钙，低于每日1000毫克钙的推荐量）。有不少临床试验和流行病学调查都表明，通过喝牛奶来补充钙，能有效地降低骨质疏松症发病率。在这里只举几项近年来的研究结果：

2001年香港中文大学的研究人员报告说，他们对200名绝经期华人妇女做了随机对照试验，一组每天喝用50克奶粉（含800毫克钙）冲泡的牛奶，一组不喝牛奶。试验持续了2年，发现喝牛奶能有效地防止骨质丧失。2003年，马来西亚国立大学的研究人员报告了他们对200名绝经期华人妇女重复该试验的结果，结论相同。2007年，他们报告对试验对象随访的结果，发现在试验结束近两年后，牛奶组的骨质仍然比对照组强。2005年澳大利亚迪金大学研究人员报告说，他们对167名50岁以上的男子做了类似的试验，结论相同。

流行病学的调查也得出了相似的结论。2003年美国辛辛那提儿童医院医学中心报告对3251名白人女子的调查结果，发现在少儿时代喝牛奶能显著改善成年时的骨质，降低骨质疏松的风险。例如，那些少儿时期每天喝牛奶少于一杯的人，成年后骨折的风险是少儿时期每天喝牛奶一杯或以上的人的两倍。该报告作者估计有11%的女性骨质疏松骨折是由于少儿时期喝牛奶太少导致的。

还有人说，喝牛奶会增加患癌的风险。据说这是美国人研究出来的，原因是牛奶含有多种性激素和胰岛素样生长因子（IGF-1），这些物质都能诱发癌症、刺激肿瘤生长。

这种说法的理由经不起推敲。性激素、IGF-1能诱发癌症是早就知道的，但是这些成分都是人体自然分泌的，不能因为牛奶或其他食品中含有性激素、IGF-1就认为牛奶能致癌，关键是它们的含量有多高？实际上，牛奶中的性激素、IGF-1含量与人体自身的分泌量相比，微不足道，其可能影响完全可以忽略。例如，1.5升牛奶中的IGF-1含量，还不到人体每天胃肠自身分泌物中IGF-1的2%，还不到人体每天自己生产的IGF-1总量的0.1%。因此即便每天喝1.5升牛奶，即便牛奶中的IGF-1都被完整地吸收进了体内，对人体的影响也微乎其微。何况，IGF-1是一种蛋白质，在通常情况下会在消化道内被消化掉，难以完整地进入人体。

一名"国内资深乳业专家"表示，即使是进口的乳品原料，也不能完全保证没有激素残留，"比如新西兰本身就有使用激素给奶牛统一发情。"一些国家的奶农的确会使用促性腺激素释放激素（GnRH）给奶牛统一发情，但是GnRH在血液中的半衰期只有2~4分钟，很快就降解得难以检出了，所以注射的GnRH在牛奶中是没有残留的。牛奶中含有微量GnRH是奶牛自己产生的。而且GnRH是一种多肽类激素，在消化道中会被降解，喝牛奶不会让GnRH直接进入人体发挥其激素作用。

这名"国内资深乳业专家"还表示，"通常在饲养中也会使用催产素、催奶素等，那么多环节有可能用到激素，就有可能残留，而且这种残留是可以检测出来的。"催产素在血液中的半衰期也只有3分钟，也不可能在牛奶中有残余。而且催产素也是多肽类激素，同样会在消化道中被降解。

有人以为"催奶素"就是雌激素，奶农给奶牛注射雌激素催奶，因此导致奶粉中雌激素含量高。实际上，如果给奶牛注射雌激素，那将会抑制产奶。所谓催奶素应是指用来增加牛奶产量的生长激素。牛奶本身含有微量的牛生长素，注射过牛生长激素的奶牛产下的牛奶，其生长激素的含量并未明显增加。生长激素不能耐热，用巴氏消毒灭菌后牛奶中90%的生长激素会失去活性。生长激素是一种蛋白质，口服它将会在消化道内被消化掉，难以完整地进入体内，因此必须通过注射才能发挥作用，口服无效。而且，牛生长激素和人生长激素有很大的区别，即使牛生长激素进入人体，也不会发挥生长激素的作用。由于以上这些原因，可以认定牛奶中的生长激素不会对人体健康构成威胁。

有人怀疑喝牛奶能导致女婴性早熟，因为含有高量的雌激素。要检测牛奶中的雌激素含量并不难，做一个放射性免疫测试即可。如果从奶粉中检测到了雌激素，是否就是罪魁祸首呢？未必。还要看其含量多少。"天然"的牛奶本身就含有可检测出来的雌激素，不同样本的检测结果有所差异，但浓度大约都是每毫升几十皮克（1皮克等于一万亿分之一克）。即使一天喝一升牛奶（一般人不可能喝这么多），即使牛奶中的雌激素全部被人体吸收（实际上不可能），也不过几十纳克（1纳克等于十亿分之一克）。但是青春期之前的儿童身体自己制造的雌激素的量每天已达到大约10微克，是牛奶的数百倍。所以牛奶中的雌激素微不足道，不会对身体产生影响。如果奶粉中的雌激素要导致性早熟，其含量必定是远远高于"天然"的牛奶，达到微克级的。但是在养牛业正常使用的激素不可能出现这种情况，奶农、厂商也不可能往牛奶里有意添加雌激素，因为这么做对他们没有任何好处，只是增加了成本。

美国医学界的主流仍认为喝牛奶有益健康，把喝牛奶作为补钙的主要方式之一。由美国政府部门发布的《美国膳食指南》还在提倡喝牛奶。在美国经常见到有关牛奶有益健康的广告，例如，电视上长期播放一则"喝牛奶了吗？"（Got Milk?）的著名广告。

对成人来说，牛奶并非必需品，不喝也未尝不可，何况有的人患有乳糖不耐症，也不能喝牛奶，喝了容易腹泻。但是牛奶的营养价值难以被其他食品取代，比如豆浆蛋白质的品质就不如牛奶蛋白质，含钙量也只有牛奶的1/3。所以我自己是坚持每天喝牛奶的。经常有人问我："你自己在国内时喝什么牛奶？"我的回答都是：我一般只喝巴氏杀菌奶（国内称为"鲜牛奶"，需要冷藏）和原味酸奶。这是在美国生活时养成的习惯，但是也有食品安全方面的考虑。

生鲜牛奶含有大量细菌，必须经过消毒才能饮用。巴氏杀菌奶采用的是温度较低的杀菌法（例如72～76℃保温15秒），并不能杀死全部细菌，更不能杀灭细菌芽孢，所以必须冷藏，否则芽孢恢复生长繁殖就会让牛奶很快变质。保质期也比较短，短则几天，长则两周。但是巴氏杀菌奶最大限度地保存了牛奶的营养价值、口感和风味，所以被称为鲜奶。鲜奶并不是不能掺假，但是要做到以假乱真则不容易。虽然用来冒充蛋白质的三聚氰胺没有味道，但是它只能让掺假奶在蛋白质含量方面达标，为了使脂肪含量、比重等方面也达标，造假者还要掺入植物油、增稠剂等其他物质，这就会使牛奶有了异味。加入牛奶香精可以掩盖异味，但这又会使牛奶味道过于香浓——鲜奶只有淡淡的清香。所以掺假奶虽然能骗过检测仪器，却难以骗过消费者的嘴（当然，如果消费者从未喝过真正的鲜奶，则另当别论）。这可能是为什么巴氏杀菌奶在检查中还未被发现含有三聚氰胺。

美国市场上的非发酵液态奶基本上都是巴氏杀菌奶，大家日常喝的也都是这种奶。但是中国则不然。巴氏杀菌奶在中国市场上销量很少，平常大家喝的都是在美国市场上难得一见、中国产量世界第一的超高温灭菌奶。生产时将牛奶加热到135～150℃，保持4～15秒，随后进行无菌包装。其结果是细菌、芽孢都被彻底杀灭，可以在常温下保存（所以称为"常温奶"，包装写"纯牛奶"），保质期根据包装的不同可以长达一个月到几个月。牛奶经过超高温灭菌后，维生素损失较大，而且失去了牛奶特有的口感和风味，甚至因为乳糖的焦化而有焦味。为此厂家往往添加香精制造出牛奶的香味。

因此常温奶对牛奶的质量要求并不高。事实上，国产常温奶曾经大部分是所谓"复原奶"，其原料不是生鲜牛奶，而是用进口脱脂奶粉加上黄油和水勾兑出来的。虽然国家要求复原奶必须在包装上标注，但大部分产品都没有标。喝复原奶还不如自己冲奶粉喝，既省钱又避免摄入对健康不利的黄油。一旦进口奶粉大幅度涨价，复原奶无利可图，改用生鲜牛奶生产，因此导致国内奶源紧张，回收奶（过期奶）、劣质奶、掺假奶就都被用来生产常温奶，反正消费者难以辨别。

我提倡有条件的话喝巴氏奶，但是也反对为了推销巴氏奶就去妖魔化常温奶。有人为了宣传喝巴氏奶，贬低常温奶，认为巴氏奶保留了牛奶中的活性物质，而超高温消毒的常温奶只剩下"活性物质的尸体"；"巴氏奶中总乳球蛋白变性率低，常温奶的总乳球蛋白几乎完全变性，失去了营养成分"；"常温奶中的钙焦化了，喝的钙是钙的尸体，没有生命力了，喝了白喝"，等等。这些说法都缺乏生理学和化学常识。牛奶中免疫球蛋白之类的活性物质是没法被人体吸收、利用的，它们的失活对其营养价值没有影响。蛋白质的变性对其营养价值也没有影响，蛋白质煮熟了就变性了，除非吃生食，否则我们吃的都是加热变性的蛋白质，即使食物中的蛋白质没有变性，吃到了消化道也会变性、消化才能被人体吸收。至于牛奶中的钙，本来就没有生命力，加热并不会影响人体对它的吸收利用。

牛奶经超高温消毒后的确会损失一部分营养成分，这主要是某些对热敏感的维生素会被破坏。常温奶的主要营养成分与巴氏奶并无区别，而且常温奶也有其优势，例如容易保存，保存期长。如果生乳的质量不高、细菌数过多的话，常温奶反而更安全一些，毕竟，超高温消毒能完全杀灭细菌，也能破坏更多的细菌毒素。

有很多中国人患有严重的乳糖不耐症，牛奶中的乳糖会让他们消化不良、腹泻，并不适合喝鲜奶。酸奶中的乳糖被乳酸菌分解掉了，不存在这个问题。酸奶如果是用生鲜牛奶生产的，对原料的质量要求很高，否则乳酸菌无法生存。劣质奶、掺假奶是无法做出好喝的酸奶的。调味酸奶（例如果味酸奶）则掩盖了酸奶的质量，而且可能还加了香精。所以应该喝原味酸奶。如果喜欢果味酸奶，还不如买来原味酸奶自己加果粒。不过，国内的酸奶现在有很多是用复原奶做的，而且未必都标明。

牛奶作为一种食品，基本的原则是越接近生鲜，调料和加工环节越少，则对原料质量要求越高，越不容易掺假。据国内乳业人士透露，通行的做法是，最好的原奶用来生产鲜奶、酸奶，其次是奶粉、常温奶，再次是花色奶（早餐奶、花生奶、草莓奶之类），再次是乳饮料，最次是工业奶粉（用于糕点、糖果等）。

买牛奶既要避免低端产品，也要避免高端产品。牛奶的成本基本固定，利润空间小，低价、降价往往也就意味着劣质、掺假。高端产品需要密集的广告投放，广告成本占了其成本的大部分份额。高端产品宣称的种种好处，全都是骗人或不值得的。例如，所谓蛋白质含量高，其实就是添加了奶粉；所谓高钙，实际只比普通鲜牛奶高出不到10%；所谓免疫蛋白、初乳、"造骨蛋白"等等，都不具有特别的价值。

所以，喝最简单的鲜牛奶和原味酸奶最保险也最合算。至于那些已被发现生产过掺假产品、有过造假前科的品牌，说明其职业道德、经营理念或管理方面存在问题，永远不要再相信它，远离其一切产品是最保险的。

大豆是不是健康食品？

中国是大豆的故乡，我们从小就吃豆腐、豆浆、豆花、豆皮等等各种各样的豆制品。在物质匮乏，乳制品和肉类都是奢侈品的年代，大豆曾是普通中国人补充蛋白质的重要来源。但是在西方国家，人们饮食的蛋白质来源主要来自蛋、乳制品和肉类等动物性食品。例如在美国，虽然大豆产量排世界第一（中国仅排在第四），但是绝大部分都是用于做饲料和榨油，直接供人食用的很少。

从动物性食品摄入蛋白质的一大问题是，往往要同时摄入很多饱和脂肪酸，增加了患心血管疾病的风险。美国心血管疾病发病率居高不下的原因被归咎于动物脂肪摄入过多，进而归咎于动物性食品摄入过多，所以医学界就提倡美国人也把大豆制品作为膳食蛋白质的重要来源。1999年，美国食品药品管理局甚至很少见地允许厂商在豆制品上贴上"大豆蛋白质可能减少心脏病风险"、"作为低饱和脂肪酸和低胆固醇膳食的一部分，每天吃25克大豆蛋白质可能减少心脏病风险"的标识。从此大豆在美国被当成健康食品，那些追求健康的人以吃豆制品为时髦，还出现了以健康为目的完全不吃动物性食品的素食者。我在美国读书的时候，正是克林顿当总统，媒体曾大肆报道克林顿总统为了健康每天吃豆腐。tofu和kung fu一样，成了美国媒体上出现频率最高的两个来自汉语的词汇。

人们认为豆制品能够取代动物性食品，是因为认为大豆蛋白质的品质和动物蛋白质一样好。组成人体蛋白质的氨基酸有20种，其中有11种是人体可以用其他氨基酸或别的有机物合成的，不一定非要从食物中吸收，但是剩下的9种氨基酸是人体无法自己合成的，必须从食物蛋白质中吸收，称为必需氨基酸。食物蛋白质品质的好坏，就取决于其必需氨基酸含量和比例。1990年，联合国粮农组织和世界卫生组织采用一种新的方法来评价食物蛋白质的品质，称为蛋白质消化率校正氨基酸分数（PDCAAS），最高分设为1，大豆蛋白质的得分在0.9～1，与得分为1的鸡蛋蛋白、牛奶酪蛋白和乳清蛋白相当。因此很多人把大豆蛋白当成与鸡蛋蛋白、牛奶蛋白一样优质的蛋白。

而实际上大豆蛋白虽然也算得上优质蛋白，却不是最优质的。大豆蛋白的最主要缺陷是缺乏必需氨基酸甲硫氨酸（也叫蛋氨酸），其含量不仅比动物蛋白少，比谷类蛋白也少。为此，用大豆做的饲料要添加合成的甲硫氨酸，才能满足家禽家畜的生长需要（美国为此一年花费1亿美元）。供人食用的豆制品，有的也添加了甲硫氨酸强化。大豆蛋白中另一种必需氨基酸赖氨酸的含量比谷类蛋白高，本来是足以满足人的营养需求的，但是在储存和加工过程中，赖氨酸容易转化成没法被人体利用的物质，会损失掉一部分，这样大豆蛋白实际上也缺乏赖氨酸。目前美国有人在研究如何通过转基因技术来增加大豆蛋白中的甲硫氨酸和赖氨酸的含量，试图一劳永逸地让大豆蛋白更优质。另外，人体对大豆蛋白的利用率比较差，大豆蛋白消化成氨基酸被人体吸收后，很快就转化成尿素排出，用以合成体内蛋白质的效率比不上牛奶蛋白。

由于PDCAAS评价方法的缺陷，2013年联合国粮农组织建议改用一种叫可消化不可缺氨基酸分数（DIAAS）的新方法来评价蛋白质的品质。按这种方法，牛奶蛋白的得分比大豆蛋白高10%～30%，例如，大豆分离蛋白为1，浓缩乳清蛋白为1.10，乳清分离蛋白为1.25，浓缩牛奶蛋白为1.31。

在以前，人们认为大豆蛋白可取代乳清蛋白，所以婴儿配方奶粉中的蛋白质有的用的就是大豆蛋白。但是根据2001年的一篇论文，吃大豆蛋白配方的婴儿和吃乳清蛋白配方的婴儿相比，长大后健康状况有差异，前者更容易得哮喘和过敏。2008年，美国儿科协会建议，除非有特殊的医学要求（例如婴儿得了乳糖不耐症），婴儿要吃配方奶粉的话只能吃乳清蛋白配方的。其他一些国家也有类似的规定。

大豆中有一类特殊的黄色色素物质叫大豆异黄酮，被一些人认为具有多种保健功效，包括预防心血管疾病、预防癌症、延缓衰老等等，市场上还出现了以大豆异黄酮为主要成分的保健品。实际上这些保健功效都只有初步的证据，甚至有反面的证据，并未得到确证。值得注意的是，大豆异黄酮是一种植物雌激素，能够和人体内雌激素受体结合，具有微弱的雌激素活性，这有可能对男人身体状况产生影响。2008年哈佛大学公共卫生学院和医学院的调查发现，摄入豆制品较多的男人，精子数量较低。动物试验表明，摄入大豆异黄酮会影响雄性动物的性功能。甚至还有研究人员提出中国男人勃起障碍比例比美国男人高的原因是因为中国男人吃了太多的豆制品。但也有小规模的临床试验表明正常饮食中的大豆异黄酮不会让男人女性化。但是大豆异黄酮摄入过多的后果仍然是不容忽视的。2008年美国报道过一个病例，有个60岁男子出现严重的乳房肥大症，检测表明其体内雌激素含量是正常值的4倍。病因一直找不到，后来医生了解到他有每天喝3夸特（近3升）豆奶的习惯，怀疑是因为摄入大豆异黄酮过多引起的，让他不要再喝了，其体内雌激素含量才慢慢恢复正常。

　　健康饮食的原则是饮食均衡，食物多样化。即使是同一种营养素的来源也应该尽量做到多样化。把某种食物当成"健康食品"，单一化地、乃至过量地摄取它，结果只能是适得其反。

常吃大蒜能强身健体吗？

　　由于世界卫生组织被视为保健领域的国际权威，国内推销保健品的就爱打它的旗号，在网上散布"世界卫生组织推荐的保健食品"之类的虚假信息。甚至某些在媒体上很活跃的"食品专家"也这么说。在被列入世界卫生组织推荐名单的"保健食品"中，必然有大蒜。比如一个"食品专家"（朱毅）称，世界卫生组织推荐成年人为了健康每天吃大蒜，因为大蒜的抗菌、抗癌作用是不容置疑的。另一个"食品专家"（云无心）甚至开出了定量单子："世卫组织推荐：一般成年人每天吃2到5克鲜大蒜，对于健康具有积极作用。2到5克鲜蒜，大致相当于一瓣，其中含有2到5毫克大蒜素。如果接受不了鲜蒜的气味，那么0.4到1.2克大蒜粉、2到4毫克大蒜油、0.3到1克大蒜提取物，也大致相当。"

　　看到如此断然截然、详细定量的推荐，你即使平时不爱吃大蒜，也不得不每天捏着鼻子大吃特吃起来。但是这乃是"食品专家"对世界卫生组织文献有意无意的误读。世界卫生组织从来就没有推荐过为了健康每天食用新鲜大蒜。那么那个定量单子是怎么来的呢？原来，世界卫生组织的传统医学项目曾经帮助新独立国家（即前苏联）出过一部常用草药药典，里面收了大蒜，有上述那个推荐剂量。也就是说，如果要把大蒜当草药用的话，可参考这个剂量。但是这绝不意味着推荐大家为了健康每天去吃大蒜。否则，那部草药药典共收了人参等29种草药，每种草药都有推荐剂量，难道世界卫生组织是在建议为了健康每天都要把29种草药吃一遍吗？

大蒜自古以来就被当成包治百病、具有神奇魔力的灵丹妙药，东西方都是如此。到了现在，大蒜的神秘光环基本消失了，但是其保健功能的说法仍然在流传，也有不少保健品公司在推销大蒜保健品。这些说法目前主要有三个方面。第一个方面是说大蒜能抗菌。大蒜的刺激性味道来自于蒜素，这是大蒜细胞破裂时释放出来的，是大蒜保护自己不被动物吞噬和微生物侵害而进化出来的特殊物质。蒜素具有抗菌作用倒不意外，也有些体外实验证明它能抑制某些细菌的繁殖。但是在体外能抗菌不等于吃了它就能抗菌。例如，酒精有很好的抗菌作用，但是喝酒能够抗菌吗？不能。

所以，即便大蒜能抗菌，最有效的也只是抗口腔里的细菌。的确有一项临床试验表明含有大蒜提取物的漱口水有很好的抗菌作用，但是这样的漱口水恐怕没有人会去用它，因为它反而会让口臭加剧。有"食品专家"称，蒜素是一种"抗生素"，吃了大蒜能够消灭体内的有害细菌。蒜素进入体内后是否还能抗菌，并无证据，即使它能在体内抗菌，也不可能只特定地抗有害细菌，有益细菌也会被抗掉，而且长期服用也必然会让细菌产生抗药性。只抗有害细菌而且不产生抗药性的"抗生素"是不可能存在的。当然，每天生吃大蒜全身会发出蒜臭味，别人不敢接近，倒是可以减少被传染的机会，难道是这么抗菌的？

关于大蒜保健功能的第二种说法是说它能预防心血管疾病。有一些小型的短期临床试验表明吃大蒜在降低血脂方面有微弱的效果，但是也有较长时间的临床试验表明没有任何效果。例如2007年由斯坦福大学医学院做的随机双盲对照试验，持续了6个月，发现每天吃4克鲜蒜或等效大蒜制剂，对降低血脂并没有效果。

关于大蒜保健功能的第三种说法是它能预防某些癌症，特别是结肠直肠癌。这个说法主要是依据一些体外实验、动物试验、流行病学调查和小规模临床试验。但是也有更大规模的研究不能支持这种说法。例如根据哈佛公共卫生学院在2012年发布的报告，对76208名女性和45592名男性跟踪24年的研究结果表明，吃大蒜与结肠直肠癌发病率之间不存在相关性。同一年，美国癌症学会流行病研究项目也发布报告，对42824名男性和56876名女性跟踪7年的研究结果表明，每天吃大蒜能稍稍降低女性患结肠直肠癌的风险（降低5%），却稍稍增加男性患结肠直肠癌的风险（增加4%）。

总之，目前没能证实吃大蒜具有什么保健功能。如果有吃大蒜的嗜好，把它当作调味品吃吃，固然无妨。但是如果是把大蒜当成保健食品大吃特吃，甚至花大钱去买大蒜保健品来吃，希望恐怕是要落空的。而且吃大蒜是有副作用的，最明显的副作用当然就是令周围的人敬而远之的蒜臭味。很多人以为吃完大蒜后刷牙或嚼口香糖就可消除臭味，其实不然。大蒜里的气味物质消化后变成一种不能再消化的气味物质烯丙基甲基硫醚（AMS），被吸收进血液，输送到全身，经呼吸、汗液、尿液散发出来，要过好几个小时甚至几天才能散发完。所以吃完大蒜后不仅是口臭，呼吸和全身都会有持续的臭味。

甜蜜的谎言

什么是蜂蜜呢？这个问题似乎很简单，是蜜蜂采集花蜜酿造出来的甜味物质。蜜蜂把花蜜吸到它的第二个胃——"蜜胃"里面，在那里进行消化（让花蜜中的蔗糖大部分转化成果糖和葡萄糖），回到蜂巢吐出来，让水分蒸发、浓缩，这样，原来很稀的（含水分大约80%）、容易腐败的花蜜就转变成了很浓的（水分少于20%）、可长期保存的蜂蜜。那么，如果我们用人工的方法，制造出一种成分与蜂蜜一模一样的东西，能不能也说它是蜂蜜呢？在回答这个问题之前，我们首先需要知道蜂蜜的化学成分，看里面有没有什么特别的东西。

其实蜂蜜并不神秘，基本上就是高度浓缩的糖。蜂蜜除了水分，剩下的几乎都是各种各样的糖。蜂蜜的成分会有变化，但大同小异，一次典型的测量结果是这样的：水占17.1%，糖占82.1%，蛋白质占0.3%，其他成分不到1%。其他的成分包括有机酸、矿物质、芳香物质、色素等，它们虽然很少，但是决定了不同种类的蜂蜜的色泽、香味、口味的差异。

糖类包括多糖（例如淀粉、纤维素）、低聚糖（例如蔗糖、麦芽糖）和单糖。蜂蜜中的糖主要是两种单糖：果糖和葡萄糖，它们的含量差不多，果糖略多一些（果糖占大约38%，葡萄糖占大约31%）。其他的糖类在蜂蜜中很少。

我们的消化道只能吸收单糖。食物中的糖被消化后，最终都变成了单糖才被吸收进人体。我们平时吃的蔗糖是一种二糖。一分子的蔗糖消化、分解后变成一分子的果糖和一分子的葡萄糖。给蔗糖加上强酸或强碱，也能把它分解成果糖和葡萄糖，再加上苯乙酸酯等"蜂蜜香精"，几乎就和蜂蜜一样了。这样做成的假蜂蜜成本比较高。还有更便宜的制造假蜂蜜的办法。玉米、大米中的淀粉分解变成葡萄糖，其中一部分葡萄糖再经葡萄糖异构酶的异构作用，形成果糖。这样获得的产物同时含有果糖和葡萄糖，所以把它叫作果葡糖浆（又叫高果糖浆）。最常见的果葡糖浆含55%果糖、42%葡萄糖，两者比例很接近蜂蜜，色泽、香味也接近蜂蜜，加上蜂蜜香精、色素、增稠剂，几可乱真，完全能够做到符合国家蜂蜜标准，通过检测成为合格的蜂蜜产品。市场上的假蜂蜜主要就是用果葡糖浆做的，它的成本只有蜂蜜的1/10。

市场上卖的蜂蜜大部分是这种假蜂蜜或在真蜂蜜中掺了假。有一则报道称，中国原蜜产量每年仅20多万吨，而且还要出口，而市场上每年卖出的蜂蜜有80多万吨。据此估计，市场上假蜂蜜占了7成以上。假蜂蜜泛滥的问题最近引起了媒体的关注。有专家接受记者采访称："蜂蜜之所以会对人的身体有好处，有一个很重要的原因，就是蜂蜜是一种单糖，因而更容易被人体吸收，这也是国家标准中不允许在蜂蜜产品中添加糖类和代糖类物质的原因所在。而这些蜂蜜添加用陈米熬制的'果糖'，价钱是低了，但营养价值直线下降，甚至还可能对消费者的身体造成不良的影响。""被黑心业者这么一搞，蜂蜜的营养价值不但没了，还可能让消费者越吃越胖。"

只要有生物化学常识，就可以知道这些在全国性媒体上广为传播的专家说法纯属无稽之谈。用来假冒蜂蜜的"果糖"（即果葡糖浆）同样也是单糖，和蜂蜜中的单糖成分是一样的，它们的营养价值不会不同，对身体可能造成的不良影响也不会有差别，例如都可能让消费者越吃越胖。

不仅果葡糖浆的营养价值与蜂蜜一样，蔗糖、淀粉等其他糖类的营养价值也和蜂蜜一样，因为所有的糖类最终都会被消化成葡萄糖和果糖被人体吸收，也就是说，它们在消化道里实际上都变成了"蜂蜜"。有人说，蜂蜜是单糖，能不经消化就被人体吸收，不是更好吗？且不说其他食物中也有能直接被吸收的单糖（例如水果中的果糖），即使是需要消化才能吸收的糖类也并不因此就更不好，因为一个正常人消化糖类不会有问题，如果有问题就糟糕了，饭也没法吃了，必须靠输葡萄糖生存了。

蜂蜜和其他糖类一样，主要就是给身体提供能量，并没有特殊的营养价值。有人也许会说，蜂蜜除了糖，不是还有其他成分吗？它们就没有营养价值？这些其他成分，例如蛋白质、维生素和矿物质，不能说没有营养价值，但是它们在蜂蜜中的含量太少，可以忽略不计。有专家称，蜂蜜中的蛋白质是某种特殊功能的酶，对人体有保健作用。即便蜂蜜中真含有这种酶，且不说它的含量极低，作为蛋白质它也会在消化道中被消化掉，而不会直接进入人体发挥作用。所以，有关蜂蜜的养生、保健作用的种种说法，不管是传统所说的"益气补中"、"清热解毒"，还是今人说的改善睡眠、醒酒、提高免疫力、保肝、促进儿童生长发育、促进长寿等等，都没有任何科学依据，否则吃糖也能起到相同的效果。

用低成本的果葡糖浆假冒蜂蜜，是一种欺骗行为，当然应该谴责、惩处。但是这并不意味着它会害人。只要真实标明成分，生产质量有保障，不乱添加东西，人造蜂蜜就是很好的蜂蜜替代品，甚至比天然蜂蜜的健康风险更低。蜜蜂如果从某些有毒植物采集花蜜，就可能让毒素污染了蜂蜜。蜂蜜还经常被肉毒杆菌的孢子污染。孢子会被消化道消化，一般对人无害。但是婴儿的消化系统还不健全，肉毒杆菌孢子就有可能在婴儿消化道中繁殖，导致肉毒中毒，甚至引起死亡。所以一岁以下的婴儿不能吃蜂蜜，但吃果葡糖浆没有问题。天然的东西未必就比人造的好，也未必就比人造的安全。

物以稀为奇

"燕窝、雪蛤膏同炖：美化肌肤的功效最为明显。"网上某部"百科"收集的一个食疗配方如是说。在古代，燕窝和雪蛤膏都被认为是"滋阴润肺"的补品，据说对治疗"肺痨咳血"有奇效。燕窝被称为"圣药"，雪蛤膏又叫蛤蟆油，比燕窝低档，像林黛玉那样的贵族小姐是不屑吃的，她每天早上吃的是冰糖燕窝粥。虽然吃了无数"调理虚损劳疾之圣药"，林小姐还是年纪轻轻魂归离恨天。

肺痨也就是肺结核，在抗生素发明之前是不治之症，不管流传着多少"验方"。现在得了肺结核很少有人敢不用抗生素而仰仗"滋阴润肺"的补品了，于是燕窝、雪蛤膏在今天就演变成了美容的圣品，轻信它们在这方面的效果毕竟不至于要命。燕窝、雪蛤膏的产地一南一北，都是很怪的东西。燕窝产于我国南海诸岛及东南亚各国，是雨燕科金丝燕及同属鸟类筑在海岛的悬崖绝壁上的窝巢，主要成分是凝固的唾液，掺杂一些海藻、羽绒的杂质。它的珍贵在于攀岩采燕窝极为艰苦，而且危险。雪蛤膏是中国林蛙长白山亚种的输卵管的干制品。长白山的林蛙据说冬天潜入到雪地下或冰川河底冬眠长达5个月之久，有特别顽强的生命力，所以就被认为有了其他亚种的中国林蛙所不具有的神奇之处。

对古人来说，一个东西只要极为难得，或极为独特，就成了它具有奇妙功效的证明。但对有了化学的今人来说，则还想知道它究竟有什么奇特的化学成分。要测定一种食品的主要化学成分并不难。燕窝和雪蛤膏的化学成分都有人测过。宣扬燕窝价值的文章称，"现代医学研究发现，燕窝主要成分有：水溶性蛋白质，碳水化合物，钙、磷、铁、钠、钾等微量元素及对促进人体活力起重要作用的氨基酸（赖氨酸、胱氨酸和精氨酸）。"而对雪蛤膏的说法则是："雪蛤全身是宝，经现代科学分析测定，雪蛤膏的主要成分为：含量高达51.1%～52.6%的蛋白质（雪蛤油蛋白质含量高达约56%）、4%的脂肪、4.7%的矿物质，并含有人体所需的18种氨基酸、蛙醇（胆醇）、不饱和脂肪酸（亚油酸、亚麻酸等）、核酸、磷脂化合物、多种维生素（A、B、C、D、E等）和钾、钙、铁、磷、镁、锰、硒等13种微量元素。"

从这些成分看不出燕窝、雪蛤膏有任何神奇之处。蛋白质、碳水化合物、不饱和脂肪酸、维生素、微量元素固然是人体必需的营养素，但是许多日常食物中也都有，比如鸡蛋就含有品质最好的蛋白质、人体所需的全部氨基酸、碳水化合物、脂肪酸、十几种维生素和十几种矿物质（钙、铁、镁、磷、钾、钠、锌、铜、锰、氟、硒等）。燕窝、雪蛤膏所含有的，鸡蛋也都有，而且品质更好、含量更高，那么鸡蛋岂不也应该有比它们更神奇的功效？所以，靠罗列营养成分，用"必需氨基酸"之类的术语来证明某种食物的功效，只能蒙蔽没有基本的营养学知识的人。

有的推销手段要高明一些，试图为燕窝、雪蛤膏找出特殊物质。有"专家"说，雪蛤膏之所以能"补肾益精、润肺养阴、壮阳健体"，是因为它含有少量有益人体的性激素。这也并不特殊。许多食物都含有少量的性激素，例如牛奶。人体自己就能制造大量的性激素，食物中的少量性激素不会对人体有什么益处（多了反而有害）。如果摄入少量的性激素对人体真有什么神奇效果的话，哪里用得着吃贵重的补品，何不掰点避孕药吃？

还有"专家"说，燕窝含有大量的生物活性蛋白分子，更有"专家"说，这种生物活性物质就是"一种非常重要的多肽类激素——表皮生长因子"，它"被誉为美容基因"，"它能影响人体皮肤的细腻和老化，能启动衰老皮肤的细胞，使皮肤变得光滑而有弹性"。但是这些"专家"忘了基本的生物化学常识。即使表皮生长因子在人体内真有这些功能，来自食物中的表皮生长因子也无法被人体利用。作为一种"生物活性蛋白分子"或"多肽类激素"，被煮熟后就失去了活性，而且在消化道中将被分解成氨基酸才能被吸收进人体。何况，如果表皮生长因子真有此等奇效，并不难证明，现在完全可以用遗传工程的方法进行生产，再注射到人体。

可能有人会说，也许燕窝、雪蛤膏中含有某种未知的神奇物质呢。这种未知的可能性当然永远无法排除。但是这种神奇物质如果存在的话，含量必然极其轻微。燕窝、雪蛤膏的每次用量不过几克，其中的未知神奇物质的含量更是少得可以忽略不计了，否则这该是多么强大的物质啊？

当然，如果燕窝、雪蛤膏并无什么神奇功效，我们也就不必费心去寻找其中有什么神奇物质。我们有什么理由相信燕窝、雪蛤膏有奇效呢？许多人马上就会以"千百年来的经验"作为理由。但是经验有时有效，更多时候却是以讹传讹。千百年来使用燕窝、雪蛤膏治疗"肺痨咳血"的经验现在已无人相信，又何必相信它们的美容奇效？

有人声称，港台地区许多当红的影视明星护肤养颜、永葆青春的秘密就是吃燕窝。影视明星卸妆后的真面目本来就少有人知道，她们永葆青春的秘密恐怕更多地是靠化妆和整容，而不是靠吃什么神奇食品。有人有切身体验，认为吃了燕窝、雪蛤膏后的确皮肤变好了，这大概得归功于心理因素的作用。如果没有心理因素的强大作用，这些昂贵、稀奇的护肤美容"圣品"也就不会有如此庞大的市场。

有害无益的"美味"鱼翅

2009年的春节晚会赵本山的小品《不差钱》有一段点菜对白：

"毕福剑：鱼翅更不要点。"

"赵本山：有也别吃了，我吃鱼翅有一次卡住了，最后到医院用镊子拿出来了。”

这段对白当然是为了让人笑话赵本山扮演的人物不仅没有吃过鱼翅，也不知道鱼翅为何物，把鱼翅当鱼刺了。鱼翅是鲨鱼鳍中的细丝状软骨，是卡不住喉咙的。而毕福剑自是见多识广，不看菜单也知道鱼翅是上面最贵的菜。

中国人把鱼翅当成贵重美味的历史并不长，大约从明代开始。李时珍的《本草纲目》称鲨鱼“腹下有翅，味并肥美，南人珍之”，可知当时还只是南方人珍重鱼翅。同时期成书的小说《金瓶梅》，虽然写的是宋代的故事，反映的却是明代的生活，里面讲到西门庆到东京为蔡太师拜寿，翟管家摆筵席为西门庆洗尘，“九十样大菜，几十样小菜，都是珍馐美味，燕窝鱼翅，绝好下饭”，可知此时鱼翅已成珍馐美味的典型了。到清代时鱼翅更成了南北方盛大筵席必备的最名贵的佳肴，号称“无翅不成席”，干脆把豪华筵席称为“鱼翅席”。清末时中国鱼翅的美名传到了国外。野史记载，李鸿章的大哥李瀚章当两广总督时宴请外国人，按惯例设西餐席，却引起某位外宾的不满，当场就说：“这次本来是希望尝一尝贵国的烧烤、鱼翅美味的。”

也可见从前如果不赴豪门筵席，就很难吃到鱼翅。不像现在，稍微高档一点的餐馆就卖鱼翅，据报载，最便宜的鱼翅一盅只卖几十元，一般人也都可以尝个新鲜。这显然是由于现代捕鱼技术的发达导致有充足的鱼翅货源，也给鲨鱼的生存带来了灭顶之灾。因为鲨鱼肉价值很低，渔民捕捉到鲨鱼后，只割下鲨鱼的鳍部分而舍去鲨鱼肉，把鲨鱼身体抛回海里以便留下船上空间存放鱼翅，使渔民能捕杀更多的鲨鱼。这些没有鱼鳍的鲨鱼在海里无法游动，要么窒息而死，要么成为其他鲨鱼或别的动物的食物。自2000年起美国禁止这种割鱼翅的捕鱼方式。2001年8月，美国海岸警卫队在圣地亚哥附近扣押一艘捕杀鲨鱼的渔轮，发现船上并无鲨鱼尸体，只有32吨鱼翅，相当于有2万多条鲨鱼被杀。供应鱼翅市场需求是捕杀鲨鱼的主要原因。联合国曾估计每年有1000万条鲨鱼被捕杀。实际情形可能比这严重得多。据2006年英国伦敦帝国学院的一项研究，每年有3800万条鲨鱼因为鱼翅市场的需要而被捕杀。而且鱼翅市场在不断扩大，据估计每年增长5％。

其实鱼翅本身并没有什么味道，还略带腥味，鱼翅汤的美味主要来自它的配料，用火腿、老鸡等真正的美味熬出来的。因此鱼翅很容易假冒，市场上有用明胶、海藻酸钠、氯化钙等材料仿造的假鱼翅，据说品质与复水后的真鱼翅非常相似，吃不出区别。可见鱼翅并非不可替代的美味。

但鱼翅被推崇的原因还与中国的养生文化有关，它被当成了上等的滋补品。中医认为鱼翅能"益气、补虚、开胃"，现代美食家则说"鱼翅有极为丰富的营养"、"富含胶原蛋白，有预防骨骼老化、防癌抗癌、滋养肌肤、延年益寿等功效"。其实从营养学的角度看，鱼翅并不具有特殊的营养价值。鱼翅的主要成分是胶原蛋白，这是一种蛋白质。蛋白质即使有某种神奇的功效，吃它也不能让它直接进入人体发挥作用，而是会在胃肠中被消化成氨基酸，再被人体吸收。所以不管吃的是什么蛋白质，结局都一样，都是消化成了组成蛋白质的氨基酸。组成蛋白质的氨基酸共有20种。有的蛋白质（例如鸡蛋、牛奶、肉类的蛋白质）含有全部20种氨基酸，叫作完全蛋白质，营养价值较高；而有的蛋白质（例如植物蛋白）则是不完全蛋白质，缺某种氨基酸，营养价值较差。胶原蛋白缺少色氨酸和半胱氨酸，是不完全蛋白质，因此鱼翅的营养价值并不高，还比不上含有完全蛋白质的鱼肉。

近年来从国外又传进来了一种说法，说是鲨鱼不会得癌症，这是由于鲨鱼的软骨中含有特殊的"鲨鱼软骨素"能够防癌抗癌。市场上出现了用鲨鱼软骨制造的保健品，而同样属于鲨鱼软骨的鱼翅也跟着沾光，成为一些人吃鱼翅的借口。其实说鲨鱼不会得癌症纯属误传。2000年，美国约翰斯·霍普金斯大学和乔治·华盛顿大学医学中心的科学家报道，他们从文献中找到40多例鲨鱼及其近亲得癌症、肿瘤的报告，其中3例还是软骨瘤。在1983年的确有研究表明在鲨鱼软骨中含有一种物质能够抑制肿瘤血管的形成。但是这并不等于说口服它就会有效果。几项临床试验表明，口服鲨鱼软骨提取物对治疗癌症是无效的。

因此，不论是从营养的角度还是从保健的角度，吃鱼翅都没有益处，相反地，吃鱼翅反而对健康有害。鱼翅中水银和其他重金属的含量都比其他鱼类高很多。这是因为工业废水不断地排入海洋，使得海水中重金属含量较高，并进入海洋生物体内，而鲨鱼处于海洋食物链的顶端，吞食了其他鱼类后，食物中的重金属也随之进入鲨鱼体内，积累下来，因此鲨鱼体内的重金属的含量会越来越多。2001年，对曼谷唐人街市场上的鱼翅抽查表明，10个鱼翅中有7个含有高含量的水银，最高含量为允许量的42倍。2008年对香港市场的抽查表明，10个鱼翅中有8个含有高含量水银，最高含量为允许量的4倍。烹饪并不能去除水银或其他重金属的毒性。吃了鱼翅后，水银和其他重金属进入人体，难以被排出体外，而是在体内积蓄下来，能损害中枢神经系统、肾脏、生殖系统等，导致头昏、头痛、肌肉震颤、口腔溃疡、肾脏损害、性功能减退、流产等。

吃鱼翅和吃燕窝、熊掌，以及把虎骨、犀角、熊胆等当成珍贵药材类似，都是中国传统养生、进补文化的一部分。但是也都没有科学依据。例如，燕窝是金丝燕的唾液，其成分包括蛋白质、碳水化合物、矿物质等，并不神奇。虎骨的成分与其他哺乳动物的骨骼不会有实质的区别，并不含有独特的活性物质。传统医学和民间之所以相信这些东西是补品、良药，一则是因为它们都是难得的东西，所以物以稀为贵，二则是因为这些动物凶猛、强壮引起的联想，以为吃了它们的身体部位就能将其神奇威力转移到自己身上，类似感应巫术。这其实是一种迷信。对于传统文化中有害无益的迷信部分，没有必要继承，更不应该发扬。国人对虎骨、犀角的迷信导致虎、犀牛濒临灭绝，虎骨、犀角也被国家禁止入药。国人对鱼翅的热衷也在严重威胁着全世界鲨鱼的生存。要禁止吃鱼翅并不现实，但是为了保护生态系统，也为了保护自己的身体健康，应该自觉拒吃鱼翅，并把请人吃鱼翅视为类似于请人吃毒药的不道德行为，而不是盛情款待的体现。

食物的真相

胎盘的神奇与迷信

一个新生命从受精卵开始，经过6天的分裂后，在第7～8天着床到子宫壁上。从那一天开始一直到分娩成为新生儿之前的9个月内，这个新生命是母亲的寄生虫，需要从母亲体内汲取营养，并向母亲体内排出废物。在胚胎的早期，还只是一小团没有分化的细胞，需要的营养很少，相应地排出的废物也少，胚胎只是从其附着的子宫内膜经由渗透直接获得氧气和营养素，而二氧化碳和在新陈代谢过程中产生的废物则直接扔进子宫腔内。

但是随着胚胎的生长，靠渗透已很难把养料送到所有的细胞，这时就需要建立起一套输送管道，也就是循环系统。到受精后第22天，一个基本的循环系统已经在胚胎中建立起来。但是胚胎或胎儿中的血管不能简单地和母亲的血管连接在一起，必须有一个屏障防止胎儿的血液与母亲的血液混合。这个屏障就是胎盘。即使在胎盘中，胎血和母血也是不混合的。偶尔会有一点胎血进入母亲的血液循环中，引发免疫反应，会对母亲以后的怀孕产生不良影响。

胎盘的主要功能是在母亲和胎儿之间有选择地交换物质。胎盘并不是一个简单的过滤器，本身也很复杂。来自母亲的物质有的完好无损地透过胎盘进入胎儿。有的物质（例如氧气和葡萄糖）被胎盘消耗掉了一部分，剩下的部分再送给胎儿。有的物质被胎盘代谢成了别的物质，再送给胎儿。还有的物质则被胎盘完全挡住，不准它们进入胎儿。

氧气是靠渗透作用从母血穿过胎盘送给胎血的，它是从母亲的静脉血来的，含氧量本来就低，为了让渗透作用能够发生，胎血中的含氧量必须一直更低。这么低的含氧量怎么能够保证胎儿的需求呢？这就要靠增加胎血中的血球蛋白携带氧气的能力，比成人血球蛋白强得多；同时胎血中血球蛋白的浓度也高得多，比成人高了大约50%。氧气代谢后产生二氧化碳。胎血中的二氧化碳量一直比母血的高，这样二氧化碳也能靠渗透作用从胎血输送给母血，最终从母亲的肺部排出体外。

有的物质（例如葡萄糖）虽然也能靠渗透作用从母血送给胎血，但是效率太低，在胎盘中有特殊的运输工具（载体）帮助运输。还有的物质是不能靠渗透作用来输送的，例如氨基酸。胎血中的氨基酸浓度要比母血的高，母血中的氨基酸是不可能自发地交给胎儿的，需要有载体把氨基酸送过去。在胎儿中已知至少有10种氨基酸载体执行这种功能。但是氨基酸有20种，所以有的氨基酸在经过胎盘时被改造成别的氨基酸。例如大部分丝氨酸都被胎盘转化成了甘氨酸再输送给胎儿。

除了控制母婴之间的物质交换，胎盘还是一个重要的内分泌器官，分泌多种激素，对胎儿和母亲的身体都有重大影响。激素分成类固醇激素和蛋白质类激素两大类。像孕酮、雌激素这些类固醇激素本来主要是卵巢和黄体分泌的，但是胎盘也大量地分泌，甚至在怀孕后即使把卵巢和黄体切除，胎盘分泌的孕酮也足以让怀孕持续下去。胎盘分泌的蛋白质类激素有一种是绒毛促性腺激素，如其名称所表明的，主要作用是促进性腺的发育。它是人体制造的第一种激素，在胚胎着床后不久就开始分泌。它只有胎盘才分泌，因此只在怀孕时才能检测到。市场上的早孕试纸检测的就是绒毛促性腺激素。胎盘分泌的另一种蛋白质类激素是胎盘催乳激素，它能刺激母亲乳腺的增长，并参与胎儿的新陈代谢。

一旦胎儿分娩，脐带切断，胎盘的使命就完成了。在分娩15～30分钟后，胎盘从子宫壁脱落，排出体外。大多数哺乳动物在分娩后都有吃掉胎盘的本能。胎盘就像肉类食物一样，含有蛋白质等营养物质，吃掉它能够补充营养。但是吃胎盘的哺乳动物也包括食草动物，它们是不需要靠吃肉来补充营养的。它们吃胎盘的目的也许是为了掩盖分娩的迹象，免得捕食者追踪而来猎捕幼崽。

如果说母亲吃胎盘曾经是一种动物本能的话，那么在绝大多数人类社会中都不再存在这种习俗，脱落胎盘被作为废物掩埋或烧毁。中国社会是少有的例外。中国传统医学给晒干的胎盘取了一个好听的名字叫紫河车，认为它是滋补上品药，中医典籍对其功效推崇备至，例如《本草纲目》说"其滋补之功极重，久服耳聪目明，须发乌黑，延年益寿"，原因是"儿孕胎中，脐系于母，胎系母脊，受母之荫，父精母血，相合而成。虽后天之形，实得先天之气，显然非他金石草木之类所比"，因为来源特殊，胜过了所有的药物。

这都是牵强附会臆想出来的。也有人想为胎盘的保健功效提供科学依据，说它含蛋白质、糖、钙、维生素等多种营养素以及多种激素。那些营养素都不是什么稀罕的东西，在各种食物中大量存在，无须靠吃胎盘来补充。胎盘中的激素在胎盘漂洗、晒干成为"紫河车"后已经没有了活性，即使还有活性，有的无法被人体利用（例如蛋白质类激素将会被消化掉），有的能被人体利用但可以通过购买药物等途径更好更方便地补充（例如类固醇激素），如果真需要补充激素的话。

所以吃胎盘其实是一种迷信，也是一种吃人肉的行为，好比把手术切下的肠子吃掉。胎盘是人体废弃物，属于医疗废物，本来是应该严禁买卖的。否则，如果允许医院出售胎盘牟利，是否也应允许他们出售手术切下的其他器官给有吃人肉癖好的人？

绿豆的神话

曾经有一段时间，绿豆在媒体上很"火"，因为一位号称"中国食疗第一人"的"养生大师"把喝绿豆汤当成了包治百病的灵丹妙药，而且不喝则已，一喝惊人，据说每天煮5斤可以防治癌症，每天煮3斤可以防治高血压，连近视都能治。又据说这些论调成了刺激绿豆价格飞涨的因素，终于引来了媒体对其身份的调查和医学专家的驳斥。

说绿豆能治癌症、高血压、近视等等当然是无稽之谈。目前没有科学证据表明绿豆能治疗任何疾病。但绿豆的神话并不是现在才有的。自从这种原产印度、巴基斯坦的豆子传入中国以来，它就被当成了神奇的药物。按传统医学的说法，绿豆具有"清热解毒"的功效。传统上被认为能清热解毒的食物、草药多的是，绿豆的神奇在于它被认为所有的毒都能解，按至今还有许多中国医学专家相信的《本草纲目》的说法，是："绿豆肉平皮寒，解金石、砒霜、草木一切诸毒。"甚至连天花也能用它来治。这是由于绿豆是绿色食品："绿豆色绿，小豆之属木者也。"（在五行学说中，绿色属木）

即使是那些出来驳斥"养生大师"的医学专家，也不忘告诉人们绿豆的确有"清热解毒"的功效，有的还给出"科学解释"：绿豆蛋白、鞣质和黄酮类化合物可与有机磷农药、汞、砷、铅化合物结合形成沉淀物，使之减少或失去毒性，并不易被胃肠道吸收。果真如此的话，许多植物也都含有蛋白、鞣质和黄酮类化合物，特别是豆类植物，这些化合物的含量与绿豆相似甚至更高，为什么不用它们解毒呢？

有人也许会说，虽然我们不知道究竟是绿豆中的什么成分能解毒，但是绿豆的确能解毒啊。那么有什么证据能够证明绿豆的确能解毒呢？文革期间有人报告说喝绿豆汤治愈了某些农药中毒的患者。那个特殊时期的报告的真实性本来就很可疑，即使是真的，这种临床经验也不足以证明疗效。疗效是必须通过严格设计的临床试验来证明的。

在现在的医院，并没有哪个医生用灌绿豆汤的办法来抢救中毒患者，大概也不会有人真的相信喝绿豆汤会是更好的解毒办法，也就使得做绿豆解毒的临床试验失去了意义。出于人道的考虑，在做临床试验之前，应该先做动物试验。但是虽然有人报告过绿豆抗肿瘤、降血脂之类的动物试验结果，却没有见到验证绿豆能否解毒的动物试验。不先做动物试验就直接做人体临床试验是不人道的，没有经过临床试验就直接用于临床治疗同样不人道。而没有任何科学证据就声称绿豆的确能解毒，甚至提供用绿豆解农药、鼠药、砒霜、煤气中毒的方子，更是草菅人命。

绿豆作为一种食物，起到的是营养作用，不应该有也不能声称它有治疗作用。绿豆的主要成分是淀粉、蛋白质、纤维素，还有一些维生素和矿物质，有一定的营养价值。它含有的类黄酮可能也有一些保健作用。比如有研究称类黄酮有抑制肿瘤形成的作用（不知"养生大师"是否是从这类新闻报道得到的启发），但是这只是初步的研究，并非定论。何况这些成分是在许多食物中，特别是豆类中都有的，没有什么特殊、奇妙的。

即使绿豆有很好的营养、保健作用，也不能长期大量地进食。豆类含有植物雌激素，能和人体内的雌激素受体结合，有高水平的雌激素活性，大量地摄入有可能使人体出现不良反应。饮食应该均衡、多样化，那才是健康之道。把大量地吃某种食物当成"养生捷径"，结果适得其反。

但是普通公众却往往追求、迷信"养生捷径"，渴望登上"健康快车"。这种养生文化历史悠久，源远流长。追根溯源，在于我们没有科学理性的传统，迷信古人、古书、"高人"、"大师"，没有怀疑、批判精神，不讲实证和理性。在这方面，那些医学专家和他们所批驳的"养生大师"并没有什么区别，不过是五十步笑百步。可怜的是被误导、受蒙骗的普通公众。在医疗保健领域，不具有专业辨别能力的群众的眼睛是不明不亮的。在这样的社会环境中，"养生"产业不愁没有市场。一个"大师"倒下去，另一个"大师"正准备取而代之。

茄子的神话

被号称"中国食疗第一人"的"养生大师"张悟本炒火的，除了绿豆，还有茄子。据说，生吃长条茄子能减肥、降血脂。他的理论是：茄子特别能吸油，炒茄子时就需要比其他蔬菜加更多的油才行。生吃茄子后，茄子进入体内，就能在胃肠里把大量的油脂吸走，所以生吃茄子一定有减肥和降血脂的作用。

这其实不是这位已被批倒批臭的"养生大师"的发明。比他更早的，一位经常在报刊上介绍传统养生秘诀的卫生部首席健康教育专家、一家大医院的微量元素研究室主任已在提倡生吃茄子，理由一样："如果茄子生着吃，或把它蒸熟了拌醋、拌蒜吃，就是健康。因为茄子有很强的吸附脂肪的功能，有降脂、降胆固醇的能力。"所以官封的"健康教育专家"和自封的"养生大师"其实也没有多大的差别。

炒茄子容易吸油，不是因为茄子中含有特殊的能吸附脂肪的物质，而是因为茄子有多孔的海绵状结构。但是，一旦茄子被嚼烂吃下去，再经消化，海绵状结构消失，也就不可能再有吸油的能力。即使它在胃肠里还能吸油，肠道同样能把这些油吸收进体内。所以说茄子能在胃肠里把大量的油脂吸走，只是一种幻想。否则的话，吃海绵岂不更能吸油，更能减肥和降血脂？

不过，由炒茄子容易吸油而推断出茄子在体内也能吸附脂肪，倒是很符合中国传统医学"以形补形"、"取象比类"的思维。只可惜，古人不知道什么血脂，也不害怕肥胖，所以这种说法在古籍中找不到依据，不然"养生大师"就可以引经据典为自己辩解了。

与绿豆不同，古人不怎么看重茄子的药用，甚至说蔬菜中就茄子没益处，吃多了还伤身体。《本草纲目》只是说茄子能"散血止痛，消肿宽肠"，收集了十几个方子，其中有的看上去还是很神的。比如有一个治疗"卵（睾丸）溃偏坠"的秘方是这样的：把双蒂茄子挂在房门上，出入的时候盯着它看，等茄子蔫了患处也蔫，茄子干了患处也干。碰都不必碰就能治病，还不够神吗？这大概是由于双蒂茄子的形状像"卵"引起的联想，与其说是医术，不如说是巫术。

吃茄子降胆固醇的说法，其实是从国外传入的，被"养生大师"赋予了中国特色的解释。理论上，多吃茄子是有可能降胆固醇的，这不是由于茄子含有什么特殊的神奇物质，而是由于茄子的纤维素含量比较高。纤维素无法被消化、吸收，它们在经过小肠时，能够和那里的胆酸结合。胆酸是在肝脏中以胆固醇为原料合成的，输送到胆囊中，再分泌到小肠中去溶解食物中的脂肪和胆固醇。纤维素把小肠中的胆酸带走，最终作为粪便的成分排出体外。这就迫使肝脏不得不再用胆固醇合成新的胆酸，这样体内的胆固醇含量就减少了。

只要吃的是纤维素，就能有相同的降低胆固醇的作用，并非只有茄子才如此。纤维素含量高的蔬菜很多，没有必要为此特地去吃茄子。国外也有人认为茄子中另有能降低胆固醇的特殊物质。例如，巴西流行把茄子去皮切碎了和橘汁搅在一起，每天早晨喝一杯，认为这能降低胆固醇达30%。但是巴西研究人员做了一个对照试验，发现每天喝这种自制饮料的人，他们体内胆固醇的含量与对照组并没有差异。

如果是为了摄入纤维素吃茄子，生吃和煮熟了吃都一样。一般人并不习惯生吃茄子，因为生茄子有苦味，这是由于茄子中含有几种茄碱。茄碱是天然的杀虫剂，也是对人体有害的毒素，摄入过多能引起中毒，甚至死亡。对一个体重60千克的人来说，摄入60毫克茄碱就可能会开始出现中毒症状（肠胃不适），105毫克可能出现急性中毒症状，180～360毫克则会是致命的。茄碱比较稳定，不溶于水，能耐比较高的温度，水煮只能破坏很少的一部分毒性，高温油炸才能有效地去除茄碱毒性。

茄子中的茄碱含量变化很大，一般不超过5毫克/100克，算下来，要吃上1千克以上的茄子才有中毒的可能。所以一般不可能由于一次吃太多茄子而中毒，但是茄碱进入人体后，会在多数器官和软组织中存储下来，每天只排出体外一点，如果顿顿、天天大吃茄子，即使每次没有达到中毒的量，也可能由于毒素在体内的累积而出现中毒。如果同时还吃其他含茄碱的食物（例如土豆），就更容易中毒了。近来各地报纸纷纷报道说某些人天天生吃茄子，结果吃出了肠炎，就是由于听信"养生大师"，又缺乏科学知识，终于让"养生"变成了"害生"。

反复烧开的水究竟能不能喝？

水被称为生命之源，它对健康的影响也就特别让人们关注。一方面，虽然卫生部规定水产品不得宣传有保健作用，但市场上仍然有各种各样的保健水在推销，而且销路不错。另一方面，又有各种关于饮水不当有害健康的传闻。其中流传最广的一个是说，已经烧开过的水如果喝不完，就要倒掉，不能再烧开了喝，如果反复烧开水，喝了会致癌，甚至会致死。就连中学化学教材都告诉学生不要喝反复烧开的水，几乎成了生活常识了。

为什么反复烧开的水不能喝呢？理由众说纷纭，归纳起来，大概有三种。一种是说水多次烧开后，水中溶解的氧气都跑光了，喝缺氧的水对健康不利。我们人类不是鱼，不靠从水中吸收氧气，而是通过呼吸吸收氧气。一个成年人在平静状态下每分钟大约呼吸16~20次，吸入氧气量大约是250毫升，等于360毫克氧。常温常压下一升水的溶氧量大约是6~10毫克，也就是说，你呼吸一次吸入的氧气量已经超过了一升水中的氧气量了，水中那点氧气对人体来说微不足道，毫无价值。

另一种说法是，因煮沸过久，水垢会溶解到水中，水中钙、镁等重金属成分浓度会增加，让水变硬，对健康不利。硬水中浓度较高的钙、镁离子，煮沸以后，生成碳酸钙、碳酸镁、氢氧化镁等不溶性物质沉淀下来，形成水垢。所以反复烧开水的结果，不仅不会溶解水垢，反而会增加水垢，不仅不会让水变得更硬，反而会让水变得更软。而且，钙、镁并不属于对人体健康有害的重金属，实际上它们是人体必需的矿物质，如果能从水中吸收钙、镁，反而对人体有益。

如果喝的是纯净水、蒸馏水、去离子水，基本上不含杂质，再怎么烧，水还是水，不会变成别的物质。但是饮用水中可能含有微量的有害物质。这些有害物质有的具有挥发性，反复地烧开反而有助于把它们去除掉。但是也有的有害物质不会挥发，例如重金属、硝酸盐。认为反复烧开的水不能喝的第三条理由就是，水反复烧开后，水蒸发掉了，不挥发的有害物质留下了，这样有害物质的浓度增加了，对人体就有害了。但是我们烧水时一般是盖着盖子的，而且烧开了就会熄火，所以蒸发掉的水很少，有害物质浓度并不会增加多少。而且，如果你把烧过的水全都喝下去的话，那么不管水烧了多少次、有害物质浓度如何，喝下去的有害物质的总量都是一样的。

高中化学认为反复烧开的水不能喝的一个理由是，煮沸多次后水中原有的硝酸盐会分解成亚硝酸盐。亚硝酸盐的毒性比硝酸盐大，过多地摄入亚硝酸盐，会破坏血红蛋白的携氧能力，导致体内缺氧；而且，亚硝酸盐是一种致癌物质，长期摄入有可能致癌。

理论上，硝酸盐受热能分解成亚硝酸盐和氧气，但是有的硝酸盐很稳定，不容易发生分解，有的则较不稳定。所以，硝酸盐能不能分解成亚硝酸盐，和硝酸盐的种类和反应条件都有关系。那么，水中的硝酸盐经过多次沸腾后能不能生成亚硝酸盐呢？这必须用实验来证明。有人把水煮沸了10次，发现硝酸盐的含量不变，也没有检测到亚硝酸盐，因此认为硝酸盐在这个条件下不会分解成亚硝酸盐。也有人更长久持续地用饮水机反复加热桶装水，发现水中亚硝酸盐的含量会逐渐增加，加热到181次后，水中亚硝酸盐离子的含量约是一开始时的约5倍。

在日常生活中，不太可能把水煮沸这么多次，只在一种情况下有可能发生：饮水机的加热一直开着，每隔20分钟左右自动加热一次。不过，饮水机用的桶装水是已经过纯化的，多次加热后产生的亚硝酸盐的量很有限。上述实验中，加热181次后，水中亚硝酸盐含量增加到3.53微克/升，超过了桶装水的卫生标准（2微克/升），但也超得不多，要引起中毒更差得远了。按亚硝酸钠计算，人要吃下大约0.2克才会出现中毒症状，这相当于喝下了几万升这种水。而且，饮水机的水是流动的，会不断地被取走饮用，亚硝酸盐的含量实际上不会像实验结果那么高的。

实际上，在日常饮食中经常会遇到亚硝酸盐。亚硝酸钠作为合法防腐剂和着色剂，被广泛用于肉制品中。即使是没有超标的肉制品，其中的亚硝酸钠含量也能达到每千克0.03克，比水中的亚硝酸盐更让人担心，如果亚硝酸盐真的那么可怕的话。长期摄入微量的亚硝酸盐会不会致癌呢？亚硝酸盐其实不是致癌物，它要跟氨基酸反应生成亚硝酸胺才是致癌物，微量的亚硝酸盐对人体是无害的。

即使是中学教材中言之凿凿的生活常识我们也不应该轻信，在日常生活中几乎不可能遇到。把水多煮沸几次并不会对身体产生什么危害。如果担心饮水机的几十次、上百次反复加热会产生过量的亚硝酸盐的话，那么也有简单的方法可以避免：不要让饮水机的加热持续开着，只在需要饮用时再打开，或者干脆直接饮用凉水（桶装水本来就可直接饮用），这样能节省能源，更环保。

你现在还敢喝饮料吗？

有一条"不要喝留放在汽车里的瓶装水"的警告在网上疯狂转发："有位朋友的母亲最近才被诊断出乳腺癌。医生告诉她：女性实在不应该喝留放在汽车里的瓶装水。热能和塑胶瓶子两者遇在一起就会产生化学物质，而那些将会导致人们罹患乳腺癌。在此提醒广大女性朋友小心并且千万不要喝留放在车子里头的瓶装水。"

这条警告实际上是从英文翻译过来的，也曾经在英文的网络上疯狂转发。这被称为"都市传说"，传说的主人公往往是"朋友的亲人"、"朋友的朋友"，有一段耸人听闻的经历，然后一本正经地告诫大家。但是称之为传说，就是因为虽然说得有鼻子有眼，却经不起推敲。科学家们虽然已经确定了有很多物质是致癌物，但是这是指这些物质能够增加致癌的风险，并不是指摄入了这些致癌物就百分之百地必定要致癌。另一方面，有很多因素能致癌。因此具体到某一个人患癌的时候，几乎无法肯定究竟是哪个因素导致了其患癌（只有在某些极端的条件下才能建立明确的因果关系，例如曾经受到强烈的核辐射）。一个合格的医生是不可能告诉患者，她患癌症是由于摄入了某种东西导致的。

瓶装水、软饮料的塑料瓶采用的材料是聚对苯二甲酸乙二酯（PET）。有研究表明，PET塑料瓶有可能会释放出己二酸二辛酯（DEHA）和邻苯二甲酸盐（DEHP）。动物试验表明DEHP是一种致癌物质。不过，这些研究有争议。DEHA和DEHP通常用来作为塑料的塑化剂，但是并不用于PET制品，PET塑料瓶检测到的DEHA和DEHP可能是外源污染。

如果PET塑料瓶中含有DEHA和DEHP的话，受热或阳光照射能不能让它们更多地释放到水中呢？2003年瑞士科学家曾做过实验，让两组PET塑料瓶装水在阳光下照射17个小时，一组在空气中照射，一组半泡在60℃的水浴中照射，然后与放在25℃阴影处的对照组做比较。结果发现，放在空气中照射的那一组水中的DEHA、DEHP的含量和对照组没有区别，照射同时加热的那一组有的水中DEHA和DEHP的含量有所增加，最高的分别达到0.046微克/升和0.71微克/升。但是这仍然远低于世界卫生组织饮用水标准中这两种物质的限量（分别是80微克/升和8微克/升）。如果长期持续地饮用这种水，根据其DEHA和DEHP的含量可以估算出，致癌的风险分别为十亿分之一点六和千万分之二点八，完全可以忽略不计。

台湾地区"毒饮料"事件非法添加的塑化剂就是DEHP。各种瓶装饮料会使用各种添加剂，增加了非法添加和造假的机会。即使是完全合法的饮料，也未必能够避免健康风险。例如果汁饮料通常会用到防腐剂苯甲酸，这是合法的添加剂，但是苯甲酸能与维生素C反应产生致癌物苯，特别是在受热和光照的条件下更容易反应。美国食品药品管理局在2005—2007年间先后做过两次市场抽查，第一次抽查59个含苯甲酸和维生素C的饮料样品，有5个苯含量超标（高于5ppb，1ppb等于十亿分之一），最高的达79.2ppb。第二次抽查43个样品，有5个超标，最高的达88.9 ppb。那么喝可乐等碳酸饮料是不是就比果汁之类的安全呢？它们也许没有致癌的风险，却有别的健康风险，例如有可能增加患骨质疏松的风险。

瓶装水又如何呢？如果喝的是瓶装矿泉水也未必安全，因为它可能含有致癌物溴酸盐。天然矿泉水中其实并不含溴酸盐，但是普遍含有溴化物。瓶装矿泉水在生产过程中，用臭氧杀菌，而臭氧会与溴化物起化学反应，生成溴酸盐。加拿大卫生部的研究表明，用臭氧消毒的瓶装水中，每升含有4.3～37.3微克的溴酸盐，平均含量为18微克。自来水中也含有溴酸盐，但含量较低，每升含有0.55～4.42微克，平均含量为1.71微克。世界卫生组织的国际癌症研究机构认定有足够的证据证明溴酸盐能使实验动物致癌，但还未有足够证据证明对人也致癌，因此将溴酸盐归为可能对人类致癌的物质。美国环境保护署、加拿大卫生部也都将溴酸盐列为可能对人类致癌的物质。世界卫生组织建议饮用水中的溴酸盐的含量每升不要超过10微克，根据动物试验的结果推算，这个数值相当于在人的一生中患癌症的风险高了不超过万分之一。

　　所以对瓶装饮料来说，最安全的是最简单的纯净水。但是长期只喝纯净水有可能导致身体对必需矿物质的摄入不足。从营养的角度说，如果是家庭日常的饮用水，最好还是喝自来水或简单过滤的水，应含一定量的钙、镁等必需矿物质，不宜太纯净。许多人以为水中的钙没法被人体吸收还会得结石，不敢喝硬的水。事实上，人体对水中的钙的吸收利用和对牛奶中的钙吸收利用一样。喝较硬的水同样能补钙，喝一升含300毫克钙的水相当于喝一杯牛奶。

　　但是即便是出厂时检验合格的自来水，也未必就是完全安全的。例如，尽管自来水出厂时水中铅的含量很低，但是流到你家里的时候，铅含量可能就变高了。这是因为自来水中的铅主要来自于自来水管道，是管道受到水的腐蚀引起的。即使是声称"无铅"的黄铜接头、水龙头实际上也含有少量的铅能泄露出来。所以应采取一些做法以尽量避免铅的摄入，例如如果某个水龙头已长时间没有用过（比如隔夜），在取饮用水之前，先让自来水冲流数秒到两分钟（时间长短取决于是否刚刚大量用过水，例如如果刚刚冲刷过马桶，那么流数秒钟可能就够了），再取饮用水。这是因为水在管中停留的时间越长，越可能受到铅污染。如果房间里有热水设备，热水应只用来洗漱，不要取热水当饮用水。这是因为热水比冷水更容易溶解铅。

　　我们应该喝什么样的饮料？从安全和营养的角度会有不同的答案，并没有一个明显的选择。

菜籽油浓香并非好事

有媒体报道称，进口的转基因菜籽油冒充国产菜籽油流入国储库，造成出库的国储菜籽油被转基因菜籽油"污染"。于是又有媒体教大家一种识别转基因菜籽油和国产菜籽油的简单方法，说是国产菜籽油有浓香，而转基因菜籽油则没有。

传统的菜籽油的确有一种特殊的气味，有的人很喜欢，炒菜非用它不可；有的人则很不喜欢这种气味，比如我从小就很排斥用菜籽油炒的菜，就是因为受不了那股味道。初到美国留学时，我见到医学机构推荐炒菜用菜籽油对健康比较有好处，那就为了健康忍忍那个味道吧，一试之下，才发现美国产的菜籽油没有味道。

这种气味其实是油菜保护自己的一种方式。油菜的细胞有的含有硫代葡萄糖苷，有的含有黑芥子酶，两者平时并不接触。当油菜受到害虫、食草动物的损害时，细胞破裂，硫代葡萄糖苷和黑芥子酶混在一起，黑芥子酶就把硫代葡萄糖苷水解为有毒的挥发性物质异硫氰酸烯丙酯，来杀死害虫、驱赶食草动物。菜籽油的独特气味就是这种有毒物质散发出来的。高浓度的异硫氰酸烯丙酯同样对人体有毒，能阻碍甲状腺对碘的吸收导致甲状腺肿大，也会对肝造成损伤。

以前美国、加拿大人是不吃菜籽油的，油菜在那里种得很少，只是榨油用作润滑油。第二次世界大战期间，北美洲需要大量的菜籽油润滑战争机器，从亚洲、欧洲进口的渠道又遭到轴心国的封锁，加拿大才开始大量地种植油菜。战后，没有那么多战争机器需要润滑了，要给油菜找新的用途。榨油后剩下的油菜籽粕含有高蛋白，是很好的饲料，可惜，牲畜也受不了那个味道，拒绝吃，吃了也对其身体有害。于是科学家们想到了培育没有气味、也就是硫代葡萄糖苷含量低（低硫苷）的油菜品种。一直到1967年，加拿大科学家才在波兰找到了一个硫苷含量很低的油菜品种。这个油菜品种的芥酸含量也很低，只有

7%～10%，而普通菜籽油的芥酸含量高达30%～60%。

　　幸好芥酸也不是什么好东西。芥酸是一种脂肪酸，被身体吸收后，分布到身体各处，可成为细胞的能源。要把脂肪酸当成能源使用，需要在线粒体内把它氧化。但是芥酸是一种长链脂肪酸，氧化的效率低。心肌细胞对芥酸的氧化效率似乎特别低。用大鼠、猪和猴子做的动物试验表明，如果膳食中含有高含量的芥酸，它们就会在心肌细胞中沉积下来。人体是不是也是这样呢？在20世纪70年代，印度国家营养研究所对此做过研究。印度不同地区的饮食习惯不一样。在加尔各答，使用的食用油主要是芥酸含量高（40%～44%）的芥子油，在马德拉斯主要用花生油和芝麻油，而在特里凡得琅则主要用椰子油。解剖发现，来自加尔各答的心脏的心肌层中，都含有高含量的芥酸（0.9%～9.9%），而来自马德拉斯和特里凡得琅的心脏的心肌层中则找不到芥酸。这表明长期摄入高芥酸饮食，会造成心肌脂肪沉积。

　　此前已有加拿大研究人员培育出了低芥酸的油菜品种，但由于这些品种的硫苷含量高，难以推广。在发现低硫苷的波兰品种后，将其与别的低芥酸品种杂交，进一步降低了芥酸的含量。在70年代早期，加拿大马尼托巴大学的两名研究人员率先培育出了低硫苷低芥酸的"双低"油菜品种，芥酸含量低到低于2%。

　　一些国家的卫生部门出于健康考虑，都对食用油中的芥酸含量作出了限制，例如美国限制芥酸含量不能高于2%，欧盟限制不能高于5%。这样，低芥酸、低硫苷的菜籽油在这些国家就取代了传统的菜籽油。没有了这两种有害身体的物质后，双低菜籽油就成为了一种相当健康的食用油，甚至比其他食用油还要健康，因为菜籽油中对身体不利的饱和脂肪酸含量低，对身体有益的欧米伽-3和欧米伽-6脂肪酸含量高，可降低心血管疾病的风险。很多医疗保健机构都推荐用菜籽油当食用油，连一向苛刻的美国食品药品管理局都允许在销售双低菜籽油时声称每天吃一勺半（19克）双低菜籽油可以降低冠心病的风险。菜籽油在北美也成了主要食用油，油菜则成了北美的主要经济作物。

　　双低菜籽油是用常规育种方式培育出来的，与转基因技术没有关系。转基因技术在90年代兴起后，也很快被应用到油菜上，主要是让油菜具有了抗除草剂的能力，能降低成本和保护环境。目前北美种植的油菜基本上都是转基因品种，它们只是在原有的双低菜籽油基础上进行了改良，同样是健康、安全的。中国从北美进口菜籽油，就只有转基因的。中国不种转基因油菜，竞争不过国外的品种，为了保护自己的油菜产业，国家规定国储库只能收购国产菜籽油。但是由于进口菜籽油比国产菜籽油便宜很多，某些商人就用进口菜籽油冒充国产菜籽油混入国储库。这属于商业欺诈行为，但和食品安全没有关系。进口的转基因菜籽油同样是安全的，由于它们都是低芥酸、低硫苷品种，甚至比有浓香的传统菜籽油更安全。有人如果担心吃到转基因菜籽油而专门找有浓香的菜籽油来吃，意味着吃的是高芥酸、高硫苷的菜籽油，反而有害健康。

食物会"相克"吗？

网上流传着张贴在一所大学食堂的"食物相克"告示牌。告示称以下食物在两个小时内不能同时食用，否则会发生中毒乃至有生命危险：螃蟹与柿子、泥鳅、茄子、香瓜或生花生。并提供吃黄泥水、藕节或柑橘皮等解毒秘方。不知为何只列出螃蟹与其他食物的"相克"，让人怀疑这个食堂是不是对螃蟹有特殊感情，怕大家多吃螃蟹。

这只是广为流传的"食物相克"名单中的一小部分。虽然现在有中医否认"食物相克"与中医有关，但在中医典籍中有很多这方面的记载。例如《本草纲目》有一节"食物禁忌"，列举了180对不能同时食用的食物，其中有些一见可知过于荒谬，已无人相信，例如"猪肉忌牛肉"。但有的至今广为流传，例如"螃蟹忌柿子"、"生葱忌蜜"。在我指出"食物相克"没有科学依据，只是一种迷信后，就有人声称听说有人吃了螃蟹和柿子、葱和蜂蜜后中毒甚至死亡的，并挑战我说敢试一试吗？

我当然敢试。事实上早就有人试过。1935年，南京民间传说香蕉和芋芳混吃导致食物相克而中毒。这引起了生物化学家郑集的兴趣，他搜集了184对"相克"的食物，从中选出14对在日常生活中比较容易遇到的组合，用老鼠、狗和猴子做实验。他本人和一名同事也试验了其中的7种组合。在食用24小时内观察实验动物和人的表情、行为、体温及粪便颜色与次数等，都很正常，没有中毒的迹象。在郑集试验的"相克"食物中，就包括螃蟹与柿子、大葱与蜂蜜。郑集碰巧是我国最长寿的科学家之一，活了110岁。

近来中国营养学会分别与兰州大学公共卫生学院、哈尔滨医科大学合作，做了更严格一些的"食物相克"实验。兰州大学的实验选了5组传说会相克的食物组合，由100名健康志愿者食用，连续吃了一周，没有发现哪一组食物会引起异常。哈尔滨医科大学的实验则另外选了12组食物组合，由30名志愿者连续吃3天，也未发现异常，只是有志愿者认为个别组合食物搭配不合理，导致口味不适合。

虽然没有对所有传说中的"食物相克"全都实验一遍，但是既然挑选出来的31组常见组合无一组存在相克现象，那么就没有理由相信剩下的不常见组合反而会相克。有人说，虽然当时吃了没事，会不会对身体造成慢性的中毒？中医典籍和民间传说的"食物相克"向来指的是吃了以后马上会出现的急性中毒甚至死人，而不是指慢性中毒。古人通过经验可以发现急性中毒，不可能发现慢性中毒。食物对身体造成的慢性损害要靠动物试验、临床试验或流行病学调查才能发现，古人没有这种能力。因此没有理由相信"食物相克"会导致慢性中毒。也有人说，"食物相克"是指不同食物混在一起吃有可能破坏食物中的营养成分。这种可能性当然存在，但与传统说的"食物相克"不是一回事，古人也不可能有这方面的认识，吃某种食物导致营养不良是不可能通过经验发现的。

但是有人仍然对"食物相克"深信不疑，认为不同的食物中的成分是可能起化学反应的。食物成分是否能起化学反应，是必须具体指出并有实验支撑的，不能想当然地泛泛而谈。有人认为"螃蟹与柿子相克"的原因是"螃蟹体内含有丰富的蛋白质，与柿子的鞣酸相结合容易沉淀，凝固成不易消化的物质，因鞣酸具有收敛作用，所以，还能抑制消化液的分泌，致使凝固物质滞留在肠道内发酵，使食者出现呕吐、腹胀、腹泻等食物中毒现象"（一家报纸的介绍）。如果这个理由能成立的话，那么柿子不仅与螃蟹相克，还与其他高蛋白食品（例如肉、蛋、牛奶）相克，甚至任何含蛋白的食品都可能与之相克，那样的话，柿子就几乎与所有食品都可能相克了，吃柿子时不能再吃别的东西了。更何况，"螃蟹与柿子相克"的说法已被实验否定，没有必要为其找借口了。

有的"食物相克"说法是近年来才出现的，例如"虾不能与维生素C（或富含维生素C的果汁）同吃"，理由是虾含有一种浓度很高的"五价砷化合物"，它本身对人体无毒害，但是维生素C会把它转化成剧毒的"三价砷"，也就是砒霜，可引起急性中毒，乃至死人。不久前有一个学生在比萨店就餐时因突发心肌炎身亡，其家属就声称是因为在店中吃虾、喝柠檬水导致中毒引起的。事实上虾所含的砷绝大部分是稳定的有机砷，无机砷的含量很低（不到4%）。按国家标准，每千克鲜虾中无机砷含量不能超过0.5毫克。即使这些无机砷能被维生素C全部还原成砒霜（不太可能），那么也要吃上106千克的虾才能达到口服砒霜致死量的下限（70毫克，含砷53毫克），还没被毒死就已经撑死了。

"食物相克"是只有在中国才有的说法，外国人从来没有这方面的观念，随便乱吃（包括流行往海鲜上浇柠檬汁），岂不早该死绝了？莫非中国人有特殊的身体，食物只克中国人？有的食物本来就有一定的毒性（例如有毒的花酿造的蜂蜜），有的食物多吃会引起消化疾病（例如柿子），食物受某些细菌污染后会引起食物中毒，古人对这些都一无所知，一旦吃了某种食物后上吐下泻、病重身亡，就会胡乱联想到是不是因为食物相克，以讹传讹。"宁可信其有不可信其无"的心理让人们不敢掉以轻心，即使有了较充分的反面证据后，仍然会找出各种借口继续迷信下去，那块"食物相克"告示牌是没有那么容易摘下来的。

菠菜炒豆腐该不该

美国系列经典动画片《大力水手》（Popeye）中最经典的一幕是：瘦小的"大力水手"卜派吃下一罐头菠菜后，就会突然变得力大无穷，轻而易举地击败坏人布鲁托。据说《大力水手》的流行也促进了菠菜的销售，美国有几个生产、加工菠菜的产地都为"大力水手"塑像，让他成为菠菜的代言人。

很少有蔬菜被如此神化。但对许多儿童来说，菠菜并不是一种受欢迎的食物，家长经常要逼迫他们吃下去。我们从小就被告知，菠菜的含铁量非常高，吃它能够补血，使身体强壮。现在又有人说，这是一场误会，是当初测定菠菜含铁量时，小数点的位置向右错移了一位，根据最新的测定结果，菠菜里的铁和其他的蔬菜差不多，甚至还不如别的蔬菜里的铁含量高。

这个错误是德国科学家凡·沃尔夫（E.von Wolf）在1870年造成的，早在1937年就被纠正了。根据美国农业部的测定结果，100克水煮菠菜的含铁量3.57毫克。这在食物中仍属于比较高的。相比之下，100克水煮大白菜的含铁量只有0.3毫克，100克猪肉馅的含铁量只有0.88毫克。不过，植物中的铁很难被人体吸收，远不如肉食中血红素所含的铁那么好利用。所以要靠吃菠菜补铁恐怕不可行。但是菠菜仍然是一种营养丰富的食物，含有多种维生素和矿物质，特别是维生素A、C、E、叶酸、镁的含量尤其高，还是值得吃的。

常见的一种吃法是菠菜炒豆腐。但有人却认为菠菜与豆腐不能一起吃，据说是由于菠菜的草酸含量很高，能与豆腐中的钙结合形成不溶性的草酸钙结晶，不能被人体吸收，从而降低了钙的吸收与利用。也有人对此不以为然，认为损失一点钙也没有什么了不起的。

那么菠菜炒豆腐究竟会损失多少钙呢？假定这道菜是用200克菠菜炒一块（约300克）硬豆腐。200克菠菜大约含1500毫克草酸，如果它们全部与钙结合，可让食物损失掉近700毫克钙。菠菜本身含有200毫克的钙，豆腐损失的钙大约是500毫克，差不多相当于2杯牛奶的含钙量。这个损失是非常大的。当然，菠菜中的草酸未必全都与钙结合，在烹饪过程中究竟生成了多少草酸钙，是需要具体测定的。但是并没有见到有人做这方面的研究。

还有人认为，菠菜炒豆腐时形成不能被人体吸收的草酸钙，不仅不是坏事，还是好事。他们的想法是，如果菠菜中的草酸进入人体，和体内的钙结合形成草酸钙，在尿液中析出，就会导致肾结石。所以菠菜炒豆腐减少了草酸的摄入，能预防肾结石。

草酸钙是肾结石的主要成分，大约80％的肾结石是草酸钙结石。但是，人体内的草酸可由肝脏合成，或由体内维生素C的降解生成，只有一部分是从食物中吸收的。来自食物的草酸对尿液中的草酸含量有多大的影响，目前还存在争议。有的研究认为尿液草酸只有10％～20％来自食物，因此减少食物中的草酸含量并不会降低形成结石的风险。有的研究则认为尿液草酸近50％来自食物，食物草酸的影响不容忽视。

但是即便是持后一观点的人，也发现在日常饮食中，食物中草酸含量的高低变化并没有带来尿液草酸含量的变化。食物草酸的含量只是影响草酸吸收的一个因素，其他因素还包括草酸的可利用率、食物中可与草酸结合的离子（钙、镁等）的含量、食物在肠道中停留的时间、大肠中能降解草酸的细菌的活性等等。在肠道溶液中，草酸钙可能很快就处于过饱和状态，大部分都结晶出来了，那么即使吃的是草酸含量很高的食物，也不会增加人体对草酸的吸收了。菠菜炒豆腐和清炒菠菜相比，究竟会对尿液草酸的含量造成多大的影响，这个影响是好是坏，也都是需要做实验证明的，但是也没有见到有人做这方面的研究。

没有具体的实验研究，只有一些理论上的简单推想，未必能反映出体内复杂的状况。然而，不管是菠菜炒豆腐的支持派，还是反对派，却都言之凿凿，俨然真理在握，其实是既没有考虑到问题的复杂性，也没有注意到有关的研究。一般人说说倒也罢了，如果以专家、专业人士的身份下断言，就误导了读者。科学的态度应该是老老实实地承认自己没有留意过有关研究，或者是留意过但发现这个问题目前还没有定论，还有待进一步研究。在研究结果出来之前，喜欢吃菠菜炒豆腐的人，但吃无妨。从现有的知识看，菠菜炒豆腐就算没有什么益处，也不至于对身体造成比清炒菠菜更大的危害。

什么水果性"寒"？

水果含有丰富的维生素、矿物质和纤维素等营养素，并含有能够降低多种慢性病风险的保健物质，因此营养学认为平时应该多吃水果。例如最新版美国膳食指南建议成年人每天吃2～2.5杯水果（1杯约等于240毫升，指把水果切块后的体积，不是指果汁）。但是也有人反对吃水果。例如风靡一时的"养生教母"马悦凌"不生病的智慧"除了耸人听闻的生吃泥鳅，还有一条"要戒除一切寒凉食物才能补气固元"，其中就包括不吃或少吃水果。在中国传统医学中，绝大多数水果的确都被归为寒凉食物："西瓜，性寒"、"苹果，性凉"、"香蕉，性寒"、"梨，性凉"、"橘，性凉"……很多人也认为水果很冷，因为他们吃了水果后会拉肚子。

很多外国人吃水果后也会拉肚子，虽然他们从来没听说过水果是寒凉食物。所以这和"吃冷饮会拉肚子"不同，不能归为受文化影响的心理作用的结果，有其物质基础。那么是什么物质使得有些人一吃水果就腹泻呢？所有的水果都含有丰富的果糖，会不会是这个特别的成分引起的呢？说来难以置信，这一点迟至1978年才由瑞典医学家首次用实验证实。

我们在中学生物课上学到，果糖是一种单糖，食物中的单糖不用经过消化，就能被小肠直接吸收到血液中。实际的情形没有那么简单。抵达小肠的果糖并不会像水那样自己跑进血液中，而是需要一个运输工具——载体——将它运进去。专门用来运载果糖的载体是小肠上皮细胞上一种称为GLUT5的蛋白质。载体的数量是有限的，如果吃下的果糖太多，GLUT5忙不过来，会出现什么情况呢？没被吸收的果糖留在肠道内，使得肠液的渗透压要比血浆的高，血浆里的水分就流失到肠道里了，肠道里的水分就比平时多。果糖到了结肠，变成了生活在那里的细菌的食物，发酵产生短链脂肪酸和大量的气体，刺激肠道蠕动，肠道里本来就多的水分更不能被充分吸收，就导致了腹泻。

果糖被细菌发酵产生的气体包括氢气，氢气被血液吸收，循环到肺部，释放出来。所以，如果我们能从呼吸中检测到氢气，就表明有果糖没有被小肠吸收。那么，让实验对象喝不同量的果糖，然后检测他们的呼吸中是否有氢气，就可以知道一个人一次最多能够吸收多少果糖。实验的结果是，正常人一次能够吸收25～50克果糖。这个量其实不少，要摄入25克果糖需要吃下大约430克苹果。

但是有很多人体内缺乏果糖载体，或果糖载体运输果糖的效率比较差，他们一次能够吸收的果糖少于25克，吃水果就很容易出现腹痛、腹泻。这种情形叫果糖吸收不良，又叫膳食果糖不耐。大约一半的人有不同程度的膳食果糖不耐症。另外还有一种遗传性果糖不耐症，非常少见，是由于肝脏内缺乏分解果糖的酶，吸收进体内的果糖无法被分解，会导致低血糖、肝病，是另一种疾病。

膳食果糖不耐症的患者并不是什么水果都不能吃，有的水果吃了会拉肚子，有的不会，这又是怎么一回事呢？原来，在小肠中还有一种载体叫GLUT2，它既能运输葡萄糖也能运输果糖。它运输果糖的效率本来很低，但是葡萄糖能够大大地提高它的运输效率。所以葡萄糖能够帮助果糖的吸收。一种水果能否导致果糖不耐，不仅与果糖的含量有关，还与果糖和葡萄糖的比例有关。葡萄糖含量高于果糖的水果，例如香蕉、橘子、柚子、菠萝、猕猴桃、草莓，不容易导致果糖不耐；而果糖含量高于葡萄糖的水果，例如苹果、梨、西瓜、哈密瓜、枣、杨桃、芒果、樱桃、荔枝、木瓜、葡萄，就容易导致果糖不耐。此外，蜂蜜以及加到加工食品中的"人造蜂蜜"（果葡糖浆）由于果糖的含量高于葡萄糖，也容易导致果糖不耐。有人觉得喝蜂蜜能"润肠""通便"，除了心理因素，可能与果糖不耐有关。

与葡萄糖相反，糖醇能够降低果糖载体的活性，不利于果糖的吸收。所以那些含有糖醇的水果，例如桃、李、杏，虽然葡萄糖含量高于果糖，也还有可能引起果糖不耐。果糖不耐症无药可医，防止果糖不耐的最好办法是避免果糖含量高和含糖醇的食品。在吃果糖含量高的食品时同时吃葡萄糖含量高的食品，有时能防止果糖不耐，但不是对每个人都管用。

可见，水果之所以被认为"寒凉"，会导致拉肚子的原因在于果糖不耐。某些传统的说法背后有其道理。但也不尽然。口口相传的传统说法有的是经验的总结，有的则是以讹传讹。例如香蕉被认为"性寒"，能够"润肠""通便"，腹泻病人忌食，这就没有科学依据。香蕉的葡萄糖含量远高于果糖，也不含糖醇，不会引起果糖不耐。事实上，在国外，香蕉不仅不被认为能通便，反而被认为能止泻，是腹泻病人的首选食物之一。香蕉含抗淀粉酶的淀粉，能保护肠道黏膜，双盲对照试验表明吃香蕉能减轻儿童腹泻。误以为香蕉能"润肠"、"通便"可能是由于香蕉的形状和黏性引起的联想，与经验无关。

真假三文鱼

我到云南丽江旅游时，去一处养鱼的地点吃鱼宴。先上的是三文鱼生鱼片，和在北京的中餐馆上的生鱼片一样切得薄薄的。我一开始以为是从外地运来的三文鱼，后来知道就是从餐厅边上的湖里现捞起来的，不禁感到奇怪：内地淡水中怎么可能养起三文鱼？吃完饭到湖边游览，特地留意了一下说明，写的果然是"虹鳟，又名三文鱼"。

三文鱼是英文salmon的广东话音译，这个叫法是从香港传过来的，大陆原来叫作鲑鱼或大马哈鱼。三文鱼通常是指鲑科中的几种洄游鱼，大部分时间生活在深海。按它们生活的海域，分为两大类：大西洋三文鱼只有一种，太平洋三文鱼有好几种（最著名的是红鲑）。大西洋三文鱼和太平洋三文鱼有一个显著不同，大西洋三文鱼可以多次产卵，而太平洋三文鱼只产一次卵，产卵后不久就死了。市场上的三文鱼大部分是人工养殖的大西洋三文鱼，挪威是主要产地。我们平时说的三文鱼，其实指的就是这种，都是冷冻的死鱼。

虹鳟是从国外引进的鱼种，译自英语rainbow trout，是鳟鱼的一种。鳟鱼和三文鱼都属于鲑科，通常是定居在淡水中。但也有例外。例如虹鳟有的是终生生活在淡水中的，也有的是洄游的，洄游的虹鳟改叫硬头鳟，形态发生了变化，其实还是同一种。与太平洋三文鱼不同的是，硬头鳟可以多次产卵。

据报道，国内是大约在十多年前开始大规模养殖虹鳟，但是销路不佳。后来有人想到了一个主意，把虹鳟当作三文鱼来卖，切成生鱼片吃，于是销路好了起来。但是要拿虹鳟冒充三文鱼，需要解决两个问题。一个是肉色问题。虹鳟的肉是白色的，而三文鱼的肉是橙红色的。这个问题好解决。三文鱼是因为吃了磷虾等食物，虾青素（一种类胡萝卜素）在肌肉中累积，才让鱼肉出现了特殊的颜色。那么只要在饲料中添加虾青素（化学合成的或从虾粉提取的）就可以让鱼肉也变成橙红色。其实，人工养殖的三文鱼也需要在饲料中添加虾青素才能有三文鱼的肉色。另一个问题是肉质。虹鳟的肉不如三文鱼肥嫩，所以要切得很薄，不然嚼不动。而三文鱼做生鱼片，通常切成块或条。

国内不仅餐馆用虹鳟冒充三文鱼，超市卖的三文鱼肉或制品也经常用虹鳟肉冒充，原因很简单，虹鳟要比三文鱼便宜得多。两种鱼的外观虽然很容易区别，但是用饲料染色的虹鳟肉却能乱真，光看肉块，即使是水产专家也未必能看出来。以至中国科学院南海海洋研究所应用海洋生物学重点实验室研发出通过基因检测区分三文鱼肉和虹鳟肉的技术。当然，这种技术对普通消费者来说没有意义。

虹鳟推销商辩称，三文鱼是泛称，虹鳟也可以叫作三文鱼。从生物学分类的角度看，虹鳟与太平洋三文鱼很接近（都属于大马哈鱼属），反而是大西洋三文鱼更像是鳟鱼（都属于鲑属）。但是三文鱼的叫法本来就不是严格意义上的生物学分类，而是商业叫法。特别是在国内，人们一提起三文鱼，想到的就是进口的海鱼，就是生鱼片。把虹鳟当三文鱼切片生吃，利用的就是三文鱼生鱼片的名声。但是不管虹鳟能不能叫作三文鱼，作为淡水鱼是不能生吃的。淡水鱼、虾身上寄生着多种寄生虫，例如肺吸虫、华支睾吸虫（寄生在肝胆中，俗称肝吸虫）、颚口线虫、阔节裂头绦虫，生吃都能感染人体，有的能致命。由于喜欢吃生鱼片或半生不熟的鱼片（例如鱼片粥里的鱼片仅外层部分被烫熟，中间部分则仍是生的），近2%的广东人都感染了华支睾吸虫，是全国平均感染率的5倍。

不仅淡水鱼不能生吃，曾经在淡水、半咸水里生活过的海鱼也不能生吃，这包括洄游的野生三文鱼。美国研究人员曾发现，所有的野生三文鱼都寄生了异尖线虫，部分寄生了裂头绦虫，这些寄生虫都能感染人体。反倒是在海里养殖的三文鱼没有检测出寄生虫。所以通常只有完全在海里生活的海鱼才用来做生鱼片。但是生吃海鱼也并非就很安全。有人说海鱼身上不会有寄生虫，这是大错特错。海鱼也能被各种寄生虫寄生，有的寄生虫不能感染人体，有的能，其中最著名的是异尖线虫。除了三文鱼，鲭鱼、鲱鱼、鳕鱼、乌贼等许多种供人食用的海产都普遍感染了异尖线虫幼虫。异尖线虫幼虫能在人的消化道里寄生，但没法发育成成虫，2～3周后死亡。但是在死亡之前有可能对人体造成损伤，特别是摄入的幼虫数量比较多时。日本人最喜欢吃生鱼片，日本人异尖线虫病的发病人数也是世界第一。

在吃生鱼片时，人们习惯用酱油、芥末、醋做调料，或顺带喝些酒。有人认为这样就能杀死鱼肉中的寄生虫，其实是幻想。其中杀虫能力最强的是白酒，但是至少也要浸泡十几分钟才能杀死异尖线虫幼虫。其他调料所需的时间就更长了，例如，想靠醋来杀死异尖线虫幼虫，得泡上好几天，毕竟，幼虫要有很好的抗酸能力，才能通过胃液的考验寄生到人体里。杀死寄生虫的最简单办法是高温。如果要生吃的话，也有一个比较有效的杀死寄生虫的方法，那就是冷冻。为了能杀死鱼肉中的异尖线虫幼虫，欧盟规定海产品必须在零下20℃冷冻24小时才能上市，而美国食品药品管理局则建议冷冻7天（如果是零下

35℃可缩短到15小时）。当然，有人会觉得经过冷冻鱼肉口味就差了。要安全还是要生鲜？对有些人来说这也许是个艰难的决定。

小龙虾恐慌

近年来"麻辣小龙虾"成了风靡全国的一道名菜，有的城市甚至还出现了小龙虾一条街，坐在沿街一字摆开的大排挡，边喝着啤酒边啃"麻小"，是炎热夏天的一种享受。伴随着小龙虾风靡的，是一些关于它的谣言。其他名菜都没有享受这种待遇，不知是不是小龙虾恐怖的外形引起的联想。

一种在网上流传甚广的说法据称来自日军解密档案，说的是中国过去并不出产小龙虾，二战时期侵华日军生化部队因为要处理大量的尸体，才从日本引进小龙虾，担任起水体清洁的工作，"靠着疯狂摄食中国人未火化完全的尸体在中国大陆生存了下来"，听上去令人恶心和愤慨。

小龙虾（中文名克氏原螯虾）是一种淡水螯虾，的确不是中国原产。它原产北美洲，在1918年作为牛蛙的饵料由美国引进日本，在1929年又由日本引入到中国南京地区。此时日本还未发动侵华战争，引进小龙虾当然不是用来处理尸体，而是作为食物、鱼饵引进的。

小龙虾的生命力非常顽强，靠水中腐败的植物和小动物为食，食性广，不愁找不到吃的，在多种水生环境中都能生存，甚至在比较肮脏、受到污染的环境中也能存活下来。于是网上有传言称，环境越脏、污染越严重，小龙虾活得越好，因此小龙虾体内富集了农药、重金属等各种环境污染物，国外用小龙虾来处理城市污水，是不吃的，吃了有害健康，只有中国人才傻乎乎地大吃特吃云云。

小龙虾的确对环境污染的耐受能力比较强，但是不能因此就认为它喜欢污染物、善于富集环境毒素。恰恰相反，很可能正是因为它不容易富集环境毒素，有一套"排毒"机制，才能在受污染的环境中生存。国内研究人员的检测发现，小龙虾体内虽然含有多种重金属，但是含量都低于国家标准，而且大部分重金属集中在小龙虾的外壳、鳃和内脏，肉中的含量很低。如果只吃小龙虾的肉，避免吃其内脏（包括很多人喜欢吃的虾黄），就可以大大减少重金属的摄入。

并不是只有中国人才敢吃小龙虾，非洲、欧洲、澳洲、美洲各国都吃小龙虾，其中美国的路易斯安那州是世界最主要的小龙虾产地和消费地，在当地是一个年产值上亿美元的产业。1987年的统计称，世界90%的小龙虾产自路易斯安那州，其中70%在本地消费。当时中国还没开始流行吃小龙虾，近年来小龙虾的世界格局不知是否发生了重大变化。不过，中国产的小龙虾相当一部分也是出口的，出口量大到要被美国课以反倾销关税。

这些网络传言不管出于什么用意，似乎对小龙虾的风靡并没有产生什么影响。2010年7月从南京传出有些人在吃了小龙虾后发生肌肉溶解（医学上称"横纹肌溶解症"），才让许多人吓得不敢再吃"麻小"。最初的报道怀疑是因为商贩用"洗虾粉"清洗小龙虾，而"洗虾粉"含有有毒成分所致。有报道称"洗虾粉"的主要成分是草酸，草酸是一种强酸，酸性是醋酸的1万倍，摄入体内能严重影响身体健康云云。

草酸并不稳定，在189.5℃时就发生分解，耐不了"麻小"爆炒的高温。不少食物中都天然含有少量的草酸，少量的草酸进入体内并不会对身体产生明显的危害。如果小龙虾外壳还残留着高含量的草酸的话，手、嘴的皮肤、黏膜会被腐蚀，将难以入口。

如果不是"洗虾粉"在作祟，而是小龙虾本身的问题的话，你可能会想到，在其他大量消费小龙虾的国家和地区，特别是在小龙虾消费量世界第一的路易斯安那州，有没有出现过类似的情形呢？有的，在2001年4月，在路易斯安那有9人在同一个地方吃了小龙虾后不久，患了横纹肌溶解症。有很多因素可以引起横纹肌溶解症，例如激烈运动、酗酒、吸毒、服用了某些药物、蜂叮蛇咬、患某些传染病等。但这些因素都被排除了。重金属、农药等可能因素也被排除了。

最终，这9人被认为患了一种罕见的疾病——哈夫病。哈夫是德文"浅潟湖"的意思，指海岸带由沙洲或珊瑚礁围成的局部海水水域。该病最早于1924年在波罗的海海岸的科尼格斯伯格浅潟湖附近发现，在10年间出现了大约1000例。之后在其他国家有零星报道。在美国自1984年首次发现，至今只发现了23例。

哈夫病的特征是患者在吃了煮熟的水产品（鱼类、甲壳类等）后24小时内出现横纹肌溶解症，却没有导致横纹肌溶解症的其他因素。究竟是什么毒素引起的，这种毒素是生物体自己合成的还是从环境中摄入的，现在都还不清楚。有人猜测可能是一种类似水螅毒素的毒素，但是水螅毒素只有海洋生物中才有，淡水生物没有，而哈夫病患者多数是吃了淡水水产品后发病的。

因为哈夫病的毒素没有鉴定出来，也就无法对食物进行检测，没法知道哪些食物可能引发疾病哪些食物是安全的。如果南京的小龙虾事件也是由哈夫病引起的话（从症状和发病规律看很可能是），它的不确定性也许会让人更感到恐怖。但是哈夫病毕竟是一种很偶然发生的极为罕见的疾病，而且往往是一过性的，路易斯安那那么多人吃了那么长时间的小龙虾，也只爆发过一次让9个人中毒而已，这些人后来都康复，在当时当地并没有引起恐慌，我们现在也大可不必恐慌。如果因此怕吃小龙虾，其他水产品也能导致哈夫病，难道什么水产品都不吃吗？

食物中的剧毒物质

2012年6月初的一个早晨，在美国得克萨斯州中部的一个牧场，一群牛正在吃草。突然，远处的牛仔听到了牛发出了痛苦的咆哮声，他以为有母牛要生产，赶快冲过去，却看到公牛、母牛都瘫倒在地上，有的已经死亡。几个小时后，这家牧场的18头牛死了15头。兽医对这些死牛进行解剖，在它们的体内都发现了氢氰酸，在牧草里也发现了氢氰酸，认定是氰化物中毒。

这件事引起了CBS电视台的注意，他们派记者做了采访，随后在6月24日以"转基因草与牛群死亡有关"为题做了报道，因为记者以为那群牛吃的那种牧草蒂夫顿85号是一种转基因草。长期以来，世界各国反对转基因技术的人士总爱传一些吃转基因作物导致人畜中毒的小道消息，但都经不起推敲。这一次有大电视台报道，似乎证据确凿，于是这条消息迅速通过脸谱、推特和微博传遍了全世界。第二天CBS就发了更正，其记者摆了乌龙，分不清转基因和杂交的区别。蒂夫顿85号是一种用杂交方法培育的狗牙根草，早在1983年就已在美国佐治亚州的蒂夫顿培育出来（所以叫那个名字）。即便这种草有毒，也与转基因无关。

那家牧场已种了这种牧草长达15年，以前都好好的，为何突然变成了毒草？这可能和当地长期干旱有关。在恶劣的环境下，原本安全可食用的植物有时会产生毒素。在同一个地区的其他牧场的蒂夫顿85号牧草中也检测到了氢氰酸，但是他们的牛群并没有中毒死亡。为什么只有那家牧场的牧草的氢氰酸含量高到足以立即杀死牛？或许那家牧场的牧草发生了基因突变，或许他家给牧草施的氮肥被氰化物污染。氰化物都含有氮元素，有的就直接被当作氮肥使用。

一提起氰化物，人人知道那是剧毒物质，许多人马上会想起电影里的人物咬氰化钾胶囊自杀的镜头。但是氰化物并非都是人造的化工产品，在自然界中它到处都是。至少有3000种植物含有氰化物，它们是含有氰基的糖苷，氰基被封锁了起来，是没有毒的。这些氰基糖苷储存在细胞的液泡中，平时可能是作为储存氮元素用的。但是在必要的时候，也可作为植物保护自己、抵抗不受欢迎的害虫和草食动物的化学武器。害虫、草食动物在咀嚼草木时，植物细胞的液泡破裂，里面的氰基糖苷跑出来，细胞质里的酶把糖苷中糖的部分去掉，就产生了剧毒的氢氰酸。高粱的根中含有高含量的氰化物，所以不怕害虫根萤叶甲的入侵，根萤叶甲一吃它的根就会被毒死，而高粱的近亲玉米就没有那么幸运，根萤叶甲成了破坏性最强的玉米害虫之一。

我们吃的食物中，有很多都含有氰基糖苷，包括小麦、大麦、荞麦、蚕豆、四季豆、苹果、梨、杏、竹笋等等。只不过这些植物可食用的部分中氰基糖苷的含量很低（我们的祖先在培育植物时已无意中替我们做了选择），我们每次吃的量很少（跟牛吃的草相比），人体内有酶把它们转化成较为无害的形态，所以吃了不至于中毒。但是有些人解除氰化物毒性的能力比较差，食物中的氰化物就有导致他们慢性中毒的危险。这些人包括吸烟的人（又一条戒烟的理由）、镰刀型贫血病患者和利伯病患者。利伯病是一种罕见的遗传病，患者在20岁左右两个眼睛出现视神经萎缩。有不少利伯病患者在喝了苹果糖浆后，由于里面的氰化物而失明。

食物的氰化物通常集中在我们不吃的部分，例如苹果核、桃仁、杏仁中。这些不可食用的部分有时被误食或当成药物来使用，就有氰化物中毒的危险了。桃仁和杏仁都是常见的中药，有时还被当成补品。古人认为它们有"小毒"，其实它们都含有大量的氰基糖苷——苦杏仁苷，吃下去后，被肠道细菌中的葡萄糖苷酶分解，产生有毒的氢氰酸。儿童一次吃几粒桃仁、杏仁就可发生中毒，甚至死亡。有人以为把桃仁、杏仁炮制、煮沸了就无毒，这是很误导人的，因为炮制、煮沸只能去掉桃仁和杏仁中已有的氢氰酸，但是去除不了苦杏仁苷，苦杏仁苷吃下去后还是会被水解成氢氰酸，还是有毒。（作为食品的甜杏仁中苦杏仁苷含量甚微，一般不会引起中毒）

人们通常以为只有化工产品、化学药品才有毒，天然药物、食物是无害的，却不知道所谓天然的东西同样由化学物质构成，同样可能含有有毒、有害成分。不知道这一点，就很容易成为植物化学战争的牺牲品。

野菜不是能随便吃的

2011年我和司马南一起去贵阳录电视节目，录制完了司马南领我到路边小摊吃夜宵，点了一盘凉拌折耳根，说："这是当地的一种野菜，非常好吃，吃了会上瘾。"我出于好奇尝了一口，只觉得一股奇怪的草腥味，无法欣赏。突然想起来，这就是做中药的鱼腥草的茎，只不过在当地被当成野菜了。

最近鱼腥草火了起来，因为央视播出的《舌尖上的中国2》有一集介绍说，有一个川妹子在广东坐月子，四川的外婆带来了晒干的鱼腥草，用它来炖汤，被认为有利于伤口愈合，最适合产妇身体恢复。由于鱼腥草生长在阴湿的土壤中，根据相生相克的理论，中医认为鱼腥草能利尿除湿、清热解毒，倒是没有听说还用于产后恢复，这大概是民间的发明。现代研究中药的人，也给鱼腥草发明了许多种新功效，包括抗病毒、抗菌、抗癌、抗炎、减肥、保肝、清除自由基、抗过敏、提高免疫力等等，总之，现代人最想治什么病，鱼腥草就能治什么病，几乎是包治百病的灵丹妙药。但用来证明这些功效的，只是一些非常简陋的离体实验和动物试验，并没有人体临床试验的验证，是否真的有效，就很可疑。

鱼腥草之所以有特殊的腥味，是因为它含有挥发油，其中的主要成分被称为鱼腥草素，化学名称也叫癸酰乙醛。它被认为是鱼腥草的有效成分，国内广泛用来治疗呼吸道感染、妇科感染、皮肤感染和其他感染。但它的治疗依据，同样只是一些简单的离体实验和动物试验。鱼腥草生长的环境容易遭到细菌、真菌的侵袭，如果它们进化出天然的抗菌成分，做离体实验时发现能抑制某些细菌的生长，倒也不奇怪，但这不等于人吃了它就也能有抗菌作用。实际上，鱼腥草素不溶于水，很不稳定，容易氧化、分解，分解的产物在体外也灭不了菌。所以即便鱼腥草中的鱼腥草素真的有什么功效，等熬成了汤药、煮成了汤，也早分解成无效的别的物质了。

植物除了要抵抗细菌、真菌的侵袭，还要抵抗动物的吞噬。鱼腥草发出的腥味，恐怕正是用来驱赶动物的，不料有些人却反而喜欢那个味道。植物并不是上帝创造出来供人类食用或当药用的，它们反而往往含有一些对动物身体健康不利的有害成分，有的毒素是特地进化出来毒害动物以保护自己的，有的毒素则是碰巧对动物有毒。鱼腥草中就含有对人体有害的成分，叫马兜铃内酰胺。马兜铃科的草药含有一类可怕的物质，叫马兜铃酸，能对肾脏造成不可逆的损伤，并能导致上尿路上皮癌。（请见本书《一大类可怕的草药》）无数人因为服用马兜铃科草药而得了肾衰竭和上尿路上皮癌。马兜铃酸在人体内代谢成马兜铃内酰胺，进而与DNA结合，损害肾脏细胞和诱发癌症。鱼腥草不是马兜铃科植物，不含马兜铃酸，但却含马兜铃酸的代谢物马兜铃内酰胺。实验表明，马兜铃内酰胺也能对肾脏细胞造成损伤并诱发癌症，其细胞毒性甚至比马兜铃酸还强。

有人会说，谈毒性不谈剂量是耍流氓，马兜铃酸有个量的问题，只要不是海量吃，没事儿。有的毒素的确要达到一定的量才有毒性，达不到那个量的话人体能够解毒，不会造成伤害。但是有的毒素有积蓄作用，即使每次摄入的量非常少，也能在体内累积，逐渐对身体造成伤害。马兜铃酸、马兜铃内酰胺就属于后一种毒素，即使摄入的量极其微小，也能对身体造成不可逆的损伤。所以对马兜铃酸、马兜铃内酰胺是不存在安全剂量的，并不是只要不海量的吃就没事儿，而是要能不吃就不吃，吃了觉得没事儿并非就真的没事儿，实际上伤害已经造成，还没表现出来而已。

《舌尖上的中国2》还介绍一种美食叫"蕨根糍粑"。蕨菜、蕨根作为野菜吃的人要比吃鱼腥草的多得多，不幸的是，蕨中也含有一种有害成分，叫欧蕨苷，是一种强致癌物，能导致食道癌和胃癌。把蕨菜当蔬菜的地区其胃癌发病率比其他地方高得多，甚至蕨菜丰富的地区即使不吃蕨菜，食道癌和胃癌发病率也比较高，因为其致癌物能进入饮用水、牛奶等。

除了果实部分，植物的其他部分都是不"希望"被动物吃的，因此通常会进化出排斥、毒害动物的成分。只有极少数植物其根、茎、叶部分碰巧适合人类吃，我们就会觉得它们可口，把它们当蔬菜，在长期的培育过程中，让它们变得越来越可口，实际上就是不知不觉地让它们变得越来越安全。而对那些含有有害物质的植物，我们会觉得它们又苦又涩，或者有奇怪的味道。这是人类进化出来的本能。所以我们大部分人觉得野菜不好吃是有道理的，这是本能在告诉我们，不要碰这种"纯天然"、"绿色"植物。

认识身体和疾病

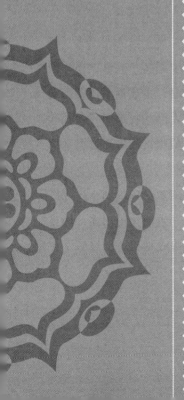

为什么会拉肚子？

每个人都装着一肚子水：每天进入小肠的水分多达大约9升，其中小部分来自饮食，大部分来自消化系统分泌的各种液体。这些水分的90%在小肠内被吸收进体内，剩下部分的90%在结肠被吸收，只有大约100毫升的水随着粪便排出体外。如果粪便中的水分太多，就是拉稀了。一天拉稀三次以上，就患了腹泻。

有很多种原因能导致粪便中的水分过多。一种常见的原因是吃了某种难以吸收的东西。例如很多人喝了牛奶后会拉肚子，不是因为牛奶质量不好，而是因为他们消化不了牛奶中的乳糖。乳糖要被消化成葡萄糖和半乳糖才能被人体吸收，这个消化过程需要乳糖酶的催化。婴幼儿的消化道里有很多乳糖酶，消化母乳、牛奶中的乳糖毫无问题。但随着年龄的增长，许多人的肠道里缺乏乳糖酶，没法有效地消化乳糖。乳糖留在肠道内，使得肠液的渗透压要比血浆的高，血浆里的水分就流失到肠道里了。乳糖到了结肠，变成了生活在那里的细菌的食物，发酵产生大量的气体，刺激肠道蠕动，更加剧了腹泻。

腹泻的另一个原因是消化道的分泌液过多。肠道里的水分大部分来自分泌液，正常情况下它们又大部分被重新吸收回体内。如果分泌的量大大超过了吸收的量，也会导致腹泻。在从前，由于霍乱引起的腹泻是最主要的死因之一。霍乱的病原体霍乱弧菌产生的毒素能激活肠上皮细胞膜中的离子通道，让它们一直敞开着，细胞里的水分就源源不断地分泌出来。同时，霍乱毒素还能影响肠神经系统，进一步刺激水分的分泌。历史上有无数的人因此脱水而死。其他一些细菌、毒素、药物也会刺激水分的分泌导致腹泻，虽然它们未必像霍乱那么厉害。

消化道的上皮细胞是保护消化道的屏障，如果这道屏障受到细菌、病毒的感染，就会被破坏。例如痢疾杆菌能感染肠上皮细胞，导致消化道出血，而且由于破坏了上皮细胞的吸收功能，对营养物质和水分的吸收都很差，导致了腹泻。为了消灭入侵的细菌，免疫系统被调动起来，释放一些炎症因子，这些因子刺激水分的分泌，进一步加剧腹泻。结果就是稀便带脓血的痢疾。

为了能让食物中的营养物质和水分充分地被吸收，食物残渣在肠道中待的时间要足够长。如果由于某种原因肠道蠕动过快，食物残渣过快地经过肠道排出体外，减少了水分的吸收，也会出现腹泻。消化不良、细菌或病毒的感染能刺激肠道的蠕动，但是有时候找不出究竟是什么原因让肠道的蠕动异常。

所以腹泻并不是一种疾病，而是疾病的症状，有很多因素、很多疾病能引起腹泻，通常是消化系统的问题，但也可能是其他方面的疾病。要治疗腹泻，最好能确定病因对症治疗，而不是简单地止泻，即使腹泻暂时止住了，病其实并没有好。但是拉肚子让人很不舒服，人们一旦拉肚子，总想着赶快吃止泻药。传统药物中有些的确有很好的止泻效果，例如鸦片，就可谓止泻的"良药"。这是因为在肠壁上有阿片受体，鸦片和它们结合能抑制肠道的蠕动，这样食物残渣在肠道里停留的时间长了，水分更多地被吸收，粪便干了一些，看上去腹泻就被止住了。从鸦片提取的吗啡、可待因以及某些草药的作用与此类似。

中枢神经系统中也有很多阿片受体，用鸦片、吗啡、可待因止泻会对全身的机能都产生影响，并能上瘾。常用的止泻药易蒙停和鸦片类似，也是通过和肠壁阿片受体结合、抑制肠道蠕动来达到止泻的效果，不过它大部分透不过血脑屏障，对中枢神经的影响甚微，是更理想的止泻药。但是那也只是缓解腹泻症状，而没有根除腹泻病因，对细菌感染引起的腹泻没有治疗效果，甚至会让病情加重，所以如果腹泻伴有发烧，或粪便中有脓血（痢疾），是不能服用易蒙停的。3岁以下的儿童也不宜服用易蒙停。

实际上，在某些情况下腹泻可能是人体抵御病菌、病毒感染的一种方式，能让毒素尽快地排出体外。在这种情况下，止泻反而不利于身体康复。临床试验表明，和服用安慰剂的对照组相比，服用止泻药的痢疾患者的病程更长，而且更容易出现并发症。如果腹泻不是很严重，不必吃药，但是要注意补充水分（频繁少量地喝水）防止脱水。如果腹泻三天还没好，或伴有发烧、便血、严重腹痛、脱水等症状，要即时就医。对严重的腹泻不能掉以轻心，儿童更要当心：时至今日，全世界仍然每年至少有2百万人因腹泻而死亡，其中大部分是儿童。

为什么会咳嗽？

人们有时会把咳嗽作为暗号，在这种情况下咳嗽是有意识的。但是在通常情况下，咳嗽是一种无意识的本能反应，是人体清理呼吸道，排除多余的分泌物、微生物、异物的一种生理反应。当有刺激物（细菌、病毒、鼻涕、污染物等等）进入到肺部，刺激肺部的神经分泌黏液去包裹它们。同时肺又把信号传递到了脑的最下部（延髓）中控制咳嗽的中枢，由咳嗽中枢发出咳嗽的指令。一次咳嗽反射分三个阶段。首先是吸入一口气。然后喉咙中的声门就像两扇门一样暂时地关闭，把吸入的空气关在了里头，这些空气一时跑不出去，增加了声门的压力。最终，胸部肌肉收缩，声门重新打开，肺猛地把其中的空气通过嘴呼出去，借此清理了呼吸道，通常还伴随着声音。

有很多种因素能引起咳嗽，例如吸入烟雾、过敏、吸入食物、空气污染、哮喘、肺部肿瘤、呼吸道感染等。呼吸道受到细菌、病毒的感染是咳嗽的主要因素。许多细菌和病毒入侵呼吸道后都能刺激咳嗽，这样它们能随着咳出的飞沫、痰而传播开去，去感染更多的人。无意中，咳嗽成了传播细菌、病毒的方式，这是自然选择的结果，因为能刺激咳嗽的细菌、病毒有机会留下更多的后代。在细菌、病毒被消灭之后，有时还会持续咳嗽一段时间，甚至长达数周。这时的咳嗽是没有痰的干咳，它是由于炎症引起的。反复的咳嗽产生炎症，炎症导致不舒服，进而刺激更多的咳嗽，形成恶性循环。

所以咳嗽本身不是病，而是人体为了保障呼吸道畅通的一种自我保护。频繁、严重的咳嗽则是某种疾病的症状，例如普通感冒、流感、咽喉炎、支气管炎、肺炎、肺结核。既然咳嗽是人体保护反射，止咳反而有可能危害健康，特别是肺病患者更是如此，分泌物积蓄在肺部不咳出来并非好事。所以一般是不提倡止咳的。如果咳嗽过于严重而需要治疗，也应该是针对引起咳嗽的病因，根除咳嗽的因素（例如抗菌、消炎、戒烟），而不是简单地强制止咳。

如果咳嗽严重到影响生活，可以考虑使用止咳药。止咳药通过作用于大脑中的咳嗽中枢、暂时抑制住咳嗽反射而发挥作用。止咳药包括天然的麻醉品，例如从鸦片中提取的可待因，但是它会成瘾。在20世纪50年代，美国海军和中央情报局资助研究寻找"不会成瘾的可待因替代品"，发现右美沙芬既能止咳又不会成瘾，这种合成的麻醉品后来就被广泛用在感冒药中。

中医则把咳嗽看得非常严重，甚至认为"五脏六腑皆令人咳"（《黄帝内经》），非治不可，出现了许多用以止咳的中草药、中成药。在各种止咳中草药中，最著名的可能是川贝母，常用的止咳中成药蜜炼川贝枇杷膏、川贝枇杷糖浆、川贝枇杷颗粒都把川贝母作为主要成分。川贝母为百合科植物卷叶贝母、暗紫贝母、棱砂贝母、甘肃贝母等多种同属植物的鳞茎，鳞片形状像一个个小贝壳，所以叫作贝母。又因为自古认为以四川产的贝母最好，所以就都叫川贝母。川贝母含有大量的生物碱，有人认为这是其有效成分，但是不同种的川贝母所含的生物碱并不相同。中药最早的经典《神农本草经》把贝母列为中品药，但是所列的功效中并无止咳这一条，而是"主伤寒烦热，淋沥邪气，疝瘕，喉痹，乳难，金创，风痉"。魏晋陶弘景辑的《名医别录》又给贝母加入了许多功效，其中才包括"咳嗽"。

按中医的说法，咳嗽是因为肺有热而生痰，而贝母味苦性寒，能泄热；贝母在秋天采取，味辛，色白，五行中秋、辛、白都属金，肺也属金，而且贝母的形状也像肺，凡此种种，就注定了贝母是润肺化痰的良药了。实际上川贝母是否真的能止咳是很可疑的，在这方面并没有可信的证据。反而有些研究表明它有不容忽视的副作用。川贝母的生物碱可使实验动物的血压下降，并伴有短暂的呼吸抑制，以及血糖升高。临床上有因服用贝母出现心率缓慢、心音弱等心肌中毒现象和心源性脑缺氧综合征，大剂量服用贝母能引起全身出血、血压下降、急性肾功能衰竭。

款冬花是另一个著名的止咳中药，它被用来止咳的历史甚至比贝母还要长，在《神农本草经》中已把"咳逆上气"列为款冬花的主治了。款冬花是菊科植物款冬的花蕾，"款"的意思是至，这种植物在冬天开花，故名。款冬生长在水中，它的花能在冬天破冻而出，中医认为这说明它"本为至阳之物"，所以能"以坚冰为膏壤，吸霜雪以自濡"（《本经疏证》），性温纯阳，和贝母的性寒不同。但是为何性温纯阳也能像性寒一样润肺止咳呢？就因为它是生长在水中的，这叫"从阴生阳"，"禀水中之生阳"，所以就能润而不燥，可以用来治"温热之邪郁于肺经而不得疏泄者"了（《本草崇原》、《本草正义》）。只要认定了它能润肺化痰止咳，不管性温性寒，怎么都说得通的。

款冬在西方也是传统草药。并无确凿的证据表明款冬花有任何疗效。德国管理草药的机构曾经批准用款冬治疗咽喉痛，但在发现款冬有肝毒性后即禁止使用。款冬花中含有具有肝脏毒性的吡咯里西啶生物碱，包括千里光宁碱和克氏千里光碱，动物试验表明款冬花能致癌，可使大鼠肝脏长出肉瘤。临床报道，有婴儿因为服用用款冬做的草药茶而导致严重的肝病，也有孕妇因服用款冬茶而导致新生儿患有肝病。

根据国家食品药品监督管理局在2008年3月14日发布的通知，川贝枇杷糖浆、川贝枇杷颗粒含有国际奥委会禁用的兴奋剂成分普拉雄酮，应当在其标签或者说明书上用中文注明"运动员慎用"字样。其实慎用的岂止是运动员。对各种止咳药都应该慎用，尤其是儿童。

为什么会呕吐？

没有人不曾呕吐过。呕吐最常见的原因是食物中毒。食物中的毒素会刺激胃和小肠黏膜中的肠嗜铬细胞分泌一种叫5-羟色胺的神经递质，5-羟色胺进而和迷走神经末梢的受体结合，产生的神经信号传导到位于脑干的呕吐中枢，由它发出呕吐的命令。在呕吐开始之前的几分钟，胃先放松，为呕吐做准备。然后，从小肠的中部开始强有力的收缩，以每秒5～10厘米的速度快速地向胃蔓延，把小肠中的东西挤回到胃内。接着，腹部肌肉和膈膜反复地收缩、放松，挤压胃，把胃里的东西向上挤压到食道，又掉回胃里，上上下下，让你感到一阵阵恶心。

这时，你会不由自主地采取一种最适合呕吐的体位：弯腰直背头朝下。紧接着，腹部肌肉和膈膜产生了极其强烈和持续的收缩（如果你不经常锻炼腹肌的话，这阵收缩甚至会让你的腹部酸痛几天！），在腹内产生高达200毫米汞柱的压力。然后，食道上端的括约肌突然松开，嘴也不由自主地张开，胃内压力瞬间释放，胃里的东西就被发射出来了。为了避免呕吐物伤害到身体，神经系统还会同时发出一系列保护性命令：嘴里的唾液大量分泌，保护牙齿不受胃酸的腐蚀；声门闭合，防止呕吐物进入到肺部。如果是酒醉或麻醉状态下的呕吐，声门没能闭合，呕吐物进入肺部就能引起吸入性肺炎。

把胃里的东西吐出来后，由于腹压大减，你会感到很轻松，而且由于具有镇痛作用的内啡肽（体内产生的类似吗啡的物质）释放到血液中，你甚至会有快感。这说明呕吐是一种进化出来的保护身体的本能，是为了减少毒素被吸收进血液中。我们看到有人呕吐，甚至仅仅是听到呕吐的声音，也会感到恶心，忍不住要呕吐，这同样是一种进化出来的本能。我们是群居的动物，通常一起吃相同的食物。如果身边有人呕吐了，就意味着我们也很可能吃了同样的食物，应该尽快地把它吐出来。

所以呕吐本身不是病，而是有病的症状，它对于减轻病情反而是有益的，盲目地服用止吐药并不可取，吃止吐药后不吐了不等于病好了，反而会加重病情。正确的治疗方法应该是根除呕吐的病因。如果由于呕吐严重，导致脱水或电解质失衡，也应该针对性地采取补液等措施，而不是急于止吐。

有时，呕吐甚至不是疾病的症状，而是生理反应。例如大约80%的孕妇在怀孕早期会发生呕吐，如此普遍，说明这是怀孕的正常反应，甚至很可能是保护胎儿的一种本能。许多植物为了避免被动物吃掉，会分泌各种毒素，而为了保护自己，动物也进化出了消除某些植物毒性的能力，例如肝脏里有各种解毒的酶。但是胎儿还没有解毒的能力，对成人无害的食物，就有可能会伤害胎儿。孕妇吃了某种食物后呕吐，可能就是身体在提醒它，这种食物里含有对胎儿有害的某种毒素，不吃为宜。有两方面的证据支持这个说法。孕期呕吐往往发生于孕期前三个月，而这个时期正好是胎儿对毒素最敏感的时期。而且，那些没有早孕反应的孕妇，流产的可能性比有早孕反应的孕妇高。既然是正常的生理反应，就更没有必要强行止吐了，何况怀孕期间本来就应该尽可能地避免用药。如果由于早孕反应过于严重，有脱水或营养不良的危险，才应考虑使用较安全的止吐药。

但是，有时候呕吐对人体是没有益处的，例如晕车晕船的呕吐。有时候呕吐甚至对人有害，例如伴随着化疗出现的呕吐会使癌症病人感到格外痛苦而拒绝治疗。这时候使用止吐药就很有必要了。在进行化疗之前，通常会给病人注射止吐药。这类药物抢先与神经中的5-羟色胺受体结合，让肠嗜铬细胞分泌的5-羟色胺结合不上去，就不会刺激呕吐中枢了。

有时，为了排出胃中的毒物，还要用催吐药催吐。最著名的催吐药是用一种叫吐根的植物做的糖浆。以前，西方医学界建议家庭常备吐根糖浆，作为儿童误服毒药或药物过量的急救手段。后来发现用吐根糖浆催吐并不能很有效地排出毒物，反而会干扰更有效的治疗，而且经常被误用，现在已不再推荐自备它催吐了。但是还有不少人用吐根糖浆催吐减肥，这是很危险的，因为长期服用吐根会损伤心肌，最终导致死亡。美国著名乡村音乐歌手卡伦·卡宾特就是为减肥服用吐根糖浆最终中毒身亡的。即使不服药而用抠咽喉催吐的方法减肥也不可取。长期频繁的催吐会导致厌食症，而且呕吐物中含有胃酸，会腐蚀食道，让食管黏膜出现破损、出血，这时在呕吐物中会发现新鲜的血液。

为什么会发烧？

一个中国人在美国生活会感到头痛的一件事是，美国人还在使用绝大多数国家都已抛弃的华氏温标（符号是℉）。华氏温标的设定非常古怪，把水的冰点定为32℉，沸点定为212℉，中间分成180度，不容易记忆和换算。华氏温标这一古怪的设定是历史的产物：德国人华伦海特在1714年发明该温标时把冰、水和盐的混合物能达到的最低温度定为0℉，把健康人（据说是其妻子）的体温定为96℉（后人将其修正为98.6℉，即37℃）。

华伦海特如此设定，显然以为健康人的体温是一个恒定的数值。其实不同的人的体温存在差异，即使是同一个人，在不同环境、不同时间、不同身体状态下的体温也不完全一样，甚至一天之内都会有变化。在身体不同部位测得的体温也不一致。口腔温度在36.1～37.5℃之间通常被认为是正常的，腋下温度偏低约0.3℃，肛门温度则偏高约0.5℃。

所以体温根本就不适合用来定温标。不过，我们既然属于恒温动物，体温的变化还是受到了严格的调控。这个调控中心位于大脑内一个叫视丘下部的区域，它通过两个途径收集体温变化的信息，再发出升温或降温的命令。一个途径是从皮肤上的热、冷感受器送来的信号，这些感受器极其敏感，只要温度升高0.007℃或降低0.012℃，它们就能觉察到。另一个途径是直接感受流经视丘下部的血液的温度。如果视丘下部觉得体温过高，就会发出信号，让身体作出降温反应。体内热量主要是新陈代谢过程产生的，减少新陈代谢就可减少热量的来源，让皮肤血管舒张、出汗则能增加热量的散发。反之，如果觉得体温过低，就会增加新陈代谢制造热量，让皮肤血管收缩，或用颤抖的方式让肌肉运动产生热量。

有时体温会高到超出了正常范围，这时我们就知道自己发烧，生病了。其实发烧本身不是病，而是生病的症状。有很多种原因能够导致发烧，最常见的是病菌、病毒感染。这些病原体进入体内后，引起了一连串反应。它们遇到血液中的巨噬细胞（一种白细胞），刺激它释放白细胞介素之类的细胞因子。这些细胞因子随着血液循环到了体温调控中心，刺激那里的细胞释放出前列腺素E2。前列腺素E2会使感热神经元的放电速率降低，或者说，把"正常体温"的设定值给调高了，让身体觉得体内热量不足，于是就要增加产热和减少散热。肌肉运动是增加产热的一种快速方法，因此发烧的人会不由自主地颤抖。为了减少散热，皮肤的血管收缩，那里的血液被送到体内深处，因此发烧的人会觉得发冷。扑热息痛（对乙酰氨基酚）、阿司匹林（乙酰水杨酸）等药物能够抑制前列腺素E2的合成，因此它们是很有效的退烧药。

吃了退烧药，或者病好了，烧退了，体温设定值恢复正常，身体要把多余的热量散发出去，就会出汗。所以退烧会导致出汗，但是许多人却倒因为果，误以为是出汗导致了退烧，因而在民间流行着这样的土办法：发烧后多穿衣服、多盖被子，捂出汗来病就会好。

由此可见，发烧是人体在遇到病原体入侵时产生的一种正常生理反应。哺乳动物、爬行动物、两栖动物、鱼类和一些无脊椎动物在感染了病原体后，也都会出现类似的反应。这不能不让人猜测，发烧是否是进化而来的一种抵御病原体的有效方法？它在总体上对身体是有益的？

理论上，体温升高能加速某些免疫反应，比如能加速白细胞的增殖和运动，增强巨噬细胞吞噬病原体的能力，并能抑制某些对温度敏感的病原体的增殖等等，这些都有助于身体的康复。动物试验支持这一猜测。让蜥蜴感染病菌，体温较高的，则生存率也较高。人为升高老鼠、兔子、猪、狗等哺乳动物的体温，发现它们对某些病毒、病菌的抵抗力增加了。初步的人体临床试验也表明发烧可能有些好处。例如，小孩患水痘，从发烧、出疹到完全结痂，大约要1周，如果用扑热息痛退烧，和用安慰剂相比，这个病程要多一天。成人患普通感冒后服用阿司匹林，鼻涕里感冒病毒的量要比服用安慰剂的人多。

当然，如果体温过高也是有害的。如果是高烧（肛门温度高于41℃），会对细胞、组织造成损伤，也可能导致身体丧失了对体温的调控。当体温达到42℃时，感热神经元的放电速率达到了最高峰，感冷神经元的放电速率则跌到了最低谷，无法对体温做进一步的调控。因此一旦发高烧，会很危险，必须立即采取手段让体温下降。

但是如果是一般的发烧，却未必就要急着吃药退烧。在通常情况下，吃退烧药只是让病人觉得舒服一些，无助于身体康复，反而可能还会有所延误。至于"××退热颗粒"、"××清热颗粒"之类的传统药物，连是否真有退烧的疗效都很值得怀疑，服用它们更是有害无益。

为什么会流鼻涕？

我们通常在感冒、鼻腔发炎的时候才会注意到鼻涕的存在，那样子可不太雅观。其实鼻腔里每时每刻都有鼻涕，也离不开鼻涕，它是保护身体的一道屏障：鼻涕防止鼻腔黏膜干燥，湿润吸进的空气，粘住由空气中吸入的灰尘、花粉、微生物，以免它们刺激呼吸道或引起感染。

一个健康人的鼻子每天要处理几百毫升的鼻涕。但是我们并没有天天都在流鼻涕，这么多的鼻涕跑哪去了？一小部分蒸发掉了，一小部分干结成了鼻屎，但是大部分——听了别恶心——被我们吞到肚子里去了。鼻腔黏膜上长着纤毛，这些纤毛会从前向后摆动，鼻涕也就被往后送到咽部。因为鼻腔和食道是相通的，所以大部分的鼻涕都被我们不知不觉地吞咽下去了。

这听上去虽然恶心，但对人体并无害。鼻涕的成分除了水，还有蛋白质、碳水化合物、盐以及一些脱落的细胞。鼻涕中的蛋白质主要是黏蛋白，它是一种糖蛋白，被由碳水化合物组成的"糖衣"包着，这使得它能大量地吸收水分。鼻涕中的其他蛋白质还包括抗体和溶菌酶，能够杀灭细菌、病毒。这些成分会作为营养素被胃肠消化、吸收。当然，鼻涕中还含有粘住的灰尘、花粉、微生物，不过这些杂质胃酸对付得了，不会给身体造成麻烦。

有一部分鼻涕其实是眼泪。眼睛中的泪腺也无时无刻不在制造泪水湿润眼睛，我们之所以不会整天泪眼汪汪，是因为这些泪水都从连接眼睛和鼻腔的泪管流到鼻子里，成为鼻涕的一部分。如果你大哭起来，一部分眼泪从眼角流出，大部分还是涌进鼻腔，让你的鼻子"抽泣"，就有了"一把鼻涕一把泪"。

不过大部分的鼻涕是鼻黏膜自己分泌的。鼻黏膜含有一种形状像高脚杯的细胞——所以叫杯状细胞。杯状细胞制造出很多黏蛋白，黏蛋白被释放到细胞外头后，大量地吸收水分，体积能膨胀600倍。杯状细胞一天只需要制造1毫升的黏蛋白，就足以满足鼻腔的正常需要了。

如果鼻腔受到了刺激或被感染，鼻涕的分泌量就会激增，这很自然，因为鼻涕的一个主要功能就是要清除吸入的杂质嘛。例如，感冒病毒入侵了鼻细胞，或者过敏体质的人吸入了花粉、粉尘，免疫系统就会制造相应的抗体试图消灭这些抗原。抗体分布在鼻腔中的肥大细胞的表面上，肥大细胞的内部含有大量的一种叫组胺的活性物质，抗原和抗体结合后，就会刺激肥大细胞把组胺释放出去。组胺进而刺激杯状细胞制造更多的黏蛋白，也就产生了更多的鼻涕。同时，组胺也能引起血管扩张、通透性增加，血液中的水分渗出来，白细胞也跟着跑出来要消灭病原体。这不仅进一步增加了鼻涕的量，而且导致了鼻腔堵塞。过量的鼻涕一部分流了出来，还有一部分被堵在了后头。

所以鼻塞、流鼻涕其实是免疫系统给我们制造的不适，是一种过敏反应。组胺需要和细胞表面的组胺受体相结合才会有这些作用，那么如果能不让组胺与其受体结合，就可以减轻鼻塞、流鼻涕的症状。抗过敏药、感冒药经常用的就是这类组胺拮抗剂，例如马来酸氯苯那敏（又叫扑尔敏），它们和组胺竞争，抢着与组胺的受体结合，让组胺结合不上去，就抑制住了过敏反应。组胺拮抗剂经常与伪麻黄碱之类的减充血剂一起使用，后者可以让鼻腔的血管收缩，从而减轻鼻腔堵塞。把组胺拮抗剂、减充血剂以及解热镇痛药（例如对乙酰氨基酚，又叫扑热息痛）、镇咳药（例如右美沙芬）掺在一起，就成了很有效的复方感冒药。市场上著名的感冒药（例如"泰诺"、"白加黑"）的组成都基本相同，超不出这四种成分。

正常的鼻涕是无色透明的，也就是所谓清鼻涕。感冒时一开始流出的也是清鼻涕，之后鼻涕会变得浓一些，成了白色。再往后流出的就可能是绿色的浓鼻涕了，看上去就像脓一样，特别是如果继发了细菌感染，更是如此。为什么鼻涕成了绿色的了？和脓一样，因为它含有大量的嗜中性粒细胞。嗜中性粒细胞虽然属于白细胞，却是绿色的。

免疫系统发现有病原体入侵人体时，开始调兵遣将，嗜中性粒细胞就是最早赶到战场的。嗜中性粒细胞是被血液送来的，但是它却跑到血管之外作战。它是一种吞噬细胞，它的作战方式是把细菌"吃"进去，在细胞里用各种武器将病原体杀死。武器之一是向细菌释放消毒剂——次氯酸（家用漂白剂的主要成分）。次氯酸是由嗜中性粒细胞内的髓过氧物酶制造的，髓过氧物酶的结构和叶绿素有个共同点，都含有二氢卟酚环，这个特殊结构决定了它们的颜色——绿色。因此，浓鼻涕会是绿色的，是因为它含有很多嗜中性粒细胞，而嗜中性粒细胞又含有很多绿色的髓过氧物酶。

用来制作寿司芥末酱的山嵛菜的根茎也含有大量的类似的过氧物酶，所以做出的酱也是绿色的。幸好，山嵛菜刺鼻的辣味来自异硫氰酸，而不是过氧物酶——否则，流着辣辣的鼻涕该有多难受！

为什么会打喷嚏？

"阿嚏！"打喷嚏的时候，如果是在西方国家，可能旁边会有人说："保佑你！"而在中国，则可能有人会说："谁想你了？"这种习俗由来已久，《诗经》中已有"寤言不寐，愿言则嚏"的诗句，意思是：我忧心忡忡睡不着，你想念我让我打喷嚏。

打喷嚏当然不是因为有人在想你，而是因为有什么东西（例如灰尘）刺激了鼻腔黏膜，而产生的一种无法控制的本能反应。鼻腔黏膜的神经末梢受到刺激，有一种痒痒的感觉，一种叫组胺的物质释放出来，刺激黏膜上的分泌细胞生产黏液，为打喷嚏做准备（如果鼻腔干燥的话是打不了喷嚏的）。与此同时，神经信号从三叉神经传递到了脑干的呼吸中枢，脑再把信号传到与呼吸有关的肌肉，刺激它们收缩，不由自主地吸气，关闭呼吸道，挤压胸部，然后快速地呼气。这时，肺部里的空气向上、向外喷射而出，张嘴发出响亮的声音，鼻涕、唾液也跟着飞射出去。打喷嚏时空气的喷射速度极快，能达到每小时160千米，相当于台风的速度。而一次喷嚏可能打出成千上万粒飞沫，飞出几米远。

打喷嚏有什么用呢？由于喷嚏是因为有外来物刺激鼻腔黏膜产生的，人们马上会想到，打喷嚏是为了把这些有害物质清除出去，同时也能清洁鼻腔，免得它被外来物堵塞，让鼻腔更好地发挥过滤空气的作用。问题是，成年人在打喷嚏时通常是张大嘴打的，这样的话就不容易把鼻腔里的脏物排出去，对鼻腔的清洁作用很有限。不像大多数哺乳动物，它们是闭着嘴打喷嚏的，能有效地清洁鼻腔。多数哺乳动物的嗅觉非常敏感，是它们赖以生存的本能，喷嚏清洁鼻腔的作用就非常重要。而人类的生存更多地靠视觉，嗅觉已大大退化了，喷嚏的好处也就没那么明显。对人类来说，喷嚏可能只是进化的遗迹，没有太大的益处。

喷嚏不仅没有什么明显的益处，反而有害处。某些导致呼吸系统疾病的病菌、病毒都能刺激人体打喷嚏，随着飞沫喷射出去。你也许会觉得这是人体的一种自我保护措施，可以减少体内的病菌、病毒，有助于早日康复。其实人体抵御呼吸系统疾病主要靠的是免疫系统，喷嚏排出的那点病原体的影响可以忽略不计。这是病菌、病毒利用了人体的本能反应，巧妙地借助喷嚏来传播自己。人们打喷嚏时通常会不由自主地闭上眼睛，这倒像是一种自我保护，避免沾有病菌、病毒、脏物的飞沫进入眼睛。

有很多因素都会让人打喷嚏，除了灰尘、病菌、病毒，还有刺激性气体、烟雾、花粉、螨虫、头皮屑、温度的变化等等。奇怪的是，有的人遇到强光时，例如从室内走到阳光下时，也会不由自主地打喷嚏。大约25%的人会有这种"光喷嚏反射"。古希腊哲学家亚里士多德最早注意到这个现象。他认为这是由于阳光加热了鼻子引起的。一直到17世纪初，英国哲学家培根才做了实验来检验亚里士多德的假说。培根本人也有光喷嚏反射，所以他不用去找别人当实验对象，而他的实验也非常简单：他闭着眼睛走到了阳光下，这时鼻子还在受热，他却不打喷嚏了。显然，光喷嚏反射和眼睛的感光有关。培根提出，这是因为阳光让眼睛湿润，泪水流到鼻腔，刺激了喷嚏。

培根的假说似乎很合理，问题是它需要时间：从眼睛湿润，到泪水流到鼻腔，都不是瞬间能完成的。而光喷嚏反射却是瞬间发生的，眼睛一看到强光，马上就打喷嚏。所以它是刺激眼睛直接导致的，没有经过鼻腔的中介。为什么会是这样，目前还不是很清楚。一种可能的解释是神经的传导出现干扰。眼睛在感受到强光时，会发生"瞳孔光反射"，视网膜把突然感受到强烈光线的信号通过视觉神经传到脑，脑再通过神经发出指令，命令瞳孔收缩。视觉神经和三叉神经靠得很近，有些人的神经线路"绝缘"性能不好，在视觉神经把信号传给脑时，有一部分信号被附近的三叉神经接收了，从它那里传给脑干，发出了打喷嚏的命令。反过来，如果刺激三叉神经（例如拉头发、拔眉毛），会增加这些人对光的敏感。

光喷嚏反射更没有什么益处，通常也不会有害处。但是在很特殊的情况下会有风险。例如在飞行员驾机降落到海岸边或航空母舰时，水面反射的阳光如果刺激飞行员打喷嚏，就可能让他突然间失去控制。要避免这种风险很简单，戴上太阳镜即可，用不着祈祷"保佑你！"。

为什么会过敏？

我们的身体处在一个危险的环境中，病原体无处不在——病菌、病毒、寄生虫时刻准备着乘虚而入。皮肤是身体的第一道防线，但是它很容易被攻破，病原体得以从皮肤破损的地方侵入。即使皮肤完整无损，在我们呼吸、进食的时候，也能够把病原体吸、吃进去。血液是我们的第二道防线。在血液中有各种各样的免疫细胞、免疫分子，它们扮演着不同的角色，有警察，有特工，有常备部队，有预备部队……分工合作，有效地抵御着外敌的入侵。不幸的是，这支免疫大军有时候会犯糊涂，分不清敌我，把自身的细胞也当成敌人干掉，引发自身免疫病。有时候，偶然进入人体的外来物质对身体是无害的，免疫系统也会如临大敌，试图将其消灭，引起过敏反应，轻者让人不舒服，重者会是致命的。

在免疫大军中，一支很重要的分队由抗体组成，它们是由B淋巴细胞生产的免疫球蛋白（简称Ig），有IgG、IgA、IgM、IgD和IgE等好几种。它们含量有异，分工也不同。例如含量最多的IgG占了免疫球蛋白总数的75%，能够攻击细菌、病毒、真菌等多种病原体，中和它们分泌的毒素。而含量最少的IgE只占了免疫球蛋白总数的0.05%，但是却能引发强大的过敏反应。有过敏体质的人，其IgE含量天生就比较高，能达到一般人的10倍。

过敏反应对人体有害无益，IgE不可能是专门用来引起过敏的。它有什么正常的生理功能呢？那些感染了寄生虫的人，体内IgE的含量比较高，这意味着IgE的正常功能可能是消灭入侵人体的寄生虫。在发达国家，寄生虫病已很罕见，无所事事的IgE便去胡乱地攻击进入人体的无害物质，导致了过敏。一些证据表明，过敏和自身免疫病很可能都是由于环境过于干净而出现的文明病。在20世纪初，过敏还非常罕见，而现在，在发达国家，高达40%的儿童和20%的成人患有某种过敏症，比例要比发展中国家高得多。从发展中国家移民到发达国家的人，在发达国家待的时间越长，过敏的几率也越高。在人类长期进化过程中，身体已习惯了与各种微生物、寄生虫共处，特别是和那些没有太大危害的良性细菌和寄生虫和平共处。在儿童发育阶段，这些细菌、寄生虫的刺激是免疫系统的正常发育所必需的。而在过于清洁的环境中，细菌、寄生虫被消灭了，免疫系统就容易出现紊乱。

在这种情况下，任何进入人体的物质都有可能引发不必要的免疫反应，成为过敏原，空气中的花粉、灰尘、螨虫，食物中的蛋白质，化妆品中的成分，口服或注射的各种各样的药物……已知能引起过敏的物质已有几万种。在第一次接触到某种过敏原时，B淋巴细胞会针对它制造大量的IgE，这些IgE和肥大细胞、嗜碱粒细胞结合在一起。10天后，肥大细胞和嗜碱粒细胞都装备上了对那种过敏原敏感的IgE。这之后如果再次接触到这种过敏原，IgE就会立即向它发起攻击，跟IgE绑在一起的肥大细胞和嗜碱粒细胞破裂，释放出多种物质。其中很重要的一种物质叫组胺，它能让毛细血管扩张，增加血管管壁的通透性，让细胞之间充满了液体，也就出现了炎症。

这些反应本来是有助于消灭病原体的，例如有助于免疫细胞、免疫物质的输送。但是在没有病原体的情况下，它只是给我们制造麻烦。如果过敏反应发生在皮下，就会出现皮疹、红肿，如果发生在呼吸道，就会出现流鼻涕、打喷嚏、咳嗽等症状。有时候，全身都出现了过敏反应，组胺大量地释放到身体各处，导致许多组织的毛细血管扩张，血压下降。在极端的情况下，血压降得太厉害，会出现休克、死亡。

常用的抗过敏药物就是针对过敏反应中发生的这些变化来抑制或减轻反应，例如扑尔敏等抗组胺药物抢占组胺的结合位点，不让组胺发挥作用，而皮质类固醇等激素则是起到使炎症部位的血管收缩、降低毛细血管的通透性的反作用。这些药物都只是缓解症状，并不能治愈过敏，也不能加速康复的进程。避免过敏的最好办法当然是找出过敏原，以后避免再和它接触。有时候虽然找出了过敏原，却无法避免（例如对花粉、灰尘的过敏）。这时有些人会尝试脱敏治疗，每次注射一点过敏原，从很小的剂量开始，逐渐增大剂量，这样能让免疫系统逐渐对过敏原失去敏感，减少IgE的量，同时也能刺激IgG的产生，这反过来能抑制IgE的产生。这个过程非常费时间，但是是最近乎治愈过敏的唯一办法。还有些人连过敏原都找不出来，那么除了吃抗过敏药物缓解症状，就没有别的更好办法了。

既然过敏反应与IgE有关，能不能一开始就不让它起作用呢？IgE的分子结构已经破解了，可以针对它的结构设计出药物，让药物抢先和IgE结合，这样过敏原就结合不上去了。这种药物目前也有了，只不过非常昂贵，只适用于治疗比较严重的过敏性哮喘。也有人想到，既然过敏的起因可能是因为环境过于干净、接触不到寄生虫引起的，那么能不能通过有意地感染上某种危害不大的寄生虫来防止过敏呢？这听上去有点吓人，但也有人开始这方面的尝试。为了对付过敏这种我们的身体给自己找来的麻烦，什么麻烦招都有人愿意尝试。

为什么会"中暑"？

我们是恒温动物，必须把体温维持在37℃左右。要维持体温，身体就必须源源不断地产生热量。在安静状态时，体热主要是新陈代谢过程中产生的。在你进行锻炼或从事体力劳动时，体热则主要是肌肉运动产生的。在大脑中一个叫视丘下部的区域有体温调控中心，时刻监控着体温的变化情况，发出升温或降温的命令，让体温保持恒定。例如，当天气寒冷，体内产热不足以维持体温时，视丘下部就会命令肌肉不由自主地运动起来补充产热，也就是寒颤。

体内产生的热量不断地通过皮肤散发出去（呼气也能带走一部分热量）。热量的传递是从高温区向低温区转移的，有辐射、对流和传导三种方式。在环境温度比皮肤温度（32~35℃）低得多时，体热能很快地通过热量传递散发出去，主要是通过热辐射，一小部分通过热对流（取决于空气的流速），还有一点点是通过与空气直接接触的热传导。但是，如果体热在大量地产生（例如在做剧烈运动），或者环境温度接近皮肤温度，就要尽快把体热散发出去。这时体温调控中心就会发出降温命令，让皮肤血管扩张，增加流经皮肤的血流量，通过血液把体内的热量带走。但是这时光靠热量传递来散热就不够了，所以体温调控中心还会命令皮肤出汗，靠汗液的蒸发把热量带走。在环境温度超过皮肤温度时，就没法靠热量传递来散热了，蒸发成了唯一的散热方式。

出汗是很高效的散热方式，每蒸发1克水就可带走2.43千焦的热量。但是并不是汗流出来就一定能马上蒸发掉的，它能否有效地蒸发，取决于周围空气的湿度。相对湿度大于75%时，就没法有效地蒸发。这时如果周围温度又很高的话，体热就没法有效地散发出去，身体散热机制开始超速运转，努力想把热散发出去：呼吸变得急促，心脏快速跳动，大量地出汗。人会觉得很不舒服，出现了头晕、头疼、身体虚弱、肌肉痉挛、恶心、呕吐等症状，医学上称为热衰竭。

热衰竭如果没有进行治疗，就有可能出现更严重的后果：体温调控出现障碍，反而不再出汗了，皮肤变得干燥，体热在体内急剧积蓄。平均来说人体每千克体重积蓄3.49千焦热量，就足以提高体温1℃。也就是说，一个体重70千克的人，只要少蒸发100克汗液，就能让体温提高1℃。在这种情况下，短短的十几分钟内，就能让体温急剧升高，超过41℃，同时出现了神志障碍，意识模糊或昏迷，医学上称为热射病。如果不及时救治的话，会使内脏器官受到损伤，乃至死亡。

热衰竭、热射病以及其他几种与热有关的疾病通称热病，也就是俗称的"中暑"。轻度的中暑（热衰竭）只要到阴凉、通风的地方（最好有空调），脱掉衣服休息一会儿，喝不含酒精的冷饮，很快就能恢复正常，并不需要吃药也没有有效的非处方药可用。这时如果吃某种中成药或进行某种民间疗法（例如刮痧），也会觉得非常有效，而其实是身体自己恢复的，并不是这些药物、疗法真正有效。所谓刮痧是用外力让皮下毛细血管破裂、淤血，"痧点"就是皮下淤血，并不是排出的毒。中暑也跟毒素没有任何关系。

如果出现了热射病症状，就不能掉以轻心了，在叫救护车的同时，把患者转移到阴凉地方，并采取措施立即让体温降下来，例如用凉水浸泡患者，用水龙头朝患者冲凉水，或者用浸了凉水的海绵、毛巾给患者擦身。但是水温也不能太冷，不要冷到让患者寒颤，那样反而增加了体热的产生。

这是医学界建议并实施的治疗热病的有效方法，国外普遍使用，在许多中国人看来却很恐怖。因为按中国民间的说法，在人体发热、出汗时（不管是因为中暑还是因为激烈运动）是不能冲、泡凉水的，据说这样会给身体造成伤害，甚至还会死人。有人给出解释，说是在发热、出汗时皮肤上的毛孔张开，凉水会从毛孔进入体内。这种说法很荒唐。人的皮肤并不是筛子，水是不可能通过毛孔进入体内的。在皮肤没有受破坏时，水也不可能穿透皮肤进入体内，否则浸泡在水中就相当于喝水，可以解渴了。

还有人说，中暑时洗凉水澡会让毛孔收缩，汗流不出来，热反而散不出去。这种说法同样荒唐。出汗能够散热的原因是水分的蒸发，而一旦浸泡在水中，汗液没法蒸发，出汗起不到散热作用，汗还能不能流出来就无关紧要了。人在水中时主要是通过皮肤与水直接接触的热传导来散热的。

在高温的天气采取一些措施可以预防中暑，例如多喝水（不要等口渴了再喝），少运动，少穿衣服，避免阳光直射，在阳光下活动要涂防晒霜等。在周围温度接近体温时，风扇已起不到预防中暑的作用。预防中暑的最好办法是使用空调。如果由于担心"着凉"，大热天也不敢开空调，就会冒着中暑的危险，老人和小孩尤其如此。

中年为什么会发福？

人到中年，大腹便便。几乎所有的人，一到人生旅途的中间，仿佛一夜之间，体重就显著增加，最明显的是身体的中间，即使是那些可以令人羡慕地大吃大喝而不怕增加分量的天生瘦子，这时候似乎不可避免地也长出了"啤酒肚"、"将军肚"、"游泳圈"、"备用胎"……里面装着的是沉甸甸的脂肪。

人之所以会长胖，根本原因是摄入的能量多于消耗的能量，多余的能量就转化成脂肪储存起来。而人到了中年，身体发生了变化，代谢率自然地缓慢下来，使得身体的能量消耗减少。另一个变化是，从大约30岁起，人的肌肉量开始丧失。肌肉量丧失的一个原因是生长激素的分泌显著减少，而生长激素对促进、维持肌肉的发达至关重要。另一个原因是人们到中年后生活习惯发生变化，运动少了，肌肉缺乏锻炼，也会自然地萎缩。肌肉运动是很耗费能量的（即使在你安静的时候，肌肉也在耗费能量），肌肉量少了，也就意味着身体的能量消耗少了。而运动量少，本身就减少了能量消耗。所以，人到中年时，由于各方面的原因，身体的能量消耗明显少了，但是饮食习惯通常并没有明显改变，饭量还和以前差不多甚至吃得更多，多吃的那些饭就变成了脂肪。

人到中年，上有老下有小，是家庭的支柱，也是工作的主力，生活和工作压力都大。人经常处于紧张状态。我们面临压力时，身体会大量地分泌皮质激素，让我们专心致志地应对危险。这时与应对危险无关的其他功能都被抑制，人是不会想要吃饭的。但是一旦危险暂时解除，人放松下来，身体本能的反应却是胃口大开，要尽量地多吃，为应对下一次的危险尽量地多储存能量。此时皮质激素反过来会刺激神经系统分泌刺激食欲的神经递质，并抑制那些能让人觉得吃饱了的激素。结果是吃多了。

人到中年后，性激素的分泌也少了。这对女性的影响更明显。男性雄激素的减少是逐渐的，女性雌激素的减少却是戏剧性的。在45～50岁的时候，女性开始进入绝经期，卵巢分泌的雌激素大幅度减少。脂肪细胞本身也会生产一些雌激素（从雄激素转化来的。女性体内也有一定量的雄激素）。身体从卵巢那里要不到足够的雌激素，就想从脂肪细胞那里找补，想要留住更多的脂肪，舍不得让脂肪烧掉。

在绝经期之前，女性体内如果有多余能量转化成脂肪，大多是存在臀部、髋部，出现丰腴女性特有的梨子形状体型。这可能是在为生育做能量储备。但是到绝经期后，已不用担心生育了，脂肪存放的位置也发生了变化，和男性一样，存在了腹部，变成了苹果体型。这时候即使体重没有发生变化，体型也变了。而且腹部的脂肪和身体其他地方的脂肪还不太一样。身体其他地方的脂肪在皮肤下面，叫作皮下脂肪，那是我们能用手捏起来的"肥肉"。而腹部的脂肪除了皮下脂肪，还有包围着内脏器官的脂肪，叫内脏脂肪，那不是我们能在体外摸到的。

内脏脂肪比皮下脂肪更令人担忧。它们不仅让人大腹便便影响美观，而且还危害健康。内脏脂肪比皮下脂肪的代谢更活跃，而且它们的代谢产物进入门静脉循环，被血液带到了肝脏。这样，内脏脂肪就把很多脂肪酸送给了肝脏，同时也送给了心脏、肾脏、胰腺和其他器官。脂肪酸在这些器官堆积，影响了它们的功能。现在已经知道，内脏脂肪过多，与糖尿病、高血压、心脏病、癌症和艾滋海默症等多种疾病都有关系。

怎么知道内脏脂肪过多呢？简单的办法是量腰围。在腹部完全放松的情况下，用皮尺量出最大的腰围。如果男人超过94厘米，女人超过80厘米，患上述疾病的风险会比较高。如果男人超过102厘米，女人超过88厘米，那就是高危了。如果你的腰围比较细，也未必就健康，还要再看看腰髋比。量完腰围后再量髋围，如果两者的比例男人超过0.95，女人超过0.85，仍说明是脂肪分布不正常的"苹果"。

谁都知道要减肥就要少吃多运动，管住嘴迈开腿。有人为了尽快让体重减下来，就去绝食，大幅度地减少食物的摄入。这种做法是很难持续的，而且在这种情况下，身体会以为遇到了饥荒，将会本能地进入备荒状态，代谢速度会减慢，会尽可能地存储脂肪。等到食量又逐渐上升后，身体反而有了更多的脂肪。正确的做法是适当地控制饮食的量（每天要比年轻时少摄入200大卡左右），更重要的是饮食要均衡、健康，以水果、蔬菜、全谷、低脂奶制品、瘦肉、鱼、鸡蛋、坚果为主，避免饱和脂肪、反式脂肪、含糖饮料。含糖饮料多用果葡糖浆作为糖分，现在已知果糖摄入过多与内脏脂肪的增加有关。"啤酒肚"不是因为喝啤酒引起的，但是不管喝什么酒，酒精摄入过多，都能增加脂肪。

有人试图通过做仰卧起坐、揉捏腹部等所谓"腹部减肥操"定点锻炼腹部来减少腹部脂肪，这是不可能的。锻炼腹部只会让腹部的肌肉变得更发达，却不能特定地消除那里的脂肪。腹内脂肪没有消除，腹部肌肉发达了反而显得更胖。能否消除脂肪，取决于运动量的多少，和锻炼的部位没有关系。市场上还有一些号称专门用于消除小肚子的产品，也全都是骗人的。幸运的是，要消除小肚子其实也没有那么难。一旦身体消耗的能量超过了摄入的能量，开始燃烧脂肪时，最活跃的内脏脂肪就会是最早被烧掉的。

男人为什么容易掉头发？

我们人类属于哺乳动物，哺乳动物的一个特征是全身披着毛发。但是人类比较特别，全身的毛发几乎都掉光了，只有个别地方还有浓毛，最显著的是头发。头发虽然浓密，却也最容易脱落，而且随着年龄的增长，脱落得越来越厉害。在青少年时期，头发的生长速度是最快的。到了40岁左右，毛囊开始老化，头发脱落的速度超过了更新的速度，头发也就越来越少，而且越来越细。

除了年龄，还有很多因素会影响到头发的生长、更新，例如营养不良、精神压力过大都可能导致脱发。但是最重要的一个因素是性别。大约1/4的男人从21岁开始有秃头的趋势，35岁时大约2/3的男人都有某种程度的脱发，而到50岁时85%的男人的头发显著稀少。男人的脱发95%有明显特征，属于"男性型脱发"：发际后退，头顶的头发掉得比周围的快。

为什么男人要比女人更容易掉头发？是不是和雄性激素有关？没错。雄性激素有好几种，跟哪种有关呢？是不是含量最多的睾酮？不是，而是从睾酮衍生出来的二氢睾酮。大约5%的睾酮会被一种叫5α-还原酶的催化剂转化成二氢睾酮。二氢睾酮量虽少，威力却大，和雄性激素受体结合的能力是睾酮的十到几十倍。它们在前列腺和头顶的头皮这两个地方最为活跃，由于遗传的缘故，有些人天生就对它们特别敏感。在前列腺，二氢睾酮和雄性激素受体的结合刺激细胞的增殖，能导致前列腺肥大。而在头皮，二氢睾酮和雄性激素受体的结合让毛囊萎缩，毛囊的生长周期变得越来越短，长出来的头发越来越细，最终，头发细得肉眼看不见或完全消失。

头发能对头部起到保护、保温作用，但为什么男人会普遍有秃顶的趋势？秃顶有什么生存优势能够强于头发的保护作用？这可能是因为头发同时还是一种社会符号，能影响人们的印象。"聪明的脑袋不长毛"这种说法并没有科学依据，但是却反映了人们下意识的心理，觉得秃顶的男人更老成、更有经验和智慧。这种心理，也许是一种本能。在其他灵长类，例如黑猩猩和大猩猩，在青春期之后头顶的头发也会逐渐变少，而这通常能增加它们在群体中的社会地位。大猩猩甚至因此有一个突出的前额，让秃顶显得更加明显。

所以，在人类进化史上男人秃顶也许有其生存优势，与它有关的基因因此得到了传播、保存。但是在现代社会，脱发更多的是引起人们的烦恼。虽然男性型脱发并不是疾病引起的，也对身体无害，但人们总是想把它当成病来治，自古以来就有无数治疗脱发的秘方、偏方在流传。但至今只有两种药物被严格的临床试验证明治疗男性型脱发有效，得到国际公认。一种是非那雄胺（商品名"保法止"）。它能够跟5α-还原酶紧密地结合，让睾酮结合不上去，这样就阻止了睾酮转化成二氢睾酮，减少了二氢睾酮的产生。最开始人们研究它是为了治疗前列腺肥大，在试验过程中，意外地发现它有一种副作用：刺激头发的生长。于是又进行临床试验证明它能防止男性型脱发。大约86%服用非那雄胺的男人停止了头发的进一步脱落，而65%的人显著增加了头发的生长。

另一种药物是外涂的米诺地尔。米诺地尔原是治疗高血压的药物，它能治疗脱发也是偶然发现的，那些服用米诺地尔的高血压患者被发现在不该长头发的地方，例如面颊和手背，也长出了头发。于是它被改造成外涂溶液涂抹到头皮上，临床试验证明约一半的男性型脱发患者使用它能有些效果，防止脱发和长出一些新头发。米诺地尔的作用和二氢睾酮无关，可能是由于它能促使血管舒张，刺激了头发的生长。它的效果不如服用非那雄胺明显。

但是不管是非那雄胺还是米诺地尔都必须终身每天使用才有效果，一旦停止使用，就会逐渐又恢复到脱发状态。而且两者都有一定的副作用，例如非那雄胺会影响少数服用者的性功能，而米诺地尔则会让某些人的头皮过敏、发炎。所以人们仍然幻想能够找到既能根治脱发又没副作用的食物或药物，草药和草药制剂就仍然能满足人们的这种幻想。可惜，这些基于错误的理论（例如"补肾"）或口口相传的食物、药物至今没有哪一种真正对治疗男性型脱发有效，某些草药制剂貌似有效，也被发现是添加了非那雄胺或米诺地尔，例如章光101曾经被香港、新加坡卫生部门检测出掺有米诺地尔。

治疗脱发的传统药物中名气最大、使用最多的是何首乌，最值得警惕的也是何首乌。按唐朝李翱说法，这种药物是一个姓何名首乌的唐朝人发现的，吃了不仅延年益寿而且生了一大堆子女，引起轰动，人们便以他的名字命名这种药物。因为叫首乌，人们就望文生义认为吃了它能让头发变黑，是能治"肾水亏损，精血不足"的久服不伤人的无毒上品神药，进而用来治疗脱发。历代本草（包括《本草纲目》）都认为何首乌无毒，不幸的是，何首乌含具有肝毒性的蒽醌类化合物，即使用药量未超过药典规定的剂量，即使经过了炮制，口服它也能导致严重的肝损伤。临床上有大量的案例报道，许多人为了治白发、脱发吃生首乌、制首乌或首乌制剂，不仅没治好，反而吃出了严重的药物性肝炎。且不说何首乌治疗头发疾病只是以讹传讹，即使真的有效，有如此严重的副作用也完全不值得。

男性型脱发不是病，而是一种遗传性状，食疗、保养、忌食等等所谓的养生都无法防止它，与其为此担忧、折腾甚至折腾出真正的疾病来，还不如学会接受它。

"一夜白头"有可能吗？

"白发三千丈，缘愁似个长。"我国自古以来就有忧愁能让人头发变白的说法，据称甚至还有人一夜之间愁白了满头青丝。最著名的有伍子胥一夜白头过昭关的故事，说的是春秋时期伍子胥的父亲和兄长被楚平王所杀，只有他逃了出来。楚平王叫人画了伍子胥的像，挂在楚国各地的城门口悬赏捉拿。伍子胥逃到吴楚两国交界的昭关，那里盘查很紧，伍子胥过不去，满怀忧愁，一夜间头发全白，面貌变了，才被他混出关去。

文学作品也喜欢用一夜白头来凸显悲情。比如金庸的《射雕英雄传》就有"瑛姑一夜白头"的情节。故事中，瑛姑哀求南帝用一阳指为她重伤的私生子疗伤，遭到拒绝后，书中借南帝的回忆如此写道："那时她只不过十八九岁，这几个时辰惊惧、忧愁、悔恨、失望、伤心，诸般心情夹攻，鬓角竟现出了无数白发……我见她头发一根一根的由黑变灰，由灰变白。"

不仅是文学描写，纪实报道中也可见"一夜白头"的说法。有一则新闻报道称贵阳出了一个"白毛女"。因强行拆迁，一位中年妇女的房子被夷为平地，自己和两个儿子被抓进监狱，女儿失去工作。突然间没有了家，也失去了所有的生活来源，她满头的青丝一夜间完全白了。该报道还附了一张其满头白发的照片，以证其真。

强行拆迁的悲剧在现在的中国早已让人见怪不怪了，这篇报道吸引眼球之处正在于主人公"一夜白头"。我在微博上指出头发一夜间完全变白是不可能的，遭到了很多批评，除了骂我太"冷血"，还有说我太孤陋寡闻或太自以为是的，有人声称自己曾经见过别人一夜白头或一夜长出很多白头发。有记者采访医生，都说"一夜白头"不是不可能。一位神经科医生解释说，头发变白，主要是由于黑色素和相关色素的缺失，而忧伤、悲伤和精神受到刺激等情况，会使黑色素的形成发生困难。"但这个代谢是个长期过程，不可能在几小时或者几十小时内完成，但是不排除因遗传或一些罕见疾病造成'一夜白头'的可能性。"一位皮肤科医生也说，白发是由于头发毛囊下的黑色素细胞由于酪氨酸障碍，不能生成黑色素。这主要与精神因素及免疫系统有关系。但目前的理论还没有进一步弄清楚为什么白发的真正原因。"在没有找到确切的病因之前，就不能绝对地说'一夜白头'不可能。"

这两位医生解释的是长出白发的原因，说的是精神刺激或罕见疾病有可能长出白发，却不能以此说明已有的黑发能够变白。如果已有的黑发不能变白，一夜白头就是不可能的。

那么黑发有可能自然变白吗？答案是否定的。头发之所以有颜色是因为其中含有黑素颗粒。黑素颗粒是由毛囊里的黑素细胞合成的。如果因为某种原因这个合成过程出现了障碍，新长出的头发不含黑素，就会是白头发。但是黑素合成过程出现的任何变化都不会影响到已长出的头发部分，也就是露在头皮外的部分。头发里面没有血管、神经和细胞，实际上是死物质，身体发生的变化不会让已有头发的成分发生改变，里面的黑素不会因此被去除掉，当然也就不会变成白发。

如果一个人的所有发囊都开始长白头发，也必然是一点一点地从发囊里长出来的，此时发根是白色的，发梢则还是黑色的（或是褐色、黄色等其他固有颜色）。只有把黑色的部分剪掉，才会出现满头白发。头发的生长速度很慢，一天大约长0.4毫米，一个月大约长1.25厘米，所以不仅一夜白头不可能，几夜、十几夜白头也不可能。像照片中那位女士那么长的头发要全部变白，至少要花上几个月的时间。

如果你发现某人的头发突然全部变白，那么有几种可能：他人为地把头发漂白了；他原来头发就已经全白了，只不过染了发，后来不染了；他把头发黑色的部分剪掉，露出了原来掩盖着的白色部分了。

已长出头发是死的，不可能再吸收营养物质，所以市场上那些号称含有滋养头发成分的洗发精、护发素都在误导人。它们所含的维生素、矿物质或其他神秘的因子最多能够通过头皮吸收而营养新生的头发（能有多大的作用也很可疑），而不可能营养已长出的头发。这么说并不是否认洗发精、护发素能够通过清洁、润湿等方式对头发起到保护作用，避免头发分叉、断裂。

文学描写当然不值得用科学较真。但是如果有人要把伍子胥一夜白发过昭关当成历史事实，那就值得较真。因拆迁一夜间头发全白，那是新闻报道，也应该较真。中国文人的老毛病，就是不分幻想与历史，不分虚构与纪实，全搅在一起煽情，还觉得特有人情味，有人质疑就骂人"冷血"。却不知魔鬼在细节中，力量在真实中。

一嘴巴细菌

偶然看到国内一家牙膏厂推销"中药抗菌牙膏"的广告，说是能"有效去除99%的口腔有害菌"，还有其"抗菌养护牙刷"的广告，声称"行业首创抗菌刷毛，能抑制99%常见细菌"。听那意思，如果两者结合使用，口腔、牙齿里的有害菌、常见细菌都要被赶尽杀绝了。这很能迎合消费者的心理。一般人总认为，我们一天刷两三次牙，除了清洁牙齿、去除异味，不就是要消灭口腔、牙齿上的细菌吗？

那么你有没有想过，口腔里的细菌有多少种？说出来吓你一跳，通过基因测序可以估计出，一个健康人口腔内的细菌多达25000种。这些细菌分布在唾液、口腔黏膜、舌头、牙齿等地方，这些地方的细菌种类也不太一样。比如牙齿，它和其他地方不一样，表面是光滑的，只有一小部分口腔细菌能够长在那里，即便如此，牙齿表面上也能检测出多达1000种的细菌。不过不用担心，这么多种细菌大多数对人是无害甚至友好的，有害的只有少数几种。比如导致龋齿的有害菌主要是变形链球菌、乳杆菌，导致牙龈炎的主要是普氏中间菌、牙龈卟啉单胞菌。在正常的情况下，这些有害菌的数量本来就只占极少数，几乎没有，无须靠"特效"牙膏、牙刷来抑制。

口腔中为什么会有这么多种细菌，有害菌又是怎么变得有害了呢？口腔是个绝佳的细菌培养器。它是人体的主要开口，外界的细菌通过空气、灰尘、食物进来，并在那里存活下来。空气能为喜氧细菌提供氧气，不过有的细菌是厌氧的，没有关系，这些细菌也能找到地方躲起来，不暴露在空气中。唾液不断地滋润着口腔，让它的温度保持在35～36℃，pH值保持在6.75～7.25，对许多种细菌来说，这是最佳的生长温度和酸碱度。唾液中的氨基酸、蛋白质可以作为细菌的养料，当然，食物残渣也是它们的养料。食物残渣中对牙齿影响最大的是里面的糖，它们被细菌分解，变成了乳酸等酸性物质。在酸性条件下（pH值低于5.5），牙齿会"脱矿"——牙釉质表面的钙、磷脱落。不过，唾液会把酸给中和了，唾液里的钙、磷沉积回到牙面上。在正常情况下，牙齿的脱矿与再矿化处于平衡之中。氟离子能够增强牙齿的再矿化，这就是为什么牙膏都要加氟，自来水也往往加氟。

细菌要在牙齿上繁殖，首先得能附着到牙齿表面上去，这也要靠唾液的帮助。新长出或刚清洁过的牙齿表面上还没有细菌，这时唾液流过，在牙齿表面上留下了一层糖蛋白组成的膜，这样细菌就可以黏附上去了。细菌是可以相互黏附的，即使不同种类的细菌也可以粘在一起。这样一层层的细菌粘在牙齿表面上，形成了一块块浅黄色的生物膜，也就是牙斑。牙斑的第一个害处是破坏牙齿的脱矿与再矿化的平衡，因为唾液渗透不进去，没法去中和牙斑下面的酸性物质。多数细菌怕酸，但是变形链球菌、乳杆菌不怕，它们在pH值为4.5时仍然能生长、繁殖，让牙斑的小环境越来越酸，牙表脱矿就越来越厉害，出现了龋齿，就不能再恢复了。

牙斑的第二个害处是会导致牙周病。长在齿龈缝的牙斑刺激着牙龈，让它出现炎症反应，加剧龈沟液的分泌。龈沟液主要成分来自血清，含有丰富的蛋白质，这对某些细菌来说是上等养料，它们能把蛋白质给消化掉。蛋白质被降解的结果和糖降解的结果相反，让周围环境呈碱性，由唾液维持的酸碱平衡往另一个方向被打破，pH值能超过7.5。口腔中多数细菌没法在碱性环境中生存，普氏中间菌、牙龈卟啉单胞菌等嗜碱细菌乘机大量繁殖，导致牙龈炎，有人就会觉得自己"上火"了。

牙齿和皮肤、黏膜等地方不一样，它的表层不会自己脱落，所以上面的菌斑不会自己掉下来，要施以外力。刷牙的主要作用就是为了清除牙斑。只要能把牙斑刷下来，不管是什么样的牙膏、牙刷，都能有效去除有害菌。但是牙齿有些地方是牙刷刷不到的，那就是牙齿之间的牙缝，那些地方的牙斑要靠牙线清除。如果牙斑不及时清除，唾液或龈沟液中的矿物质会在牙斑上面沉积，逐渐让牙斑矿化，形成了牙石。牙石一旦形成，就没法通过刷牙、用牙线去除了，而必须用专业的设备洗牙去除。国人一般并无定期洗牙的习惯，甚至认为洗牙会把牙齿洗坏，不敢去洗，口腔卫生就难以保持，也就难怪国人动不动就"上火"。

口臭是不是口的问题？

每个人的嘴巴都难免会在某个时候发出难闻的气味，例如在早晨刚睡醒的时候，或者是有抽烟、喝酒、吃大蒜等生活习惯，通常只要刷过牙或改掉生活习惯，也就好了。但是有些人不管怎么刷牙、改变生活习惯，嘴里仍时刻会发出臭味，自己却不觉得，因为他们的嗅觉早已经适应了这种气味，不会发出"难闻"的警告了。别人也不好意思告诉他们有口臭，直到有亲人、好友提醒，才意识到了问题。有些人会想到要去看医生，但也不知道要看什么科，于是就去看什么病都能看的中医。中医号称是"整体医学"，并不认为口臭是口本身的问题，而要"辨证"一番，看是哪个五脏六腑出了毛病，给出的最常见病因是"胃火灼盛"，然后开出"清胃火"的中药。

其实只有很少一部分口臭与胃的问题有关，例如胃酸倒流。中医也许会说他们说的"胃"不是解剖学意义上的"胃"，而是虚拟的，也能够用来指别的内脏问题。即便如此，口臭也只有一小部分是因为内脏的疾病引起的，例如糖尿病、肝病、慢性支气管炎等。某些人的身体无法分解食物中或代谢产物中一种叫三甲胺的物质，那么它就会跑到唾液和汗液中，发出鱼臭味。

但是绝大部分（80%～90%）的口臭就是口腔卫生出了问题。有的是因为患有某种牙科疾病，例如牙龈炎、牙周炎、龋齿。还有的人其口腔看不出什么毛病，但是他们牙齿上的菌斑和舌苔上同样生活着很多厌氧细菌。这些细菌不喜欢氧气，躲在缺乏氧气的地方，分解食物、唾液和细胞中的蛋白质，然后释放出硫化氢之类的恶臭气体。这些细菌大部分都在舌苔上。

人的口腔中生活着很多种厌氧细菌，但似乎有一种与口臭的关系特别密切。这是一种在2000年才在人的粪便中首次发现的新细菌。发现者给这种细菌单独立了个属，叫"单细菌属"，为纪念一个美国微生物学家，把它命名为穆尔单细菌。这种细菌并非仅仅生活在粪便中，在某些人中，它们也生活在消化道的另一头——口腔。纽约大学布法罗牙医学校的研究人员找了21名慢性口臭患者，还有36名没有口臭问题的人作为对照，从实验对象的舌背部刮下一些舌苔作为样品，检查里面都有什么细菌。中医把舌苔说得很神秘，其实它是由脱落的上皮细胞、口腔中的细菌、食物残渣等组成的。舌苔上长满了细菌，在一个舌苔上皮细胞中能找到100多个细菌，而在口腔的其他部位，一个上皮细胞中只能找到20多个。

研究人员在舌苔中发现了多种细菌，口臭组的人的细菌种类要比对照组的人多。但是只有一种细菌，也就是穆尔单细菌，在所有的口臭患者中都能找到，而在对照组的36人中，只有4人有这种细菌，而这4人全都患有牙周炎，那也能发展出口臭。在体外培养穆尔单细菌，也发现它能散发出硫化氢的臭味。

如果口臭是因为这种细菌引起的，那么把它清除掉，不就行了？这种细菌主要生活在舌苔上，所以对口臭患者来说，不仅要刷牙，还要用舌刷去除舌苔。另一种消灭口腔细菌的方法是使用漱口液。研究人员测试了7种漱口液，发现那些含有洗必泰和西吡氯铵的漱口液对杀灭穆尔单细菌最有效。

还有一种消灭细菌的方法是口服抗生素。研究人员测试了18种抗生素，发现它们大部分都能有效杀灭穆尔单细菌。但是长期口服抗生素会有副作用，而且在杀死穆尔单细菌的同时，还会把体内其他细菌也杀死。并不是所有的细菌都对人体有害的。口腔中有的细菌就不仅对人无害，还会帮助人体抵御有害细菌。例如唾液链球菌是口腔中正常菌群的一部分，口臭患者口中没有它。这种细菌能够分泌细菌素，这是一种类似抗生素的东西，能够抑制其他细菌的生长。实验证明，一旦穆尔单细菌的旁边有了唾液链球菌，它就不再生长了。

那么，能不能通过人为在口臭患者的口腔接种唾液链球菌的方法，来根除口臭呢？初步的临床试验表明，使用含唾液链球菌的锭剂一星期后，能让85%的试验对象的口臭程度（挥发性硫化合物的浓度）显著降低。并不需要吃什么"清胃火"的药，也没有证据证明那些药能起什么用。

不那么智的智齿

儿童的牙齿从乳牙更换成恒牙，并不是一下子完成的，而是花了好几年的时间，按一定的次序依次更换。在大约6岁时，第一对臼齿长了出来，而在12岁左右，第二对臼齿才长出来。第三对臼齿在10岁时开始形成，通常要等到17～25岁才长出来，这时已进入了有"智慧"的成年，所以古罗马人把它们称为智齿。

我每次去洗牙，医生总会建议我考虑拔掉智齿，特别是一颗没有完全长出来的智齿。在牙医看来，智齿就像阑尾一样，不仅没用，而且会带来种种麻烦，恨不得人人都不长智齿。我们身上为什么会有这样多余的、甚至有害的退化器官？难道是为了给我们带来一点痛苦，考验我们的意志，或是为牙医增加一些收入？当然都不是。这是因为它曾经对我们的祖先是有用的，甚至对生存是必不可少的。

而且在那个时候，每个人的智齿都是完全正常地长出来的。这要一直追溯到大约100万年前，我们的祖先吃的是没有经过任何加工、粗得不能再粗的粗粮，例如植物的根、叶子、坚果和生肉。这就要求牙齿有强大的撕咬、咀嚼能力，而且耐磨损。特别是在没有任何牙齿保养措施的时代，多一对牙齿也就多了一重保障。因此我们的祖先和其他猿猴一样，长着三对臼齿，而且也和猿猴一样有着宽大的上下颚，可以轻松地容纳所有这些牙齿。

随着人类的进化，大脑变得越来越大，相应地，上下颚变得越来越短，口腔空间也小了，要容纳下所有的32颗牙齿变得困难了。差不多这个时候，人类已聪明得学会使用火。火的使用彻底地改变了人类的饮食习惯，煮熟的食物更容易撕咬、咀嚼，餐具的发明进一步降低了牙齿的重要性。事实上，只要精心烹饪，一颗牙齿都没有也是可以活下去的，虽然活得不那么舒服。不管怎样，没有最后一对臼齿也无所谓了。

而上下巴的空间也不容易容纳下智齿，这时不长智齿反而有利于生存。有一部分的人（大约占人口的35%）的确根本就不长智齿。这可能和一个叫PAX9的基因的突变有关，是进化的结果。但是为什么没有进化到所有的人都不长智齿呢？这是因为长智齿时，人已经到了生育年龄，能够留下后代，这时即便智齿会对健康有影响，其基因也已经流传下去了，不容易被淘汰。

所以大部分人仍然要忍受长智齿的痛苦。智齿很容易长歪，甚至横着长，就可能影响到其他牙齿排列和使用。有时智齿只是长出一部分，食物残渣夹在周围的牙龈里，不容易清洁，容易发炎。没有人能够预测智齿什么时候会出现问题或破坏其他牙齿。这就是为什么即使智齿没有坏掉，牙医也会建议把它拔除。而且拔得早，就较容易拔，不容易出现并发症，伤口愈合的时间也较短。所以牙医通常会建议在青年时期就把智齿拔掉，最好在智齿还未长成时就提前拔。拔智齿的最佳时间被认为是在智齿牙根刚刚长了2/3的时候，通常在15～18岁时。

但是拔智齿并非没有风险，它毕竟是个外科手术，会有并发症。最常见的并发症是神经受到了永久性的伤害，导致嘴唇、舌头和面颊变麻木。据统计每年有1万1千多名美国人由于拔智齿而出现这种并发症。有时拔智齿还能导致骨折、大出血、脑组织感染，偶尔还会引起死亡。例如2011年4月美国马里兰州一位17岁少女由于拔智齿，麻醉时缺氧窒息身亡。即便如此，每年还是有500万美国人被拔掉1千万颗智齿，大部分是出于预防临近牙齿受感染而提前拔的。但研究显示临近牙齿受智齿影响而感染的发病率不到12%，大约相当于阑尾炎的发病率。所以有人就问，为什么外科医生并没有为了预防阑尾炎而普遍提前切割阑尾呢？这么普遍地提前拔智齿是不是牙医为了赚钱而夸大智齿的危害呢？毕竟，拔智齿在美国是很昂贵的，每年因此的花费高达30亿美元。

所以，智齿该不该提前拔，要权衡利弊才能决定。较有说服力的证据应该来自于临床对照试验。2006年，有研究人员综合评估了各项有关预防性拔智齿的临床试验结果，得出的结论却是没有结论：目前没有证据能够支持或反对这一做法。但是这一研究也发现，在青春期出于预防门牙拥挤而提前拔除智齿的做法是没有依据的，并不能减少门牙拥挤的发生。美国公共卫生协会则反对预防性地拔除没有病症的智齿，包括没能正常长出的阻生齿，理由就是因为这样做有一定的健康风险。

所以每次牙医建议我拔智齿时，我都是笑而不语。特别是随着年龄的增长，拔智齿的风险越来越大，就更要拖延下去，直到不幸出现了病症非拔不可。

从慈禧太后的养颜术说起

我参加过一个电视谈话节目，和一位清宫秘档专家讨论慈禧太后的养颜术。我去参加这么一个听上去有点八卦的节目，目的是为了用科学常识分析一下历史记载和传闻的可靠程度，这毕竟是一档科普节目而不是历史戏说。不过在现在以和为贵的风气下，批判的眼光和怀疑的态度是不合时宜的，被过滤剪辑的结果倒让看了这期节目的观众误以为我也很认同慈禧太后的养颜秘诀。

按现在的标准，慈禧太后真没有什么值得骄傲的养生资本。她活了73岁，不过是今天中国女人的平均寿命。她的身体并不健康。据清宫秘档专家介绍，其生前长期患有脱发、痔疮、消化不良等多种疾病。虽然关于她青春不老的记载与传说并不少，但我见过她晚年的照片和画像，并不觉得有什么惊人之处，不过是一位普通的老太太。

所以慈禧太后是否驻颜有术首先就该打一个大大的问号，研究她的养颜术也就失去了意义。即使是童颜鹤发的百岁老人的经验之谈也没有多大的参考价值，因为一个人能得以长寿有时受基因的影响更大，未必与其生活方式有关。实际上许多长寿老人的生活方式都很不健康。毕竟，个案不能说明问题，大样本的调查统计和生物医学的实验结果才有价值。

但名人和权势的光环最容易迷惑人们的眼睛和判断力。"公主"、"皇后"的名头已足以让人拜倒，何况是"太后"，更何况是近代最有权势的太后。许多人坚信慈禧太后必定驻颜有术，有她的种种奢侈、古怪的生活习惯为证：喝人奶，服用、涂抹珍珠粉，用玉石按摩……

这些在过去都是常人难以享用的珍贵、罕见之物，人们也就想当然地认为它们必然有神奇的功效。但科学早就鉴定出了它们的化学成分，消除了其神秘色彩。人奶虽然是婴儿的最佳食物，但对成年人来说其营养价值还不如牛奶。玉不过是主要化学成分为钙镁硅酸盐的岩石，与皮肤接触不会发生化学反应，传说的玉能通人性、能养人也仅仅是传说。珍珠并非像古人相信的那样是蚌吸取明月精华养育而成的，而是蚌在异物、病变的刺激下产生的分泌物，其主要成分是碳酸钙，并不含有什么神奇的物质，和贝壳没有本质的区别。服用珍珠粉最多相当于在昂贵地补钙，而涂抹珍珠粉甚至连这点营养作用都没有。

现在市场上的美容护肤品更多地是在打高科技的招牌，声称里面含有构成或滋养皮肤的成分，如胶原蛋白、玻尿酸、维生素，使用它能够使老化的皮肤变得年轻。其实组成皮肤的胶原蛋白和玻尿酸都是人体自己合成的，不能从外界直接吸取。皮肤新陈代谢必需的营养素则来自血液循环。皮肤作为人体的屏障，主要起到的是保护、感觉、分泌、排泄、调节体温等作用，吸收不是其功能。外界的物质很难穿透皮肤这道屏障，甚至连水都很难——在游泳池里泡一天也解决不了口渴。虽然皮肤并不是绝对严密无通透性的，也能放过少量的小分子营养物质，但是从皮肤渗透进来的营养物质并不被皮肤细胞直接利用，而是进入血液循环传遍全身，再传回皮肤被利用的部分就微不足道了。

所以，美容护肤品里的各种营养物质要么根本就不能被皮肤吸收，要么被吸收了也不能被皮肤利用，唯一的作用就是误导消费者多花钱。护肤品的作用就是"误导"，通过润湿的方式使皮肤暂时显得光滑，并不能像广告声称的那样真正地保养皮肤、消除皱纹、防止衰老。

要保持皮肤的健康当然需要有足够的营养，但是需要从饮食中吸取。不过，吃什么并不就补什么，吃动物皮并不能补皮，吃胶原蛋白也不能美容。吃胶原蛋白和吃其他蛋白质一样，要被消化成氨基酸才能被人体吸收，并不能直接用于制造胶原蛋白，它的美容价值和吃其他蛋白质不会有两样。

事实上，要维持年轻健康的皮肤，有一个简单而又便宜的办法，那就是躲避烈日。阳光的紫外线辐射是皮肤老化的主要因素。因此，要防止皮肤过早老化，应该尽量不要在太阳辐射最强的时候到户外活动，使用遮阳用具，并在皮肤暴露的身体部位涂抹防晒霜。慈禧太后的皮肤如果真像传说中那么好的话，主要的原因恐怕就是因为深居暗无天日的宫中。

永葆青春只是一个幻想。女人的这个愿望是如此强烈，宁信其有不信其无，不管是打着宫廷秘方的招牌还是挂着最新科技的羊头，都容易兜售出去，甚至再拙劣的美容骗局都不难找到众多的追随者。所以，大可不必担心煞风景的科学事实会破坏了美容市场的和谐景象。

身高的烦恼

1915年，美国导演格里菲斯拍摄了世界电影史上第一部史诗性巨片《一个国家的诞生》。这是一部反映美国南北战争的电影。为了真实地重现历史，格里菲斯按原尺寸重建了南北战争时期的历史建筑。他甚至想让演员们直接穿当时遗留下来的服装，结果发现事隔五十多年后，美国人变得高大健壮而穿不下父辈们的衣服，只好依样新做。

在19世纪中叶，美国人是世界上平均身高最高的人，但是当时美国军人

（白种男人）的平均身高也只有1.71米。而现在，美国白种男人的平均身高达到了1.79米，几乎长高了10厘米。世界各国也都出现了类似的身高增长趋势。在历史上，日本人以矮小著称，以致被蔑称为"倭"。看第二次世界大战太平洋战争遗留下来的照片，日军俘虏的个子和美国士兵相比，简直就是未成年人。但是现在17岁日本男人的平均身高已达到了1.71米，甚至超过了中国男人的平均身高。根据2002年的调查，17岁中国城市男人的平均身高是1.70米，农村男人的平均身高是1.66米，而这，又分别比1992年的调查高了大约3厘米。

身高的这种增长趋势，与营养的改善有关。生长最迅速的时期是新生儿和婴儿时期（0～2岁），其次是青春期早期（女孩11～12岁，男孩13～14岁），这两个时期的营养状况对身高至关重要。但是一个人的身高同时也受遗传因素的影响，父母身材比较高的，其子女往往也比较高。那么先天的遗传因素和后天的环境因素对身材高低的影响哪个更重要呢？我们可以通过统计亲属（特别是孪生子）的身高计算出遗传因素所占的比重。如果在一个人群，所有的人都能获得生长所需的足够营养，那么影响身高差异的主要是遗传因素，例如美国人的身高80%受遗传因素的影响。否则，遗传因素的影响就会下降，例如中国男人的身高65%受遗传因素影响，中国女人的身高则60%受遗传因素影响。中国成年男子的平均身高是1.70米（中国成年女子的平均身高是1.60米），对一个1.80米的中国男子来说，他多出来的10厘米有6.5厘米得益于遗传因素，3.5厘米归功于环境因素。

假定一个身高1.75米的中国男子和一个身高1.65米的中国女子结婚，如果生的是儿子，我们可以预测遗传因素会让他比平均身高高出0.65 × [(175 − 170) + (165 − 160)] / 2 = 3.25厘米，如果生的是女儿的话，则是0.6 × [(175 − 170) + (165 − 160)] / 2 = 3厘米。环境因素有可能会让儿子再高出0.35 × [(175 − 170) + (165 − 160)] / 2 = 1.75厘米，女儿高出0.4 × [(175 − 170) + (165 − 160)] / 2 =2厘米。当然这只是平均值，实际情形会有所差异。如果加强营养，则有可能让子女长得比父母高。影响身高的最重要的营养素是蛋白质，其次是钙等矿物质和维生素D、A。

一个人的高矮主要取决于其下肢的长短，而下肢的长短又取决于长骨（股骨、胫骨和腓骨）的长短。在长骨的骨干和骨骺（骨两端膨大部分）之间，有一段透明的软骨，叫作骺板，又叫作生长板——骨就是靠它生长的。骺板由软骨细胞组成，这些软骨细胞不断地在增殖，新生成的软骨细胞向前往骨骺方向堆积，把老细胞向后往骨干推去。老细胞降解掉了，残余的东西被成骨细胞骨化，变成了骨，于是骨就长了一点。到青春期结束时，骺板软骨细胞不再增殖，剩下的软骨逐渐被骨取代，只留下了一条细细的骺线，人也不再长高了。女性在15～16岁，男性在18～20岁时停止了生长。在那以后，不管采取什么手段（除了手术），都不可能再增高。

在骺线闭合之前，环境因素还能影响到身高。主要是足够的营养，其次是锻炼和睡眠，因为高强度的锻炼和充足的睡眠能增加体内生长激素的含量，而生长激素能够控制骨细胞的增殖。但是并没有什么保健品、药物、器械能够有助于增高。市场上所有的"增高产品"全都是骗人的。例如，有不少保健品公司在推销"生长激素口服制剂"，声称它能够终止或逆转衰老过程。但是生长激素是一种蛋白质，会被肠胃消化掉，口服无效，而必须通过注射才能起作用，而且非常昂贵。生长激素缺乏症患者可通过注射生长激素进行治疗，但是健康人试图通过注射生长激素来抗衰老并没有可靠的临床证据，副作用倒有一大堆：软组织水肿、关节痛、腕管综合征、男性乳房发育……足以让人吓得举不起注射针筒。

如果骺线已经闭合，就没有办法再增高了，不管怎么加强营养、锻炼和睡眠也无济于事。女性可以通过穿高跟鞋来弥补个子矮的遗憾，市场上也有所谓内增高的男用鞋，通过鞋垫来抬高脚跟，能让男性增高达10厘米之多，外表又似乎看不出来。有些男明星就是用这种被戏称为"汗马宝靴"的增高鞋来拔高自己的身高，骗过粉丝。增高鞋往往是高帮、与身材不匀称的超大码鞋子，但也有中帮的。除了增高鞋，还有增高鞋垫、增高袜，号称是隐形的。有的能拔高10厘米。和女人穿了高跟鞋一样，从上下半身的比例、站立和走路姿势，还是可以猜出某位明星用了某种方式拔高自己。与其煞费苦心地拔高自己，或购买各种没用的"增高产品"而受骗上当，还不如正确对待身材的高矮，消除对身材矮小的歧视。毕竟，有很多伟人都是矮个子。

禽流感可怕不可怕？

1997年在香港首次发现H5N1禽流感会致命地传染给人，轰动一时，禽流感从此进入了大众语汇。之后禽流感渐渐地淡出了公众视野。实际上在2003年H5N1禽流感再次出现后，它就再没有消失过，世界上每年都有人感染了H5N1，每年也都有人因此死亡。直到2013年，中国还有两人感染H5N1，两人都死亡，但有多少人还在关心它呢？现在大家关心的是新出现的H7N9禽流感，人们对病毒也是喜新厌旧的。

H5N1和H7N9都属于甲型流感病毒。流感病毒分为甲、乙、丙三型，其中最常见的、能引起严重后果因而也是人们最关心的是甲型。在流感病毒的表面存在两种蛋白质。其中一种能让血液中的红细胞凝聚在一起，所以叫作血凝素（简称HA或H）；另一种蛋白质能把神经氨酸（一种糖类分子）分解掉，所以叫神经氨酸酶（简称NA或N）。这两种蛋白质因为暴露在流感病毒的外面，流感病毒进入人体后，它们就成了人体免疫系统的靶子。如果这两种蛋白质出现了变异，免疫系统识别不了它们，流感病毒就能躲过去。因此病毒学家就根据这两种蛋白质的变异情况来给流感病毒做进一步的分类，编上不同的号码。H5N1和H7N9的数字就分别表示其血凝素和神经氨酸酶的类型。

血凝素虽然最初是被发现能让红细胞凝聚而命名的，但是这并不是它的作用。它的作用是和细胞表面上一种叫唾液酸的糖分子结合。唾液酸的本来作用是吸附水分，让细胞表面保持湿润。但是血凝素能和唾液酸结合发生反应，让细胞误以为流感病毒是营养素之类的有用物质，把它"吃"到细胞里面去，这样病毒就混进去感染了细胞。鸟类的唾液酸主要分布在肠道，而人体的唾液酸主要分布在呼吸道，而且鸟的唾液酸和人的唾液酸的结构不太一样，禽流感只能和鸟唾液酸结合，人流感只能和人唾液酸结合。因此以前人们认为，禽流感是感染不了人的。

但是1997年在香港发生的事件改变了这个看法。这是怎么回事呢？后来的研究发现，人体内其实也有鸟唾液酸，不过它的分布区域和人唾液酸不一样。人唾液酸集中分布在上呼吸道，而鸟唾液酸集中分布在下呼吸道，包括肺。人感染了人流感病毒，出现的是上呼吸道的症状，有时会并发肺炎，那也是细菌引起的，与流感病毒无关。但是人感染了禽流感病毒，由于感染部位就在肺部，直接就引起了肺炎。

禽流感病毒对人体来说是全新的病原体，人体免疫系统识别不了它，不能产生相应的抗体来消灭它。但是人体免疫系统还有别的方法消灭入侵的病原体，其中一个方法是用免疫细胞吞噬病毒。免疫细胞遇到病原体时，会释放一些细胞因子，向别的免疫细胞发出信号，吸引它们来一起消灭敌人。新来的免疫细胞也释放细胞因子，吸引更多的免疫细胞过来，如此持续下去。在正常情况下，这个正反馈的过程会得到控制。但是在遇到禽流感这种陌生而破坏性强的病原体时，免疫系统如临大敌，完全失控，聚集到肺部的免疫细胞越来越多，随之而来的体液也越来越多，最终把呼吸道也堵塞了，导致呼吸困难，乃至死亡。所以高致病性禽流感的死亡率非常高，例如被H5N1感染的死亡率高达60%（实际可能比这低，因为那些病情轻的患者因为不知道得了禽流感而没有被统计进去）。

不过，因为禽流感病毒的感染部位是在下呼吸道，要被感染就不容易了，要吸入大量的病毒，病毒才会到达那里找到突破口。H5N1流行了十几年，全世界总共也就发现了600多个病例。而人流感的感染部位是在上呼吸道，病毒只要进入鼻腔，就能感染，全世界每年有5%～15%的人被感染。也因为禽流感病毒的感染部位是在下呼吸道，病毒很难再跑出来，要继续传染给别人也就不容易，不像人流感，打个喷嚏或咳嗽一声，病毒就随着飞沫传播开去了。

所以目前发现的禽流感患者，基本上都是由于与禽类有过密切接触而被传染上的，只有两、三例是因为与禽流感患者有密切接触而传染上的。感染禽流感的后果虽然很可怕，但是被感染上的概率却是极低，只要不与禽类接触，就没什么可担心的。

医学界之所以对禽流感高度警惕，是因为担心禽流感在传染给人或其他哺乳动物（特别是猪、猫）的过程中，会发生变异，变得可以和人唾液酸结合，那样的话就会出现一种既能在人群中迅速传播，又是很致命的新型流感病毒。这种情形在20世纪曾经发生过三次，在2009年也发生过一次。要发生这样的变化并不难。2012年荷兰科学家通过实验发现，只要让H5N1的病毒基因组的5个地方发生突变，就能让该病毒变成很容易就在雪貂之间传播（其中4个是他们根据以前的流感病毒有意引入的，另一个则是通过人为让病毒在雪貂传播，传播了10次自然发生的）。现在发现H7N9已有了其中的3个突变，还差2个。

病毒也能诱发癌症

有什么因素能诱发癌症呢？你会想到核辐射、抽烟或吃下了含致癌物的食品。但很少人知道病菌、病毒感染也能诱发癌症。至少有20%的癌症是由于感染了某种病原体导致的。但是要知道哪种癌症是由哪种病原体导致的，并不容易。这是因为能导致癌症的那些病菌、病毒，在许多人身上都能找到，而它们在多数情况下并不导致癌症，即使导致了癌症，从感染到病发，往往要经过十几年甚至更长的时间，等发现得了癌症时要再去找出病因就不容易了。要确定某种癌症是病毒引起的，应能在癌细胞中找到那种病毒的基因。长期以来医学界怀疑宫颈癌是由疱疹病毒引起的，但是在癌细胞中找不到这种病毒。德国病毒学家豪森也找了，同样没找到。1976年，豪森在一次学术会议上提出一个设想：也许宫颈癌是由另一种常见的病毒——人乳头状瘤病毒（简称HPV）引起的？

病毒学家对HPV并不陌生。人体如果感染了它，可能没什么症状，也可能在皮肤上长疣。它能通过性接触传播，生殖器感染了它，也会长疣，但是说女性感染了它会得宫颈癌，似乎有些不可思议。豪森的设想并没有引起与会者的兴趣。一个新观点想要让人们接受是需要证据的，这里的证据就是癌细胞中的病毒基因。豪森从皮肤疣中提取出HPV的DNA，然后用它们做探针，去看看宫颈癌细胞中有没有序列和它们匹配的DNA，如果有，就说明癌细胞中有HPV的基因。

起初的几年一无所获。豪森想，HPV有多种类型，也许导致癌症的HPV和导致皮肤疣的不是同一种类型？豪森改变实验条件，不在癌细胞中找与皮肤疣HPV的DNA序列完全匹配的，而是找类似的。如果存在新型的HPV，它们的基因序列不会与已知HPV的完全一样，但有一定的相似程度，用这种方法可以将它们找出来。1983年，豪森在宫颈癌细胞中发现了一种新型的HPV，叫HPV 16型。后来他又发现了HPV 18型。因为这个发现，豪森在2008年获得诺贝尔奖。现在发现的HPV类型已达到大约100种，有大约40种是通过性传播的，其中有十几种能导致宫颈癌或其他生殖系统癌症，叫高危HPV，其他的HPV（包括那些导致生殖器疣的）则统称低危HPV。

HPV感染的是宫颈管黏膜的基底细胞。基底细胞是表皮最里面的一层细胞，它不断地分裂，向外层生长，越往外越密集、越硬，最外面的细胞角质化了，就好像形成了保护膜，把病毒挡在外面。但是由于摩擦等原因，表皮会出现小损伤，里面的基底细胞暴露出来，HPV就可以跑到基底细胞里面去。HPV刺激基底细胞分裂、生长，基底细胞层变得越来越厚，就长出了疣子。同时HPV利用细胞里的设备复制自己，等这些受感染的细胞被挤到了表皮的最外面，死亡、脱落、破裂，里面的病毒颗粒就被释放出来，去感染别人。

长疣子虽然不好看，其实没什么危害。里面的病毒会逐渐被免疫系统清除掉。在所有的HPV感染中，大约90%会在两年内痊愈，所有的病毒都被消灭了。但是其他的10%，HPV的基因会结合进细胞的基因组中，成了基因组的一部分，免疫系统就没法清除它们了。结合进基因组的病毒基因不制造新的病毒，而是刺激产生越来越多的新细胞。换句话说，这些病毒基因不是通过复制病毒来传播自己，而是通过复制整个细胞来传播自己，而且试图让复制过程无限制持续下去。这个过程是由两个病毒基因E6和E7操纵的。E6生产的蛋白质关掉了基底细胞中原有的一个控制基因，这个基因控制着细胞的正常分裂，一旦被关掉，细胞的分裂就失去了控制，不断地分裂、复制。本来，细胞中还有一种叫p53的蛋白质防止出现这种异常，一旦发现某个细胞的分裂失去控制，它就会启动死亡程序，让那个细胞自杀。另一个病毒基因E7就是盯着p53的，它生产的蛋白质和p53结合，让p53失效，不让细胞自杀，细胞不受控制地分裂、增殖，就长出了恶性肿瘤。这是一个缓慢的过程，要花上10～30年的时间。

几乎所有的宫颈癌都是因为感染了HPV引起的。只有一小部分的HPV感染会导致宫颈癌，但是全世界每年仍有49万人患宫颈癌，27万人因此死亡，这是因为HPV感染非常普遍，是最常见的性传播疾病。据美国的调查，26.8%的14～59岁的美国女人感染了至少一种类型的HPV，15.2%感染的是能致癌的高危HPV。男人当然也能感染HPV，也能诱发男性生殖器的癌症。高危HPV如果感染身体其他部位，也能诱发那个地方长癌。从1988年到2004年，美国与HPV感染有关的口咽癌发病率增加了225%。研究者认为这与口交的增加有关。按这个趋势，到2020年，每年HPV阳性的口咽癌发病率将高于宫颈癌。

有一些因素能够增加HPV感染的风险，其中一个重要因素是性伴侣的数量。有过2个性对象的年轻女性被HPV感染的风险是只有1个性对象的女性的4.5倍，有3～4个性对象的风险是5.8倍，有5个以上性对象的风险是10.3倍。一个美国女生如果大学期间一年换一个性伴侣，毕业时被HPV感染的概率超过85%。避孕套可以降低HPV的感染风险，但是无法完全防止HPV感染，因为避孕套遮盖不到的生殖器周围、大腿根部都能传染HPV。6个月内多数时间使用避孕套只能降低风险6%，一直使用避孕套的话也只能降低感染风险42%。

　　既然我们知道了宫颈癌是由某些类型的高危HPV引起的，那么就可以通过疫苗接种来预防。现有的HPV疫苗只是针对HPV 16和HPV 18（有一种疫苗还同时针对导致生殖器疣的HPV），这两种HPV大约导致了80%的宫颈癌，其他高危HPV还没有疫苗可预防。而且，疫苗只对那些还没有被这两种HPV感染的人才有用，最好就在开始活跃的性生活之前接种。美国十几岁少女近一半都已接种了HPV疫苗。等这批人长到三四十岁时，宫颈癌的发病率有望降低。宫颈癌成了第一种可以通过疫苗接种预防的癌症。

为了下一代

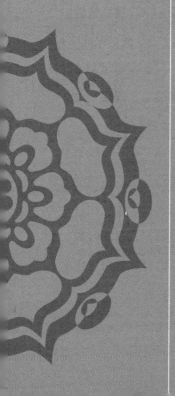

形形色色的"保胎"

国内有的地方要求孕妇领"准生证"之前，必须先去听"优生优育讲座"，而这种讲座由某个厂家赞助，请来"专家"推销其保健品。有个讲座的"专家"是这么推销的：世界卫生组织建议，要想使自己的孩子聪明，大脑发育好，孕妇必须每天服用1000毫克的α–亚麻酸。这种物质在食物中含量不多，比如，如果要达到1000毫克的量，起码要吃4斤核桃。所以要服用α–亚麻酸产品，而且必须从怀孕前3个月就开始服用，一直到生完孩子……然后"专家"就推荐了某个品牌的α–亚麻酸产品，并发放优惠卡引来听众争抢。

这种神奇的α–亚麻酸（简称ALA）究竟是什么东西呢？它对人体的机能很重要，而人体又没法合成它，所以是人体必须从饮食补充的两种必需脂肪酸之一（另一种是亚油酸）。我没有找到世界卫生组织对ALA的推荐量，只查到美国医学科学院对以ALA为代表的欧米伽–3多不饱和脂肪酸的推荐量是成年男子每天1.6克，女子1.1克，孕妇1.4克，哺乳期妇女1.3克。

ALA广泛存在于植物油中，例如亚麻油（含55%）、菜籽油（含10%）、大豆油（含8%）。核桃中的ALA含量也非常高。黑核桃的ALA含量在核桃中是较低的，但是100克黑核桃仁含ALA也达2克。如果像那位"专家"说的吃4斤核桃仁，ALA含量至少是40克。所以虽然ALA必不可少，但是要满足ALA的推荐量是很容易的，完全可以从饮食中摄入，没有必要吃保健品。现在并没有证据能够证明，在正常饮食之外额外补充ALA对胎儿会有什么好处。

事实上，国际医学界目前只推荐孕妇服用一种"保健品"——叶酸制剂。怀孕早期缺乏叶酸会影响胎儿神经系统的发育，出现神经管缺陷。虽然绿叶蔬菜、豆类、肝等食物富含叶酸，但是在烹饪后大部分叶酸都已失去，而且食物中的叶酸只有大约一半能被吸收，因此不容易从食物中获得足够量的叶酸。准备怀孕以及妊娠头三个月的孕妇应每天补充至少400微克的合成叶酸（维生素制剂或强化食品），这能显著地降低婴儿患神经管缺陷的风险。

其他的营养素当然对孕妇、胎儿的健康也很重要，但是它们可以，也最好从饮食中摄取，与其吃保健品，不如注意饮食的营养和均衡。如果担心自己的饮食营养不够，服用复合维生素也比吃成分、功能、质量都可疑的保健品要好。但是有很多孕妇总觉得要吃点保健品才对得起胎儿，甚至还有人习惯吃中草药进行"保胎"、"安胎"。且不说这些中草药的功效未得到科学验证，更令人担忧的是它们对胎儿发育可能产生的不良影响。在怀孕期间本来应该尽量避免吃药，但是有的人不敢吃西药，却敢乱吃中草药，以为"天然药物没有副作用"。其实很多中草药已被发现有毒性，还有更多的中草药由于缺乏系统研究，其副作用尚不明确，吃这种"保胎药"是在拿自己的胎儿做药物试验。

"保胎"产品除了吃的，还有穿的。市场上有多种价格不菲的孕妇防护服在兜售，据说穿了它可以保护胎儿不受电磁辐射的影响。其实，日常设备发出的电磁辐射并不会对人体造成危害，仅在腹部兜一块"防护服"也起不到屏蔽作用。真正要屏蔽电磁辐射，必须全身全副武装都防护起来。孕妇防护服是中国特产，出了国门就见不到这种产品，也没见有外国孕妇用类似的东西，难道中国的胎儿就对电磁辐射特别敏感？

国内医生也喜欢提倡"保胎"，比如，教育孕妇在怀孕的前三个月要注意休息、避免性生活，怀孕后三个月也要避免性生活，以免流产云云。这些建议可能是受中国传统医学的影响，属于想当然，并没有科学依据。美国医生就不做这样的建议。国内医生还喜欢开"保胎药"。我有一个朋友在怀孕两个月时阴道出现轻微出血，北京一家三级甲等医院的妇产科医生未做任何检测即诊断为"先兆流产"，建议保胎，给开了由匈牙利吉瑞大药厂生产的价格昂贵的药物"多力妈"。我获悉后做了一番检索：该药（Turinal）的成分为合成类固醇激素烯丙雌醇，并无严格的临床试验证明其有"保胎"的作用，反而有案例表明它能导致胎儿畸形，例如使男性胎儿的性器官女性化。欧洲大药厂欧加农生产过相同成分的"保胎"药，但在1995年将其退出市场。目前美国、欧洲各国都禁售或停售该药物，它在本国已被视为过时药，却在发展中国家推销。在了解到这些情况后，我的朋友把药扔了。几天后出血自行停止，后来生下一个健康的婴儿。

怀孕早期阴道出血非常常见，大约一半不影响妊娠，另一半会导致流产。自然流产的原因非常多，例如染色体异常、胎盘异常、子宫异常、性激素不平衡、感染、慢性疾病等，难以确定，难以干预，也没有必要干预。不分青红皂白就开"保胎药"保胎是荒唐的。即使是孕酮偏低导致的出血，也没有确凿的证据表明使用孕酮或相关的激素类药物会有效。因此国际医学界的主流意见是对所谓"先兆流产"顺其自然，但是国内却普遍使用所谓"保胎药"，有成分不明的中药，也有过时的西药，为此浪费金钱倒也罢了，本来会正常发育的胎儿若被"保"出了问题，就悔之晚矣。

中国传统文化本来就非常看重"保胎"，对孕妇的禁忌之多大概称得上世界第一。这些禁忌荒诞不经（例如，《本草纲目》说孕妇吃姜会使孩子多指，吃兔肉会使孩子缺唇，吃蟹会使孩子横生等），现在应该很少有人还相信了。现在流行的"保胎"看上去很高科技，其实也是受到了传统习惯的影响，再加上商家、医院的利益驱动。特别是受"只生一个"的计划生育政策的限制，准父母更担心自己唯一的宝宝会出问题，对种种"保胎"也就只好宁可信其有，觉得反正也不会有害处。害处当然是有的，除了"保胎"造成的生活不便和经济损失，更严重的是某些"保胎"做法会对胎儿健康带来风险，让"保胎"成了"害胎"。

"预防新生儿溶血"的医疗骗局

怀孕后，医院会对孕妇做一系列常规检查，这些检查基本上国内外都一样。但是有一项检查只有国内的医院才会做，那就是检查"母婴ABO血型不合"。如果孕妇是O型血，医生会问其丈夫的血型或干脆让丈夫也查一下血型。如果丈夫不是O型血，而是A型、B型或AB型，医生就会认为胎儿的血型有可能与母亲不合，会让孕妇抽血查一下其体内是否有抗A或抗B的抗体，有的话活性有多高（用效价表示）。如果效价比较高，医生会认为胎儿有可能发生溶血而流产，即使不流产，新生儿也可能发生溶血，然后就会让孕妇服用中药预防。一般从怀孕第三个月起开始服用，一直服到分娩。服用的中药一般是以茵陈为主的古方，有的医院也有自己的独特中药。例如，国内一家最著名的医院有自己的"新溶一号"草药配方，是其前辈在民间收集来的，其产科医生在网上称该药方预防新生儿溶血无比灵验，灵验到不必做临床试验验证，否则有违医学伦理云云。

母婴ABO血型不合究竟是怎么回事？它真的那么可怕吗？真的能够用中药预防吗？在回答这些问题之前，我们先来了解一下血型是怎么回事。血型是根据血液中的红细胞表面上的抗原来划分的，根据抗原种类的不同，常见的有二十几个分类系统，ABO血型系统是其中最早发现也是最著名的一个。如果一个人的红细胞表面上有A抗原，其血液就是A型；有B抗原，就是B型；同时有A抗原和B抗原，就是AB型；如果两种抗原都没有，那就是O型。A、B抗原在人体其他细胞表面上也有，甚至微生物和植物中也有。如果人体内原先没有某一种抗原，从食物中摄入或受微生物感染后，就会在血清中出现对抗这种抗原的抗体。因此，A型血的人其血清中有抗B抗体，B型血的人其血清中有抗A抗体，O型血的人其血清同时存在这两种抗体，而AB型血的人其血清没有这两种抗体。抗B抗体如果碰到含B抗原的红细胞，就会与之结合，使红细胞破裂，出现溶血；抗A抗体碰到含A抗原的红细胞，也会出现类似的情况。这就是为什么在输血时要检查血型，如果ABO血型不合，就会发生溶血。

一个人的血型是从父母那里遗传来的。如果孕妇是O型，丈夫也是O型，他们的婴儿就只能是O型。但是如果丈夫不是O型，婴儿就可能是O型也可能不是O型。如果婴儿是A型或B型，就与O型的母亲血型不合。这种现象很常见，大约15%的怀孕属于这种情况。O型母亲可能从食物或微生物中接触到了A或B抗原，体内可能有了抗A或抗B的抗体，这些抗体有没有可能攻击非O型胎儿的红细胞，让他出现溶血呢？一般不会，因为自然产生的抗体通常是那类分子比较大的抗体（叫IgM抗体），这类抗体不能通过胎盘，进不了胎儿体内，也就不可能发生溶血。O型血的孕妇由于某种原因偶尔也会产生比较小的抗体（叫IgG抗体），这类抗体是能通过胎盘进入胎儿体内的。那么它们会不会引起溶血呢？不用太担心。这类抗体的量往往很少，而胎儿的其他细胞的表面也有A或B抗原，抗A或B的IgG抗体基本上都先与胎儿其他的细胞结合，被清除掉了，能与红细胞结合的要少得多。而且，早期胎儿的红细胞上没有AB抗原，抗体不能与之结合，不会出现溶血，更不会因此流产。研究表明，母婴ABO血型不合并不增加流产的风险。后期胎儿和新生儿的红细胞上有了AB抗原，但是没有完全发育，量比较少。抵达红细胞的抗体本来就很少，两者结合即使出现了溶血，一般也不严重。

所以，虽然母婴ABO血型不合的比例高达15%，但是绝大部分不会发生溶血，只有其中的4%——也即所有新生儿中的0.6%——会发生溶血。即使溶血发生了，绝大部分症状非常轻微，只有少量的红细胞发生破裂。红细胞破裂会产生胆红素，由于新生儿肝脏功能不全，不能迅速清除胆红素，就会出现黄疸。大多数新生儿即使不发生溶血也会有黄疸，发生溶血的结果只是让新生儿的黄疸严重一些。溶血病例中大约2/3黄疸严重到需要治疗，通常用光疗就可以了（用蓝光照射破坏胆红素）。只有极少的溶血病例出现严重的贫血，需要输血治疗，但这种病例极其罕见，不到溶血病例的1‰，即在全部新生儿中每百万个还不到6个。

有人可能会说，虽然ABO血型不合导致严重溶血的病例非常罕见，如果能够提前预防也好啊。问题是产前检查是无法查出是否会发生这种类型的新生儿溶血的。像国内医院那样去检查孕妇体内是否有抗A或抗B的IgG抗体和效价有多高是没用的，因为那不是表明会出现新生儿溶血的指证。所以国外医院不做这项检查，即使在常规的产前血液检查中发现了抗A或抗B的IgG抗体，也不在检查结果中列出。被国内医院告知有严重溶血危险需要预防的孕妇比例远远超过百万分之六，正表明该检查没用。而且，即使能通过产前检查发现有严重溶血的可能，也没有任何药物能够预防。国内医院给孕妇服用的中药不仅没被证明真有疗效，而且可能有害——这些未经检验的草药中完全可能含有能影响胎儿发育的成分。

为避免伤害胎儿，孕妇用药应慎之又慎。然而，国内医院不仅为了赚取检查费给孕妇做既无必要也无用的"母婴ABO血型不合"检查，而且不顾胎儿的健康，以预防为名给普通孕妇滥用未经验证的药物，从普通医院到最著名的医院都参与这场能伤害胎儿的医疗骗局，这是中国医学界的耻辱，也是医德沦丧的明证。

按：由另一种血型——Rh血型不合引起的新生儿溶血会很严重，一般在第二胎出现，但可以在产前查出，也有有效的科学办法预防和治疗，与ABO血型不合不是一回事。

为什么坐月子是陋习？

古人把生日称为"母难日"，这不仅指母亲在怀孕、分娩时要忍受痛苦，而且面临着很大的生命危险。在古代，孕产妇死亡率高达1.5%。由于一个女人一生中通常要经历5～8次生产，这就意味着一个女人在一生中由于生产而死亡的可能性高达1/9。由于现代医学的进步，现在发达国家的产妇死亡率已降到万分之一左右。

有许多原因能导致产妇死亡。有的是由于难产或分娩时大出血而当场死亡。有的则是在产后由于感染而死亡。如果在分娩时没有进行消毒，就可能发生破伤风。又由于产后子宫颈口处于开放状态，细菌容易进入子宫导致子宫内膜、子宫肌层发炎，甚至进一步通过输卵管到达盆腔，引起输卵管、卵巢、盆腔发炎。因此产后如果不卫生，容易发生大面积感染，最终由于败血症而死亡。

严重感染时人会发高烧，发高烧时身体会打寒颤，就跟在寒风中一样。中医不知道这是由于细菌感染引起的，以为是"伤风"、"受凉"。为了避免"伤风"，产妇不仅要闭门不出，坐床不起，而且要紧闭门窗，密不透风。产妇还要头戴帽子或裹毛巾，穿厚衣服，即使是大热天也必须如此。为了避免"受凉"，产妇不能洗头、洗澡，不能沾水，连刷牙都不行。产妇也不能喝凉水、冷饮，不能吃"凉性"食物，例如水果。

因此就形成了坐月子要忌风、忌水、忌动、忌口的习俗，而且长达一个月。忌风、忌水不讲卫生，反而增加了细菌感染的机会，而忌动、忌口又降低了免疫力，因此坐月子的结果反而更容易"伤风"、"受凉"。越是容易"伤风"、"受凉"就越看重坐月子，形成了恶性循环。坐月子对产妇来说其实是很痛苦的一件事，在夏天时尤其如此。为了逼迫产妇就范，又有了一套吓人的说法，不坐月子或月子没坐好，以后就会得"月子病"，例如头部吹了风或洗了头就会一辈子头疼，刷了牙以后牙齿会一直酸痛，身体哪个地方沾了水哪个地方就会疼等等。

这些做法与现代医学格格不入，恰恰是对着来的。如果是在西方国家，产妇分娩后，护士往往就给她吃冷饮。分娩当天，护士就会让产妇洗澡，而且会逼着产妇下床运动。孕产妇体内的血液处于高凝状态，如果长时间躺着、坐着不动，容易发生下肢静脉血栓。如果血栓随着血液流动到了肺部，栓塞肺动脉，会导致产妇猝死，难以抢救。在发达国家，产妇由于难产、大出血或感染死亡已很少见，最主要的死亡因素就是血栓栓塞。即使产妇老大不愿意也要逼着她们运动，就是为了防止血栓栓塞。适当的运动也有助于产后的恢复。

西方国家的这种做法在许多中国人看来很不可思议。他们把这归结为白人的体质比较好。且不说白人的体质未必就都比中国人好，西方国家的居民也并不都是白人，还有黑人、印第安人、亚裔，还有很多华人，他们也都不坐月子。除了西方国家，其他国家，包括东方国家（例如日本），也都不坐月子。难道只有在中国的华人是世界上身体特别虚弱的特殊人种，非坐月子不可？一旦被指出了这个事实，又有人会说，正因为外国女人不坐月子，所以她们老得快，或者老了疾病多。好像这些人做过调查统计，发现不管哪个国家、哪个民族的女人到老都比中国国内的女人不健康似的。

"不坐月子，别看现在没事，以后就知道厉害了。"这也是常见的说法，让一些产妇不敢不从。也的确经常有人现身说法，说当年由于月子没坐好，所以落下了什么"月子病"。而什么病都可以归为"月子病"。我听过的一个很搞笑的说法是，由于当年坐月子是在夏天，穿凉鞋没有包住脚后跟，所以老了脚后跟皮肤就裂了。反正人老了甚或还没老都难免会出现各种疾病、不适，只要以前坐过月子觉得某方面没做好，就都可以归为"月子病"。难道没有生过小孩的女人就不会得这些病？"月子病"也可以说是一种心理疾病，是疑神疑鬼乱联想导致的，只有那些坐过月子的人才会得，不坐月子的人没有这方面的心理负担，反而不会得"月子病"。

坐月子是受中医文化影响的一种最具中国特色的传统陋习。这并不是说产妇不需要休产假。产妇在分娩后身体出现了一些变化，适当的休息辅以合理的饮食和锻炼，是有助于身体的复原的。更重要的是，产假有助于带好新生儿。如果因为迷信坐月子，把自己搞得全身脏兮兮、臭烘烘的，对宝宝也不好。说了这么多，也许还会有人问，那你的妻子敢不坐月子吗？当然敢，在医院时没有洗浴条件，她从医院一回家就洗头洗澡，出门散步，想干嘛就干嘛。

警惕医疗保健陷阱从新生儿开始

大多数健康的新生儿在出生几天后皮肤会出现黄疸。这是因为婴儿的肝脏功能还不成熟，没法充分地清除红细胞降解时产生的胆红素，胆红素在血液中累积就出现了黄疸。一位读者向我反映说，他的孩子出生3天后出现黄疸，医生称情况严重，甚至可能引起痴呆，应该住院治疗。事后了解到该医院80%的新生儿都会被隔离住院，原因都是黄疸。事实上绝大多数新生儿黄疸都不需要任何治疗就会自行消失。只有当胆红素含量极高、又不下降时才有导致神经系统受损的危险。这时应该先验血确诊，再做光疗。

许多新生儿在出生后的一段时间内一个或两个眼睛总是水汪汪的，有很多淡黄色的眼屎，中医说是"上火"，要清火，其实这很可能是因为出生后泪道未通，眼泪没法流到鼻腔和喉咙导致的。国内把这称为新生儿泪囊炎，有的医生建议每天点抗生素眼药水，尽早做泪道探通手术，2～4个月大时是手术的最佳时机，太大了手术效果就不理想云云。事实上大部分新生儿泪道堵塞在几个月后都会自行消失，通常无需做任何处理（按摩泪道、热敷也许有助于疏通泪道），少数婴儿在1岁后泪道还堵塞才需要做手术。因为这并非真正的感染，所以不应该使用抗生素。

国内婴儿出生后会注射卡介苗预防结核病，在3个月大时到当地结核病防治所做结核菌素试验检验免疫效果。注射卡介苗是国家计划免疫项目，但结核菌素试验并不免费，不过收费不多，北京的定价是7元。然而，结核病防治所同时会让去检验的婴儿剃掉头发，说是可以查一下体内微量元素的含量，收费却是60元。其实靠检测头发是没法准确地测定体内微量元素的含量的。没有症状的话也没有必要抽血查微量元素。这纯粹是为了赚钱牟利，并很可能借机以婴儿缺某种微量元素（往往说是缺钙、锌、铁）为由推销保健品。

剪头发查微量元素这种简单的骗局之所以能够让家长们心甘情愿地交钱，是因为家长们担心自己的宝宝会缺某种元素，特别是缺钙。许多育儿指南都建议给婴儿补钙，甚至建议从2个月大时就开始补。一些医院、防疫站还免费发一本中国疾控中心编的育儿问答小册子，把一些常见的正常情形都归为婴儿缺钙，建议补疾控中心的一所研究所生产的某种钙制剂。其实婴儿一般不必补钙，1岁以下的婴儿服用钙制剂没有益处。与补钙有关的是补维生素D。如果婴儿经常晒太阳，紫外线可刺激皮肤合成维生素D，也不必补鱼肝油（维生素D）。但是美国儿科学会反对让婴儿晒太阳以免对皮肤造成损伤，故母乳喂养的婴儿从1～2个月起应每天口服400国际单位维生素D预防佝偻病（配方奶粉已含维生素D，配方奶粉喂养的婴儿根据其中的维生素D含量决定是否要补充维生素D）。

婴儿难免会生点小病，例如腹泻。大多数婴儿腹泻是因为病毒感染引起的，对此并无特效药，给婴儿服用治腹泻药物反而可能让病情恶化，关键是要防止脱水。但是许多国内医生却给婴儿开治疗"消化不良"的中成药，号称既能治腹泻，又能治便秘，什么样的消化不良都能治。有的医生即使不相信这些中成药的疗效，但认定反正吃不死人，吃一点也无妨。中药并不像某些国内医生设想的那么安全。许多儿科中成药都含有汞、砷等重金属成分，或含有肾毒性、肝毒性甚至致癌的草药。为了治疗"消化不良"这种小毛病或根本不是病，而让婴儿冒着重金属中毒、肝肾损伤、致癌的危险，是很不负责任的。

在4个月大之后，婴儿很可能会第一次得感冒或咽炎。感冒以及绝大多数的咽炎都是由于病毒感染引起的，无特效药，只能对症治疗（例如，如果伴有发烧，就用物理降温或吃退烧药），等待其自然痊愈。但是国内的医生却习惯于给得感冒、咽炎的婴儿开口服或注射抗生素，而且往往是昂贵的新一代抗生素。你要是抱怨说抗生素只能抗菌不能抗病毒，他们会辩解说是为了防止继发细菌感染。虽然病毒感染有时候会导致细菌感染，但是用抗生素治疗病毒感染以防止细菌感染是无效的，反而可能导致抗药性细菌的感染，那样治疗起来就更麻烦了。

以上所说并非我的创见，而是根据美国儿科学会等国外专业机构的说法。并不是中国婴儿的身体就比外国的金贵。中国医院、医生滥用药物、滥做手术的原因除了专业素质较差、传统文化影响较大之外，还有两条更值得关注的：一则是为了牟利，赚取药物回扣和手术费；二则是紧张的医患关系促使医生习惯于设想最坏的情形以防万一，不敢采取保守治疗。本来，患者应该信任医生、遵医嘱，但是在中国当前特殊的社会环境下，却让人没法充分信任非亲非故的医生，从医生嘴中说出的话有时甚至还不如从网上找来的科普文章准确可靠。这出中国特色的悲剧，人刚生下来就开始上演了。

有必要储存脐带血吗？

在婴儿诞生后，胎盘和脐带向来被当做废物扔掉。近年来，美国出现一些营利性公司，号召父母将胎盘和脐带中的血液储存起来以备自己的孩子在将来可能要用到，费用不低，采集费能高达1500美元，以后每年还要付95美元的储存费。这股风气现在也刮到了中国。新华社在2001年8月24日自济南发了一篇题为"山东妈妈时兴储存脐血为生命投保"新闻稿，称：

"现在，山东越来越多的年轻女性愿意在分娩时保存一份脐血，为孩子投一份生命保险。山东省脐血库自去年底开展自存脐血业务以来，已经有14位妈妈为自己的孩子储存了脐带血，作为送给孩子的特殊礼物。""保存脐血的不仅可以救助他人，对孩子来说，从出生时取得的脐带血万能细胞，日后使用于本人身上时，完全不会被排斥。""据山东脐血库有关人员介绍，要求自存脐血的父母亲首先要与脐血库签订一份协议，脐血库在12年内不能将血液作任何其他用途，即使有患者需要使用，也要征得保存者书面同意，并可获取一定报酬。据了解，在12年内保存者共需付费3000多元。"

脐带血究竟有什么特殊的医疗价值？是否有必要储存起来预防不测呢？

脐带血的特殊价值，在于它含有造血干细胞，能够用于重建血液和免疫系统，这对治疗白血病和其他与血液和免疫系统有关的遗传疾病有重要的意义。众所周知，目前治疗白血病最有效的方法，是将病人的白细胞用化疗或辐射杀死后，移植入健康人的骨髓。骨髓也含有能产生血液和免疫细胞的干细胞。骨髓移植是所有移植手术中最严格的一种，对供体和受体的组织型的配对要求比心脏和肾移植的要求都高。一个人的组织型是由一组基因决定的，这组基因制造一种叫作人类白细胞抗原（简称HLA）的蛋白质。HLA分布于所有人体细胞的表面，免疫系统能够分辨HLA是属于自身的还是外来的，那些带着外来的HLA的细胞将被免疫细胞杀死。人体共有6对主要HLA基因，每对基因由两个等位基因组成，HLA的等位基因多达30几种。如果供体和受体的组织配型不好，对受体会是致命的。这有两种情况：一种是受体体内还残留着自身的免疫细胞，对移植的细胞产生免疫反应，将之杀死，使得患者体内不存在免疫系统，极其容易感染疾病。另一种是反过来，移植的骨髓产生的免疫细胞攻击患者的原有细胞，产生了所谓"移植物抗宿主反应"，其结果往往导致死亡。

HLA基因位于第6染色体上，两位兄弟姐妹各从父母双方得到同一条第6

染色体，因而有相同的HLA基因的概率只有25％。两个人如果没有亲缘关系的话，他们的组织配型可以很好地配对（12个等位基因中有6个相同）的概率则只有1/400。许多白血病患者就因为找不到合适的供体而耽误了治疗。即使那些找到了合适供体做了骨髓移植的，仍有80％会有不同程度的"移植物抗宿主反应"，即使是组织配型良好的同胞之间进行骨髓移植，也还有20％会得移植物抗宿主疾病。专家们认为这是由于还存在许多未知的次要HLA没能匹配导致免疫反应。由于新生儿的免疫系统与儿童或成年人的免疫系统不同，移植脐带血产生的免疫细胞较不会攻击宿主的细胞，因此脐带血移植的组织配型要求不像骨髓移植那么严格，也较不容易产生移植物抗宿主反应。调查表明，亲属之间的脐带血移植，只有5％产生严重的移植物抗宿主反应（包括1％导致死亡），非亲属之间的脐带血移植，也只有20％产生严重的移植物抗宿主反应（包括6％导致死亡）。相反的，非亲属间的骨髓移植，即使组织配型良好，也有47％产生严重的移植物抗宿主反应，高达33％将会因此死亡。

脐带血移植还有其他优势。一半以上的成年人，其白细胞中都存在着一种"细胞肥大病毒"，这种病毒对正常人是无害的，但是对那些接受移植的患者，因为其免疫系统受抑制，任何病毒都可能是致命的。事实上，由于骨髓移植带来的细胞肥大病毒，导致了10％的患者死亡。而只有1％的新生儿在子宫中感染了细胞肥大病毒，因此在这方面，脐带血移植也要安全得多。脐带血移植在时间上也有优势。寻找骨髓移植的供体很花时间，平均需要4个月。在这段时间内，供体候选人要被抽血检验组织配型以及检测各种病毒。而脐带血在储存之前已经经过了组织配型检验和病毒监测，一旦需要，三四天内即可提供。

脐带血移植既然有这些好处，是否在分娩后要保存起来，"为孩子投一份生命保险"呢？并不需要。一个孩子需要进行脐带血移植的概率极低，只有十万分之一。为这么低的概率花那么高的储存费用，是不值得的。而且，万一需要脐带血移植，一般也不能用自己的脐带血，因为如果所要治疗的疾病是遗传导致的话，脐带血同样携带着突变的基因，移植自己的血液是无济于事的。

当然，如果在移植之前，能够用基因疗法修正脐带血中的突变基因，那么是可以用自己的脐带血进行治疗的。但是，在近期内，还不可能做到这一点，因此，在现在，对绝大多数家庭来说，为自己的孩子储存脐带血只是浪费钱，没有任何意义。如果你生过患白血病或其他遗传性免疫疾病的孩子，或有这类遗传病的家族史，储存脐带血才有意义。在这种情况下，你的亲属用到脐带血的可能性大大增加，手术也更可能成功。

总之，不要被营利性脐带血库的广告所打动，绝大多数家庭根本不必用这种方式"为生命投保"。但是把脐带血扔掉也太可惜，应该捐献出去，让需要它的人利用。美国有由政府资助的公共脐带血库，免费接受捐赠和提供脐带血，已有数百人的生命因此得救。中国也应该建立类似的公共脐带血库，而不应该只是想着借此营利。

就像许多生物医学技术，脐带血移植也面临着一些伦理道德问题。2000年9月，美国加州一位名叫莫莉的8岁小女孩，因为得范克尼贫血症（一种致命的遗传病）而接受了脐带血移植，所用的脐带血来自刚出生的小弟弟亚当。这次手术之所以引发争议，是因为莫莉的父母是为了能给莫莉提供脐带血，而特地再生一个孩子的，而且亚当是用体外人工受精的方法（即试管婴儿）从一组胚胎中选出的。在将后来发育成亚当的胚胎植入子宫之前，医生对其进行了检测，以保证他不带有范克尼贫血症基因，而且组织型与莫莉相匹配。像这样为了取得合适的脐带血治疗，有选择地怀孕，是否道德呢？一个专门的生物伦理委员会对这一案例进行了讨论后，认为它是道德的，因为提供脐带血对亚当的健康没有任何影响。

对脐带血的拥有权，过去也有争议：它是属于父母双方，母亲一方，还是婴儿所有？对这个问题，美国生物伦理学界已有了共识。脐带血属于婴儿所有，但是在婴儿成年之前，父母对它有监护权。父母可以捐献脐带血，也可以用它去治疗婴儿的兄弟姐妹的疾病，这都是合乎道德的。如果该婴儿以后也需要进行脐带血移植而且可以用自己的脐带血，但是自己的脐带血已被其父母用掉，这虽然不幸，却不是不道德的。

更受关注的是对公共脐带血库的管理和使用。如果脐带血的提供者患有遗传病，那么他的脐带血中干细胞也携带着能导致遗传病的基因突变。这类遗传病（例如先天性贫血症或免疫疾病）在刚出生时难以检测，可能要过几个月或几年才表现出来，而到那时候，他提供的脐带血可能已被移植给别人，将遗传病"传染"给了受体。为了避免这种危险，脐带血库应该对脐带血进行6到12个月的检测，并与提供者的家庭保持联系，以确保提供者是健康的。这样就需要长期保存捐献者的记录并持续跟踪捐献者。但是这么做，却有可能侵犯了捐献者的隐私。美国公共脐带血库在现在的通行做法是，首先要求愿意捐献脐带血的父母填写详细的问答，汇报家族病史和性生活史。如果从答卷中发现脐带血的质量可能会有问题，即不储存其脐带血。对储存的脐带血，在几年内保留捐献者记录，之后销毁记录，让脐带血成为匿名捐献。这么做仍然存在危险，因为有的遗传病会在多年以后才表现出来，但这是在保证安全和保护隐私之间，所能达到的最好的妥协。

脸怎么黄了

你知道人的血液为什么是红色的吗？这是因为血液中数量最多的细胞是红细胞。红细胞又为什么是红色的呢？红细胞的主要成分是血红蛋白，血红蛋白是一种球状蛋白，紧紧包着血红素。血红素由一个叫作卟啉的环状有机物组成，在环的中间是一个铁原子，铁原子与氧气结合，这样红细胞就能把氧输送到全身各处了。铁的很多化合物是红色的，莫非是铁原子让红细胞有了红色？不完全是，血细胞的颜色主要来自卟啉，卟啉分子本身就是紫色的。不过铁原子也对血细胞的颜色也有所改变，而且与氧气的结合也改变了颜色：有氧的血红蛋白是鲜红的，而去氧的血红蛋白则是蓝紫色的。

红细胞是由骨髓源源不断地制造出来的，每个红细胞的寿命大约是120

天，之后就衰老、死亡。死亡的红细胞破裂，它所含的血红蛋白随着血液到了脾脏后，被那里的巨噬细胞吞噬，血红蛋白中的蛋白质部分降解成了氨基酸，而血红素的环状结构也被破坏，变成了胆绿素（顾名思义，是绿色的），同时释放出铁原子。胆绿素进一步降解，变成了胆红素——这次可不能顾名思义，它其实是黄色的。胆红素被运送到肝脏，胆红素本来是不溶于水的，在肝脏它和葡糖醛酸结合，变成了能溶于水，然后送到胆囊，和胆绿素一起作为胆汁的一部分分泌到肠道中（明白为什么叫作胆X素了吧）。

大肠中的细菌把胆红素转化成无色的尿胆素原。有一部分尿胆素原被肠道细胞重新吸收回到体内，送到肾脏分泌到尿液中，在这个过程中尿胆素原会被氧化成尿胆素，它是黄色的，也就是尿液的颜色。剩下的尿胆素原在肠道中被细菌进一步转化成粪胆素原，经空气氧化成粪胆素，跟着粪便排出体外。粪胆素是棕色的，正常粪便的颜色就是这么来的。

由于红细胞不断地在死亡，血液中就一直有胆红素，正常含量大约是0.5毫克/分升。但是如果在胆红素的代谢和分泌过程中哪个步骤出了问题，胆红素就会在血液中累积起来，一旦其含量超过了1.5毫克/分升，皮肤、眼白就会泛黄，也就是所谓黄疸。

黄疸通常是肝脏等器官有疾病的症状，但是婴儿则不然。绝大多数（约90%）的新生儿在出生一天之后会开始出现黄疸，最明显的是脸部。这是因为新生儿的红细胞数量多、更新速度快，因此胆红素的产量高，但是新生儿的肝脏功能还不完善，处理胆红素的能力很低，这样胆红素就迅速在血液中累积起来，在出生5、6天后达到了最高，然后逐渐下降到2毫克/分升，持续两周左右，胆红素含量降到了成人水平，黄疸就完全消失了。

新生儿黄疸一般来说对人体是无害的。如果黄疸过于严重（胆红素含量在15毫克/分升以上），或持续时间过长，由于新生儿的脑血屏障还未完全形成，胆红素有可能透过它造成脑损伤。因此要进行治疗，国际上通行的疗法是光疗，用蓝光照射婴儿的皮肤。在光线作用下，不溶于水的胆红素转变成能溶于水的异构体，通过尿液排出体外。新生儿黄疸也有少数是疾病引起的，例如由于胆道闭锁，胆红素无法排出去（粪便因为不含粪胆素，是白色的），像这种情况，就要进行手术。

可见绝大多数的新生儿黄疸是正常的生理现象，对人体是无害的，不需要任何治疗就会消退。但是国内一些医院为了创收，夸大新生儿黄疸的严重性，要求住院治疗，有的医院甚至80%的新生儿都为此住院治疗。如果是光疗倒也罢了，却要用药。对此没有西药可用，于是中药就派上了用场。中医认为新生儿黄疸是"热毒"或"寒湿"所致的疾病，传下了以茵陈为主的"退黄"药方。但是给新生儿灌药汤毕竟不方便，就改用中药注射液做静脉滴注，用得最多的是据称能"清热，解毒，利湿，退黄"的"茵（陈）栀（子）黄（芩）注射液"。

有没有什么科学依据、临床试验证明这些药物真的能帮助新生儿去除胆红素呢？没有。由于新生儿黄疸绝大多数能自行消失，所以造成了这些药物能够"退黄"的假相。进入体内的药物要由肝脏、肾脏来解毒，而新生儿的肝、肾功能不完善，更容易受到药物的损害。中药的副作用由于缺乏科学研究，大多不明确。而且，中药注射液的化学成分极其复杂、杂质非常多，直接注射到血液中，很容易引起严重的过敏反应，乃至死亡。

据报道，陕西一家医院用茵栀黄注射液给新生儿"退黄"，有4名新生儿发生不良反应，其中1名死亡。其实使用茵栀黄注射液出现不良反应算不上新闻，自20世纪80年代以来在医学期刊上有大量报道，1994年就有过敏性休克致死的案例。有人也许觉得药物出现不良反应不值得大惊小怪，问题是这个药物根本就不该用，因此出现的每一起不良反应、每一起死亡都是可以避免的悲剧，新生儿成了医德沦丧、利欲熏心的牺牲品。

奶是妈妈的好

"三鹿奶粉"事件发生后，有人认为这是追求高科技产品的恶果，呼吁回归自然，如果无法哺乳，就改用传统的米汤、豆浆或自家养的牛羊奶代替婴儿配方奶粉。这种做法是非常危险的，会导致婴儿营养不良、过敏或肾脏损害。

婴儿配方奶粉仍然是母乳的最佳替代品，只有它能够做到在营养上与母乳没有什么区别。

但是这又让许多人产生错觉，以为婴儿配方奶粉已可以完全取代母乳，一开始就放弃了哺乳。国内医院的产房虽然照例会悬挂提倡母乳喂养的招贴画，空泛地讲讲"母乳喂养的婴儿不容易生病"的道理，但是实际操作起来就是另一回事了。比如有的标榜是纯母乳喂养的医院产房在临产妇入院时，就要求选定配方奶粉的牌子，奶粉钱是算在住院费用里头的。有的医院把产妇信息透露给奶粉推销商，产妇回到家里，推销电话也随之而至。也许在一些产科、儿科医生看来，配方奶粉已足以和母乳媲美，那些一出生就完全用配方奶粉喂养的婴儿不也活得好好的吗？

其实现在的配方奶粉并没有完全复制母乳。其中一个原因是我们至今对母乳的成分及其功能缺乏全面、深入的了解。如果未来某一天，我们对母乳的成分已完全明了，是否有可能复制出成分与母乳完全一样的婴儿配方奶粉呢？

这可以说是一个不可能完成的使命。一个原因是母乳中含有许多种微量活性物质，已知的已多达上百种。这些活性物质中，有的是母乳生产过程中遗留的副产品，例如乳糖合成酶、脂肪酸合成酶，不太可能对婴儿的身体有用处。但是其他活性物质显然与婴儿的健康有关：

母乳中含有消化酶和能转运锌、镁、硒等矿物质的酶，以帮助婴儿的消化、吸收。母乳中含有免疫球蛋白、巨噬细胞、淋巴细胞，在婴儿肠道里消灭病原体；还含有其他一些有助于婴儿抵御病菌、病毒的物质：乳铁蛋白能与铁结合，除了帮助铁的吸收，还使得病菌由于缺铁而难以生存，溶菌酶能提高免疫球蛋白的抗菌能力，黏液素能帮助消灭病菌、病毒，干扰素、纤连蛋白具有抗病毒的作用，等等。母乳中还含有许多种生长因子，被证明能刺激小肠细胞的繁殖，影响婴儿肠道的成熟和生长。1998年，一个国际研究团队发现，母乳中甚至含有内源性大麻素，和大麻一样能刺激食欲，调节婴儿的吮吸动作。

有的厂家试图通过添加其他动物的活性物质来模仿母乳，例如在奶粉中添加牛免疫蛋白或牛乳铁蛋白，而其实牛奶中的这些活性物质并不能被婴儿利用。假如有一天，我们能通过基因工程的方法——生产出了这些活性物质，又如何能保持其活性呢？在奶粉生产、储存过程中许多活性物质会失去活性，婴儿的胃酸也会杀死它们。母乳中的活性物质之所以能被婴儿利用，是因为它们被乳汁脂肪巧妙地一个个包装、保护起来，所以躲过了胃酸，活着抵达婴儿的肠道。

复制母乳的另一个困难是，母乳的成分并非恒定。不同母亲的乳汁成分不同，同一个母亲的乳汁成分在一次喂奶的前后阶段以及婴儿的不同发育时期，也都在发生变化，以满足婴儿的不同需要。母亲的饮食会影响到乳汁的成分，甚至出现不同的味道，因此母乳喂养的婴儿从小就在从母乳中适应母亲的饮食，而配方奶粉只有一种味道，用配方奶粉喂养的婴儿以后容易偏食。母亲身体还能根据接触到的病菌、病毒分泌相应的抗体通过乳汁传给婴儿加以保护，这种个性化抗体生产更是没有哪种配方奶粉有可能做到的。

母乳对婴儿的益处并不限于哺乳期。母乳喂养的婴儿与配方奶粉喂养的婴儿相比，长大以后患消化系统、呼吸系统、糖尿病、免疫系统等方面的疾病以及肥胖的风险都降低了。因此世界卫生组织建议哺乳期应持续两年，前6个月纯母乳喂养。

不过，母乳并非完美食物，和配方奶粉相比，也有不足之处。母乳的维生素D含量很低，这对经常在野外活动、赤身裸体的人类祖先来说不成问题，因为阳光照射下婴儿皮肤可以自己合成维生素D，但是在现代社会婴儿就有可能因缺乏维生素D而妨碍骨骼发育了，因此母乳喂养的婴儿应每天补充维生素D制剂。母乳的铁含量也很低（少于1 mg/L），在前4~6个月，婴儿体内有从母体带来的铁可用，此后铁的储备用完了，就应该注意通过辅食补充铁。母亲如果营养不良，也能使乳汁缺乏某些营养素。从饮食、药物摄入体内的毒素，以及多种传染病，都能通过母乳传给婴儿。值得一提的是，国内民间有用通草、王不留行、穿山甲等中药下乳的习惯，这显然是这些药名中的"通"、"不留"、"穿"等字眼引起的牵强附会，而药物中的毒素却有可能分泌到乳汁中毒害婴儿。

母乳的不足是可以预防和克服的，而母乳作为哺乳动物上亿年、人类数百万年进化出来的，母子之间相依为命的产物，却是无可取代的。

婴儿需要补钙吗？

"全民补钙"的说法已经流行了不少年头，到现在终于彻彻底底地"全民"了，连刚出生没多久的婴儿也没能避免。据北京大学公共卫生学院营养系教授李可基和他的学生在北京城区的调查，67%的宝宝4个月前就开始补钙，到6个月的时候，高达86%的宝宝在补钙。这往往是听从医生的建议，在产妇出院时医生就给开了碳酸钙的冲剂，嘱咐满月之后开始给孩子服用，即使是足月的健康宝宝也是如此。

婴儿真的需要补钙？这首先需要知道婴儿每天对钙的需求量有多少。钙是人体内含量最高的矿物质，大约占了体重的2%。体内98%的钙都用于组成骨骼，婴儿从膳食中摄入钙主要也是为了保证骨骼的正常发育、生长。通过测量不同生长时期骨骼中钙的含量变化，可以推测每天需要摄入的钙量。例如，通过测量掌骨的钙量，可推测在婴儿出生后的第一年，平均每天累积的钙量是80毫克。不同的测量方法得出的数据会有差异，但是总的来说，婴儿在第一年平均每天累积的钙量是大约100毫克。

婴儿如果纯母乳喂养的话，每天平均要吃780毫升母乳，母乳中钙的含量很高，平均每升母乳含有259毫克钙。因此婴儿平均每天摄入的钙量是202毫克。母乳中的钙是最适合婴儿吸收的，吸收率能高达60%，那么每天吸收利用的钙量是120毫克，超过了钙的累积率。6个月后，婴儿要添加辅食，辅食中也含有一定量的钙。所以，纯母乳喂养的婴儿是不会缺钙的，人类长期进化的结果已保证了母乳是婴儿最好的食品，能够基本满足婴儿对各种营养素的需求，钙也不例外。

只有一个例外，那就是母乳中几乎不含维生素D，维生素D能帮助钙的吸收，如果婴儿体内没有足够的维生素D，即使食物中有钙也没法被吸收，会导致缺钙。对人类祖先来说，这不是问题，因为在阳光照射下皮肤可以自己合成足够的维生素D来满足身体的需求。但是现在不一样了，婴儿穿上了衣服、戴上了帽子，阳光照不到裸露的皮肤上，影响了维生素D的合成。而且，为了避免婴儿娇嫩的皮肤被阳光灼伤，也不主张让婴儿晒太阳。所以，婴儿一出生，就应该补充鱼肝油或维生素D（以前的推荐量是每天200国际单位，现在提高到400国际单位）。

纯母乳喂养的婴儿只要补充维生素D即可防止缺钙，是没有必要再去补充钙剂的。那么用配方奶粉喂养的婴儿呢？配方奶粉中的钙的吸收率比母乳中的钙差，平均只有大约40%，但是添加的钙的含量比母乳的高，是母乳的两倍。而且，配方奶粉也添加了维生素D。所以，用配方奶粉喂养的婴儿，也是不需要再额外补充钙剂的。

国内有医学专家批评给婴儿补钙现象，说这样做反而有害健康。钙摄入过多的确有可能出现不良反应，有导致血钙过高、损害肾脏、形成肾结石、软组织钙化、影响其他矿物质的吸收等危险。但是这些危险是只有钙的摄入量达到一定程度后才会出现的。有研究表明，婴儿每天钙的摄入量达到1550～1750毫克时，也没有影响到尿液中钙的分泌，未发现有不良反应。所以一般把0～6月婴儿钙的摄入上限定为每天1000毫克，6～12个月则是每天1500毫克。国内医生开给婴儿服用的钙剂，剂量只有一天150毫克钙，加上从母乳或配方奶粉中摄入的钙，也还没有达到上限，不必因此恐慌。

正常哺育的足月婴儿一般不会缺钙，但是不仅国内医生建议给婴儿补钙，国内出的许多育儿指南也都建议给婴儿补钙。我亲眼见到一些医院、防疫站免费发一本中国疾控中心编的育儿问答小册子，把一些常见的正常情形（像枕秃、夜闹、多汗之类）都归为婴儿缺钙，建议补疾控中心的一所研究所生产的某种钙制剂。这其实是为了推销保健品。婴儿出生后会注射卡介苗预防结核病，在3个月大时到当地结核病防治所做结核菌素试验检验免疫效果。注射卡介苗是国家计划免疫项目，但结核菌素试验并不免费，不过收费不多，也就几块钱。然而，结核病防治所同时会让去检验的婴儿剃掉头发，说是可以查一下体内微量元素的含量，收费却是几十元。其实这是个低级的骗局，靠检测头发是没法准确地测定体内微量元素的含量的（没有症状的话也没有必要抽血查微量元素），但检查的结果却往往是缺某种微量元素，其中就包括缺钙（常见的说辞还有缺锌、铁），再以此为由推销保健品。

所以"婴儿补钙"乃是在利益驱动下出现的、只有在中国才有的怪现象，唯一的目的就是为了推销保健品赚钱。连医生都成为这个骗人牟利的利益链中的一环，是当今一些人医德沦丧的又一明证。

在睡眠中生长

"婴婴困，一暝大三寸；婴婴惜，一暝大三尺。"这是流传在闽南地区的一首摇篮曲，翻译过来的意思大致是："宝宝睡吧，一晚上长高三寸；宝宝可爱，一晚上长高三尺。"这个夸张程度胜过李太白的歌谣，无意中触及了一个事实：小孩是在睡眠中长个儿的。

一个人的高矮主要取决于其下肢的长短，而下肢的长短又取决于长骨（股骨、胫骨和腓骨）的长短。小孩的长骨是怎么变长的呢？在长骨的骨干和骨骺（骨两端膨大部分）之间，有一段透明的软骨，叫作骺板，又叫作生长板——骨就是靠它生长的。骺板由软骨细胞组成，这些软骨细胞不断地在增殖，新生成的软骨细胞向前往骨骺方向堆积，把老细胞向后往骨干推去。老细胞降解掉了，残余的东西被成骨细胞骨化，变成了骨，于是骨就长了一点。到青春期结束时，骺板软骨细胞不再增殖，剩下的软骨逐渐被骨取代，只留下了一条细细的骺线，人也不再长高了。

这个过程是受生长激素控制的。生长激素能刺激肝脏合成一种和胰岛素类似的激素，这种激素能刺激细胞的生长，所以叫胰岛素样生长因子（简称IGF-1）。IGF-1对几乎所有的细胞都能起作用，也能刺激软骨细胞和成骨细胞的增殖，从而就刺激了骨的生长。生长激素可能也会直接刺激骨细胞的增殖，不过很难把这和通过IGF-1的间接作用区分开来。

体内生长激素或IGF-1含量高了，就会反过来抑制生长激素的分泌，免得分泌太多的生长激素。但是生长激素的分泌还受到其他激素的控制。长期以来，人们认为是下丘脑分泌的两种激素在一正一反地控制着生长激素的分泌，分别把它们叫作生长激素释放激素和生长激素抑制激素。1999年，日本科学家在胃底部的上皮细胞中发现了一种新的激素，它能够刺激食欲。如果注射它，会引起强烈的饥饿感，在绝食时它在血液中的含量非常高，考验绝食者的意志。这种新激素或许应该叫作"饥饿素"，不过它刚被发现的时候人们还不知道它有此功能，而只知道它能刺激脑垂体分泌生长激素，因此被命名为ghrelin，意思是"生长素"。

这些和睡眠有什么关系呢？人类的祖先和许多动物一样，过着日出而做、日落而息的生活，生理机能相应地出现了昼夜节律。例如许多激素的分泌量在白天和晚上大不一样。生长激素释放激素在体内的含量就表现出明显的昼夜节律，在早上含量较低，下午逐渐增加，傍晚时达到了高峰，然后下降。"生长素"的节律稍微复杂一些，在进餐时间达到高峰（让人感到饥饿），进餐后迅速下降，到夜晚时又上升。生长激素释放激素和"生长素"都具有催眠作用，在睡眠的早期，"生长素"的含量会上升。

那么，受生长激素释放激素和"生长素"控制的生长激素分泌量是不是也会跟着出现昼夜变化？不完全如此。在白天，生长激素的分泌量非常低，而在夜晚，也会非常低——如果不睡觉的话。夜晚和睡眠同时决定了生长激素的量：一旦入睡，大约一个小时后，生长激素的分泌量达到了高峰，持续两三个小时后又降到了底线。这个分泌高峰通常只出现一次，不管在晚上的什么时间睡觉，都在入睡大约1小时后出现。一个人如果在晚上11点睡觉，那么在12点左右出现生长激素分泌高峰，而如果推迟到凌晨2点睡觉，那么在3点左右出现分泌高峰。但是，早睡觉出现的分泌高峰要比晚睡觉出现的高峰高很多。

晚上不睡觉，白天补觉则无济于事，因为在白天睡觉并不会刺激生长激素的分泌。白天另有刺激生长激素分泌的办法：高强度的锻炼。在锻炼进入高强度状态（超过乳酸阈值，即乳酸开始在肌肉和血液里积累）至少10分钟后，体内生长激素的含量会显著增加，并持续1小时左右才下降。而且，在白天进行高强度的锻炼，晚上睡眠时生长激素的分泌量也会显著增加。

如果小孩缺乏夜间睡眠，导致生长激素分泌量不足，那么不仅影响身体生长，还会使学习能力和认知能力都受到影响。生长激素并不仅仅对小孩的生长至关重要，它还有许多功能对成人也一样重要，例如能增加蛋白质合成、促进脂肪降解、维持正常的血糖浓度、修复受损的组织等等。

有不少保健品公司在推销"生长激素口服制剂"，声称它能够终止或逆转衰老过程。但是生长激素是一种蛋白质，会被肠胃消化掉，口服无效，必须通过注射才能起作用，而且非常昂贵。生长激素缺乏症患者可通过注射生长激素进行治疗，但是健康人试图通过注射生长激素来抗衰老并没有可靠的临床证据。临床试验表明，对健康老年人来说，注射生长激素的效果非常有限，能降低大约2千克脂肪质量，相应增加2千克肌质量，但是体重、骨密度、血脂浓度都无变化，副作用倒有一大堆：软组织水肿、关节痛、腕管综合征、男性乳房发育……足以让人吓得举不起注射针筒。高强度的锻炼和充足的睡眠才是更安全、更便宜地增加体内生长激素含量的自然办法。

飞不用学，走也不用学

我的老家有一句讽刺好高骛远的谚语："未学走先学飞。"其实，人去学飞固然浪费时间，学走也不是必须的。

即使是鸟，也不必学飞。我们看到翅膀初长成的雏鸟在笨拙地扑打着翅膀试图飞起来，就以为它们是在学飞，而实际上那只是在锻炼翅膀的肌肉。飞行是鸟类与生俱来的本能，只要翅膀长好了就自然而然地会飞行，不用靠后天的学习。鸟不用学飞行，就像鱼不用学游泳，马不用学奔跑，以及人不用学走路一样。

但是一般人想当然地以为如果大人不对婴儿进行训练和引导，他们是不会走路的。这还有"狼孩"传说为证。数百年来印度一直有传说称有的新生儿被父母遗弃后由母狼养大，后来被人们发现时，有狼一样的习性，不会讲话，也不会直立行走，只会像狼一样用四肢奔跑。但这些传说都是无稽之谈，不足为凭。最著名的是1920年发现的女"狼孩"卡玛拉和阿玛拉，因为是一位名叫辛格的印度传教士发现的，而且辛格还写有日记记载整个过程，被认为是所有狼孩传说中最可靠的一个。其实那本日记是伪造的，所述经不起推敲。比如它声称"狼孩"的眼睛在黑暗中能像狼眼似的闪闪发光，再热也不出汗，而是像狼一样张大嘴巴喘气，就明显是不懂生物学的人捏造的：人眼不具有反射层，不会因为和狼一起生活就能够发光，人身上的汗腺也不会因为被狼抚养大就全部萎缩。母狼的哺乳期只有4个月，人的婴儿显然不能光靠狼奶来抚养，也不能像小狼一样断奶靠吃生肉生存。所谓的"狼孩"不可能真是由狼抚养大的，其实只是一些先天患有残疾的智障儿童，他们无法直立行走，不是由于没有学习的机会，而是由于残疾造成的。

健康的婴儿即使没有机会学习走路，在其相关骨骼、肌肉发育好之后，也会自然而然地开始走路。北美一些部落的印第安人有一个独特的习俗：婴儿出生后就被包裹起来，被直直地绑在木板上，只露出头来。他们相信让婴儿的背部、四肢一直保持笔直状态能让婴儿的身体变得更强壮。这样要一直绑一年左右。被绑着的婴儿的脚几乎没有活动的空间，更不可能学走路。但是研究表明，被绑着的婴儿与没被绑的婴儿在大致相同的时间，按相同的顺序，发育出相同的运动技能，包括走路。

这项经典的研究是在1940年对美国霍皮族印第安人的婴儿做的。当时也发现霍皮人的婴儿会走路的时间晚于白人。这并不是由于绑婴儿引起的（因为对霍皮人的婴儿来说，被绑的与没绑的会走路的时间无差别）。那么是什么原因引起的呢？40年后，另有研究人员对霍皮人婴儿做了调查，在证实被绑不影响其走路的同时，却发现霍皮人婴儿会走路的时间与40年前相比平均提前了2个半月，与白人婴儿无区别了。这很可能是因为霍皮人的饮食营养获得改善导致的。

但是育儿书还在教父母应该如何教一岁左右的婴儿学走路，心急一点的父母可能在婴儿七、八个月大的时候就开始教了。除了手把手地教，人们还发明了学步车，这大约是在17世纪中叶发明的，至今还非常流行，大约有一半以上的婴儿使用过学步车。人们认为用学步车不仅能帮助婴儿学会走路，而且让婴儿获得乐趣，能够很安全地自得其乐，不用父母时时盯着。

其实学步车不仅不能帮助婴儿学走路，反而会妨碍其正常的运动机能和心理发育。学步车只能锻炼到小腿的肌肉，但是锻炼不到大腿和髋部的肌肉，而后者才是与走路密切相关，最需要锻炼的。由于学步车能够很容易地让婴儿到处跑，反而降低了婴儿走路的欲望。更严重的是，学步车容易对婴儿造成损伤。它们在碰到玩具、地毯之类的障碍物时容易翻倒。最常见的事故是学步车带着婴儿从楼梯上一头栽了下去。由于学步车扩大了婴儿的活动范围，使得他们能够进入危险区域，接触到火或有毒物质。学步车行动速度很快，能达到每秒1米，父母在发现危险时已难以阻止。大多数学步车的事故都是父母在场的时候发生的。估计12%～40%使用学步车的婴儿曾经受到过伤害。

2001年美国儿科学会发布过一份有关学步车的报告。根据这份报告，光是在1999年就有8800名15个月以下的美国婴儿因为与学步车有关的伤害而接受急诊治疗（实际受伤害的人数可能是接受治疗人数的10倍）。1973—1998年间有34名美国婴儿因学步车事故而死亡。因此美国儿科学会建议禁止学步车的生产和销售。2007年美国儿科学会重申了这一立场。但是即使禁售学步车也禁不住父母使用学步车的热情。加拿大早在20世纪90年代就禁售学步车，但父母仍设法获得二手货或从美国进口，因学步车受到的伤害仍时有发生。

人们很难仅凭经验区分先天的本能和后天习得的能力，因此会固执地相信一种天生的本能是需要引导的，而且即使明知有危险也要去做。当然，无用而危险的学步车不要用，手把手"教"婴儿学走路还是值得提倡的。父母在"教"的时候，自己享受到了乐趣，也有助于婴儿身心的发育，婴儿锻炼了肌肉，可能会促进婴儿获得走路的能力，缩短能够走路的时间。但是这是一个锻炼过程，而不是学习。

不必害怕麻疹疫苗强化免疫活动

2010年8月底我遭遇他人雇凶袭击后，主要时间都用于和警方配合调查、应付媒体采访，没有心思关注其他新闻。直到网上网下认识不认识的全来问我麻疹疫苗该不该打，我的小孩也带回了一份"麻疹减毒活疫苗强化免疫知情同意书"要我签字，我才注意到卫生部决定于2010年9月在全国范围开展适龄儿童麻疹疫苗强化免疫活动，而网上有谣言称这次所用的疫苗其实是"从美国进口的慢性毒药"，是美国"共济会"要灭绝中国人的阴谋。

虽然卫生部疾病控制中心及时辟谣，此次所用麻疹疫苗全部来自国产，已使用多年，质量是有保障的，但是仍然不能消除很多人的疑虑。北大医学部一位经常发表耸人听闻的言论的副教授更是以专家的身份吓唬大家不要注射疫苗。其他的人也提出了一些疑问：目前并无麻疹流行的疫情，为什么要统一注射疫苗？家中儿童此前已经注射过麻疹疫苗，还有必要再注射一次吗？

这次麻疹疫苗强化免疫计划，不是因为有疫情，而是为了实现全国消除麻疹的目标。2006年，我国所在的世界卫生组织西太平洋地区确定了到2012年实现消除麻疹的目标，将麻疹发病率降到十万分之零点一以下，消除本土麻疹病毒传播。我国相应地制定了《2006—2012年全国消除麻疹行动计划》，但是这几年来我国麻疹报告发病率都接近10/10万，与世界卫生组织提出的消除麻疹目标尚有较大差距。

要实现这个目标的最有效方法是接种疫苗。常规免疫接种已提供了两剂次含麻疹成分疫苗。但是还有一部分儿童未能获得常规免疫服务，少数儿童虽接种过麻疹疫苗却未能产生免疫力。在这种情况下，进行强化免疫运动就显得很有必要。

这是指在短时间内统一对易感人群注射疫苗，让足够多（至少95%）的人产生了抗体，才能形成免疫屏障，阻断病毒传播。这是世界卫生组织推荐的做法，并非中国卫生部的发明。据世界卫生组织提供的资料，2000年至2008年期间，共有136个国家和地区开展了407次麻疹疫苗强化免疫活动，有效地降低了当地和全球的麻疹发病率。例如，美洲各国早在1989—1995年期间进行了麻疹疫苗强化免疫活动和每4年进行1次后续麻疹疫苗强化免疫活动，2002年11月以来，美洲未发现有本土麻疹病毒传播。

这也不是中国第一次进行强化免疫活动。自2004年以来，陆续有27个省开展了麻疹疫苗强化免疫活动。针对脊髓灰质炎（即小儿麻痹症）的疫苗强化免疫活动，更是在全国、全省范围内经常进行，世界卫生组织还为此在1988年设立了世界强化免疫日（每年的12月15日）。只不过这些活动的动静不像这次那么大，没有引起太大的关注而已。

有人觉得奇怪，家中儿童已经接种过一次甚至两次麻疹疫苗，为什么还要求也一起再接种一次？这是因为麻疹疫苗接种后，仍有一小部分人免疫不成功。免疫不成功的人群虽然比例很小，但是累积到一定程度就可能导致麻疹局部爆发。强化免疫为这些因为各种原因导致免疫不成功的人群提供了一次补种的机会。理想的状况当然是对已接种过麻疹疫苗的儿童进行检测，看是否产生了针对麻疹病毒的抗体，如果已产生了就不必再接种，没有产生再接种。但是实际上要一一检测每个个体体内是否有麻疹抗体，成本很高，组织很困难，是不可行的。最简单的办法是大家一起补一针，这样即使有一小部分人没接种成功，也会受到保护。因此世界卫生组织的建议是在进行强化免疫时不考虑是否已有免疫史。曾接种过麻疹疫苗的儿童可以再接种一剂或多剂麻疹疫苗而不会对身体健康造成损害。

中国这次强化免疫行动得到了世界卫生组织和联合国儿童基金会的支持和赞赏，却在一些公众中引起了不安和恐慌。这固然与此前的"疫苗质量事件"导致中国卫生部门公信力下降有关，也是某些人故意散布谣言混淆视听的结果。强化免疫活动必须要有足够多（95％以上）的易感人群接受了接种并产生了抗体才能成功，如果有太多的人因为听信谣言不参与，就会使整个计划失败。那么，对那些以专家的身份造谣惑众，破坏中国公共卫生事业的人，是否应该追究其法律责任呢？

卫生部有关这次活动的材料中有一句话说得很好："家长有权利让自己的孩子得到预防麻疹的机会，同时也有义务为建立全人群免疫屏障、保护我国儿童不受麻疹疾病的侵扰作出贡献。"我的小孩虽然此前已接种过两次含麻疹疫苗的疫苗，有99％的可能已对麻疹免疫，但是我还是要根据要求让其再接种一次。今天让我们的孩子多挨一针，是为了未来的孩子能够从此不挨针。

疫苗接种的恐慌

在疫苗接种被发明之前，"出疹子"（麻疹）和"出痘"（天花）是几乎每个儿童必过的两个关口。麻疹虽然不像天花那么可怕，但也能出现严重的并发症，例如并发脑炎导致智力障碍。严重的能引起死亡，当儿童营养不良时，病死率可高达10％。

麻疹和天花都是由病毒引起的传染性极强的传染病，但是只要得过了，身体就终身对引起它们的病毒有了免疫力，不会再得了。疫苗接种的原理就是人为地让身体接触到没有毒性或毒性减弱的病毒，从此对该病毒产生免疫力。例如，我们把麻疹病毒放进受精的鸡蛋中培养，让病毒适应了鸡胚细胞的环境，对人体细胞的毒性就减弱了。注射这种减毒疫苗一般不会对人体造成伤害，却能让人体对麻疹病毒产生免疫力，一旦免疫成功，就不会再得麻疹了。

麻疹和天花一样，人是它们的唯一宿主，如果世界上每个人都对它们产生了免疫力，病毒没有了藏身之地，就会永远消失。因此，在通过疫苗接种消灭了天花之后，麻疹（以及脊髓灰质炎）就成为了人类希望能够消灭的下一个传染病。它在某些国家和地区已被消灭。例如，通过强化免疫计划，美国在2000年宣布消灭了麻疹。

风疹和腮腺炎是另两种由病毒引起的、传染性很强的传染病，在儿童中也非常常见。它们同样可以通过疫苗接种来预防。从前，麻疹、风疹和腮腺炎的疫苗是分开接种的，每种疫苗要接种两次，总共要打6针，两针之间至少要间隔1个月，在等待打下个疫苗的过程中，就有可能染上还来不及预防的传染病。有人就想到，如果能把三种疫苗混在一起打，总共打两针就可以了，而且可以同时就预防了三种传染病。这种三联疫苗（麻风腮疫苗）在20世纪70年代首次在美国开始使用，逐渐传遍了世界各国。

一切似乎都很顺利，直到1998年，英国王家自由医院的医生瓦克菲尔德等人在著名的《柳叶刀》杂志上发表了一篇论文。他们调查了在王家自由医院就诊的12名自闭症儿童，其中有8名儿童的医生或父母认为是在注射了麻风腮疫苗后开始出现自闭症症状。这篇论文虽然没有断定麻风腮疫苗接种与自闭症有关，但是在新闻发布会上，瓦克菲尔德建议这三种疫苗还是分开接种为好。

起初这篇论文没有得到媒体太多的关注。2001年和2002年，瓦克菲尔德在一份鲜为人知的学术刊物上发表综述介绍其1998年的发现，又发表了两篇实验报告，宣称从患自闭症和肠道疾病的儿童的组织样本中检测到麻疹病毒。瓦克菲尔德的发现突然引起了英国媒体的兴趣，成了2002年英国最重大的科学新闻，据统计，那一年有关麻风腮疫苗与自闭症的关系的新闻报道多达1257篇。

尽管此后有很多项样本更大、更严谨的研究否定了麻风腮疫苗与自闭症有关，但是很少引起媒体的注意。2004年起，主要由于调查性记者迪尔的调查，瓦克菲尔德的问题才逐渐暴露出来。他被发现曾经从一家致力于起诉疫苗制造者的机构获得55000英镑的资助，但是没有在论文中表明利益关系。他还申请了一个与麻风腮疫苗竞争的疫苗专利。瓦克菲尔德论文的一些合作者撤回了论文的结论。英国医疗管理机构开始进行调查，在2010年认定瓦克菲尔德犯有学术不端行为，吊销其行医执照。《柳叶刀》也撤销了瓦克菲尔德等人的论文。

但是瓦克菲尔德事件已造成了严重的后果。在媒体的大肆渲染下，许多人不敢接受疫苗接种。在1998年事件发生之前，英国麻风腮疫苗的接种率为92%，麻疹发生病例为56例；而到了2008年，英国麻风腮疫苗的接种率降至80%，麻疹发生病例增加到1348例，死亡2例。

这并不是历史上首次由于疫苗接种导致的社会恐慌。在20世纪70年代，英国有一名医生声称百日咳疫苗能导致神经损伤，90年代，法国有乙肝疫苗导致多种硬化症的传闻，美国则有很多人相信疫苗保存剂硫柳汞与自闭症有关，都曾引起很大的社会风波。在中国，以前很多地方出现过把打疫苗说成给小孩打绝育针的谣言，而最近，也有人把麻疹疫苗强化免疫计划说成是一个毒害儿童的阴谋。

这些恐慌往往只局限于某个国家，似乎只有那个国家的人才对某种疫苗特别敏感。这些恐慌往往是由某个或者别有用心或者不学无术的医疗工作人员以专家的身份散布的，并由媒体推波助澜误导公众。例如国内强化免疫恐慌的始作俑者是北京大学医学部免疫系的一名副教授，发明了一个"疫苗抗药性"理论，声称："注射疫苗并非多多益善，从理论上说，接种次数越多越容易产生抗药性，自身患上免疫性疾病的可能性也就越大。"这显然是把注射疫苗当成了使用抗生素、抗病毒药物，让人奇怪对免疫学如此无知的人居然也能在中国名牌大学从事免疫学研究。

近年来发生的几次严重事件让中国卫生管理部门的公信力大为下降，它实施的大型公益行动本来就不容易获得公众的信任。在这种情况下，谣言大有市场，由"专家"散布的谣言更容易触痛公众敏感的神经，产生重大的社会危害。那么，对那些危害中国公共卫生事业的谣言制造者，是否应该追究其学术责任或法律责任？

"性早熟"恐慌

2010年8月，婴儿配方奶粉再一次让国人的神经绷紧。武汉三名消费者声称其宝宝吃了圣元奶粉后出现性早熟，经众多媒体热炒，终于惊动卫生部组织专家调查，公布检验结果称圣元奶粉中未检出外源性性激素，内源性雌激素则在正常范围，三名女婴属于临床常见的单纯性乳房早发育，与圣元奶粉无关。

卫生部的权威并没能平息事态。网上的调查结果表明大部分网民都不接受卫生部的结论，认为调查组的专家被圣元公司公关。在卫生部公布调查结果的前几天，我在微博上表示过与调查结果相似的看法，很多人也认为我"被收买"、"受招安"。他们坚定地相信，既然有人吃了圣元奶粉之后出现性早熟，就证明了圣元奶粉肯定有问题。

这些人缺乏统计概念。我们只需做一番简单的计算，就可以说明他们的信念是站不住脚的。武汉人口约900万，出生率约8‰，即每年大约有7万名新生儿诞生，其中一半是女婴。那么现在武汉0～2岁的女婴大约有7万人，其中大约有65%吃配方奶粉，圣元奶粉占的市场份额为10%，也就是说，武汉有大约4500名0～2岁女婴吃了圣元奶粉。单纯性乳房早发育的发病率是2‰，武汉这些圣元女婴中会有9人碰巧出现单纯性乳房早发育，其中有3人被媒体"曝光"并不算多。反之，如果圣元奶粉的成分真的有问题，就不会只有这几个病例。吃其他品牌的奶粉的女婴当然也有性早熟的，只不过没有引起联想或关注而已。

性早熟有多种情形，原因复杂。女孩如果只有乳房发育而没有其他症状，叫作单纯性乳房早发育，具体原因不明。卫生部专家认为婴幼儿的单纯性乳房早发育多是"微小青春期"所致。这对几乎所有中国人（包括中国医生）来说都是一个新名词，在此之前没有中文文献有此说法，对中文医学论文的检索结果是零。于是被怀疑卫生部专家是为了替圣元奶粉辩护杜撰出来的术语，网上出现了一些对此揶揄讽刺的文章，说是"神奇国度的神奇专家的神奇发现，2010年诺贝尔医学奖非他莫属"。

这实在是高估了中国医学专家的水平了。实际上英文文献早有这种说法（写作mini-puberty或minipuberty），在一些儿科教科书、论文中都用过。国际期刊《儿科内分泌学综述》在2005年曾发文讨论这个术语是否恰当。无论如何，它描述的现象是存在的。性激素是性腺（卵巢和睾丸）分泌的，它受下丘脑和垂体分泌的激素的控制，"下丘脑-垂体-性腺"被称为生殖轴。在婴儿时期生殖轴已经相当成熟，出生后促卵泡激素（能刺激雌激素的分泌）在女孩中显著上升，在出生2~3个月时达到峰值，然后逐渐下降，直到12~18个月时降到青春期前儿童的范围，但是直到4岁时其含量仍比青春期前儿童的高。在这段时期有的女婴会出现乳房组织增大和阴道黏膜的变化。

单纯性乳房早发育是一种良性状态，其实算不上病，无需治疗就会自己消失，只需定期检查以排除潜在的其他病因。但是国内临床医生却往往把它当成疾病治疗，例如用"滋阴泻火"、"疏肝理脾"、"行气活血"的中药治疗，效果当然都非常好（本来不治也会好嘛），这些药物有什么副作用、会对女婴健康产生什么不良影响则是没人管的。

医生即使不开药，也会要求患者忌口，避免吃牛奶、鸡蛋、鸡肉之类的被认为含雌激素比较高的食物。传统上有"病从口入"的说法，一生病就想是不是吃了什么不对劲的食物引起的。婴儿出现异常，马上就锁定是奶粉。国产奶粉已有过很糟糕的记录，指控起来更觉理直气壮。连男婴出现性早熟症状也有人认为是吃圣元奶粉所致，似乎圣元奶粉中的性激素有智能，能根据性别的不同发挥不同作用。

很多食物的确都含有雌激素或类雌激素，以奶制品最为突出。不同牛奶样本的检测结果有所差异，但其中雌激素浓度大约都是每毫升几十皮克。即使一天喝一升牛奶（一般人不可能喝这么多），即使牛奶中的雌激素全部被人体吸收（实际上不可能），也不过几十纳克。但是青春期之前的儿童身体自己制造的雌激素的量每天已达到大约10微克，是牛奶的数百倍。所以牛奶中的雌激素微不足道，不会对身体产生影响。另外，母乳中的雌激素含量并不比牛奶的低。

有人认为奶农给奶牛注射雌激素催奶，因此会导致奶粉中雌激素含量高。实际上，如果给奶牛注射雌激素，那将会抑制产奶。养牛业用来增加牛奶产量的激素是生长激素。牛奶本身含有微量的牛生长激素，注射过生长激素的奶牛产下的牛奶，其生长激素的含量并未明显增加。生长激素受热会失去活性，而且它是一种蛋白质，口服它将会在消化道内被消化掉，无法被人体吸收。

其他食物中的雌激素量更少（德国一项调查表明食物的雌激素60%～80%来自奶制品），为此忌口完全没有必要。这些食物往往是营养价值非常高的，完全不让吃反而对婴儿的发育不利。

对食品安全问题人们往往是宁可信其有，何况还有多种品牌可以选择，圣元奶粉或许就此一蹶不振。我与圣元公司没有利害关系，本不值得为之惋惜，在这个事件中某些媒体、医生、"乳业专家"和普通公众表现出的知识缺乏和科学素质的低下更值得关注，这种状况不改变，类似的恐慌还是会一再出现的。

手足口病有那么可怕吗？

2008年，安徽阜阳十几名儿童死于"怪病"，当地政府先是辟谣，后来被确定为死于手足口病。这场全国瞩目的风波让许多人第一次听说了一种实际上非常常见的传染病。在舆论的压力下，各地政府都对儿童患手足口病极为重视，如临大敌，许多地方设置了手足口病定点收治医院，一旦发现就集中治疗。我读到一位父亲写的关于他的儿子在某地手足口病定点收治医院接受治疗的经过，触目惊心：患儿送去了就做痛苦的腰椎穿刺抽取脑脊液检查是否并发了脑炎，即使检查结果是阴性的也按有脑炎的可能性来治，输了一大堆药，折腾了几天出院了，医生还给开了口服的药物。

手足口病是通过接触传染的传染病，其病原体是肠道病毒，最常见的有两种，一种是柯萨奇病毒A16型引起的，一种是肠道病毒71型引起的。成年人也会被手足口病病毒感染上，只不过一般没有症状或症状很轻。有症状的通常是10岁以下的儿童，先是发烧，一两天后口腔黏膜出现疱疹、溃疡，手掌、足底等地方出现斑丘疹、疱疹，同时还可能有咽喉疼痛、食欲不振、全身乏力的表现。一周左右痊愈。少数人会并发脑膜炎，极少数人会出现脑炎、肺水肿等严重并发症。

因为是病毒引起的疾病，没有特效药。对没有出现并发症的病人根本没有必要去医院治疗，去了也没有真正有效的药物可用。由于患儿口腔溃疡、咽喉疼痛，可能不愿喝水，所以关键是鼓励其喝水防止脱水。如果高烧、疼痛，也可使用对乙酰氨基酚、布洛芬之类的镇痛解热的药物。并发脑膜炎时会出现头疼、脖子强直、背疼等症状，因为是病毒引起的脑膜炎，没有特效药，但是病毒性（也叫无菌性）脑膜炎通常也不严重，不必住院治疗也会自愈。并发脑炎、肺水肿会比较严重，有生命危险，需要住院治疗，主要也是采取支持疗法，例如用呼吸机帮助呼吸，但痊愈还要靠自身的免疫系统来消灭病毒。

没有脑膜炎、脑炎的症状，就一律对患儿做腰椎穿刺抽取脑脊液检查是否有脑膜炎、脑炎，是没有必要的伤害。即使检查出阳性结果，实际上也没有什么有效的预防措施可以采用。在检验结果呈阴性后，仍然按脑炎来治，则是过度治疗。看看医生给开的药物：免疫球蛋白、甲强龙、头孢克肟、病毒唑、核黄素、甘露醇，这么多药物一下子输入到患儿体内，有哪一种是必须要用的吗？没有。核黄素是维生素，起营养作用的。头孢克肟是抗生素，对病毒无效。病毒唑倒是抗病毒药物，但是效果很差，并没有临床试验证明它能抗肠道病毒（直到2008年才有体外试验和动物试验表明它可能对肠道病毒71型有效，只是很初步的结果）。注射免疫球蛋白的用意是增强免疫力，这对免疫系统有缺陷的人也许会有些用处，对免疫系统正常的人没什么用，临床结果也表明它对治疗手足口病没有效果。甲强龙是糖皮质激素，可用来减轻大脑的肿胀和炎症，甘露醇可用来降低颅内压，它们用来缓解脑炎症状也许有些用处，用来治疗一般的手足口病则是滥用药物。

患儿出院时医生给开的两种药物——水解蛋白口服液和葡萄糖钙锌——其实是营养品，跟手足口病的治疗和康复更是毫无关系。水解蛋白口服液甚至可以说是假营养品，其营养价值不会高于含蛋白质的食物。因为实际上不会有人消化不了蛋白质，吃水解蛋白没有任何意义。国内在治疗手足口病时，医生还喜欢开"清热解毒化湿"的中草药、中成药，没有证据表明它们会有疗效，理论上也不可能有效——需知手足口病在中国是迟至1981年才首次发现的，传统的经验派不上用场。

对一种在绝大多数情况下都会很快自愈的疾病使用如此多的无关、无效的药物、营养品，主要的动机就是医院为了赚钱、医生为了拿药物回扣：一场治疗下来，就要花上几千元钱（最贵的是免疫球蛋白，一瓶600元，通常要用五六瓶）。次要的动机是为了预防万一。因为手足口病有很低的概率会致命，所以就都按最坏的可能性来治疗。实际上这些药物未必能降低致命的可能性，反而增加了新的风险。免疫球蛋白是血浆制品，有可能传染病毒。药物都会有不同程度的不良反应，特别是甲强龙这类糖皮质激素对儿童的影响更大，例如会抑制儿童的生长。

所以手足口病并没有那么可怕，不能因为它有很低的致命可能就夸大其风险，以"弄不好会死人"为借口吓唬患者家属接受过度治疗。比手足口病更可怕的是医院、医生为了牟利或避免医患纠纷的过度治疗对普通患儿身心的伤害。

当眼保健操成为传统

"为革命保护视力，预防近视，眼保健操现在开始……"我们这一代人，是每天伴随着这个富有时代色彩的口令长大的。时代早就变了，但是眼保健操却在学生中一代代延续了下来，只不过口令略有变化而已。

然而，有没有什么科学的理论、临床试验或调查统计证明做眼保健操确实能够预防近视呢？没有。某个人自称自己因为做眼保健操所以不得近视甚至逆转了近视，这不是证据，因为个案证明不了疗效。世界上只有中国在推行眼保健操，而中国学生的近视率却排世界第二，小学生为28%、初中生为60%、高中生为85%。不做眼保健操的美国，近视率却只有25%。

我们从小就被告诫，看书时眼睛不要离书本太近、看书每隔30分钟要让眼睛休息一会、不要在昏暗的光线下看书、不要在颠簸的车上看书……否则就会得近视。这些忠告有没有依据呢？也没有。反而有多项调查表明，近距离看书或在昏暗的光线下看书并不会增加得近视的风险。

我们一般说的近视指的是生理性近视，是因为眼球轴长变长，成像不聚焦在视网膜上，而是聚焦在视网膜前方引起的。它在儿童时期开始出现，逐渐变化，到成年时，随着眼睛发育的结束就定型了。

既然生理性近视是伴随着眼睛的发育出现的，那么在这个演变过程中，遗传（先天）因素和环境（后天）因素的影响各有多大呢？国内权威媒体曾报道说"有90%的孩子近视是由于环境因素不良造成的"，据称这是专家观点。而事实上，调查表明近视的产生受遗传的影响比一般人想象的要大得多。如果父母两人都是近视，子女也会是近视的可能性高达33%～60%；如果父母只有一方是近视，子女近视的可能性降低到23%～40%；如果父母两人都不近视，则子女近视的可能性只有6%～15%。

很显然，近视的发生深受遗传因素的影响。这个影响究竟有多大呢？通过对孪生子进行比较，可以定量地估计出某种性状的遗传率。遗传率的大小在0和1之间。如果人的视力差异完全是由遗传差异引起的，遗传率为1，如果与遗传差异毫无关系，遗传率为0。2001年英国研究者对226对同卵孪生成年人和280对异卵孪生成年人的研究表明，近视的遗传率高达0.89，也就是说，近视主要受基因控制，与后天因素的关系不大。差不多同时，丹麦研究者对53对同卵和61对异卵孪生成年人的研究也得出了相同的结论。2004年，英国研究者进一步发现，有一个被称为PAX6的基因可能与近视有关。

这意味着如果你没有近视基因，那么不管你在多么恶劣的条件下频繁用眼，也不会得近视（虽然你的眼睛可能会有其他损伤）。而如果你有近视基因，那么就会逐渐变近视，环境因素是不重要的。不过，基因的表达离不开环境因素的作用，某些环境因素（例如阅读）可能是近视的诱因。调查表明受教育的程度与近视发生率存在相关性，在某些地方近视发生率逐代增加，都说明某些人在某些环境因素的刺激下，天生就比较容易得近视。

目前并没有证据表明有什么可靠的办法能够预防近视的发生，也许从小就什么书都不读，完全去除近视发生的诱因，会是个有效的办法。例如，在爱斯基摩人中，只有受过正规教育的人才会得近视。但是为了预防近视而去当文盲，这种方法一点也不吸引人。各种预防、逆转近视的仪器设备（例如至今仍有人在推销的近视磁疗眼镜）都不过是异想天开。

至于那些有关预防近视的种种"眼睛保健"忠告，也只是想当然尔。遵循这些忠告不会有什么坏处，可能对眼睛还有其他方面的好处，例如消除眼睛疲劳。但是，做眼保健操却并非完全无害的。经常用不洁的手接触、揉按眼睛，增加了眼睛感染乃至呼吸道感染的风险（病毒会从鼻泪管进入上呼吸道），并非一个良好的习惯。

历经几十年的代代相沿，眼保健操已经成为了中国校园文化传统的一部分，变成了一种集体仪式和生活习惯。一种东西一旦成为了传统，就具有了天然的合理性，质疑它会让人觉得难以接受，何况是从小就被灌输的东西，更难以理性地看待。

医疗的误区

中国人爱"打点滴"

一到秋、冬感冒流行的季节，中国许多医院的门诊、病房乃至过道走廊里就躺满了患者，身旁挂着输液瓶，瓶里的葡萄糖、盐水、抗生素或中药注射剂一滴一滴地输入到静脉中，因此形象地俗称"打点滴"，也叫作"吊水"、"挂水"，似乎输入的水分才是最重要的。

这绝对是最具有中国特色的一景。感冒打点滴，算得上是中国在医学上的一大创造，在其他国家是见不到的。比如在美国，如果你感冒了去看医生，医生通常只是建议你多喝水、注意休息，实在太难受了就去超市、药店自己买泰诺之类的镇痛解热药吃，不可能留你下来打点滴。

为治感冒输入静脉的那些药物没有一样是必需的。葡萄糖、盐从饮食中就可摄取，只要能进食就没有必要直接往静脉里灌。感冒是病毒引起的，而抗生素是用来杀灭细菌的，对病毒感染没有疗效，也起不到预防继发细菌感染的作用。如果并发了细菌感染，需要使用抗生素，也可以口服，没有必要静脉注射。至于中药注射剂，则没有一种被严格的临床试验证明了确实具有疗效，更没有使用的必要。

在某些情况下，打点滴当然是必要的，比如患者严重脱水、无法进食，或所用的药物不能口服或打针（肌肉注射、皮下注射）。但是国内很多医院打点滴许多时候并不属于这类情况。有些自限性疾病本来不需要用药物治疗，比如新生儿黄疸，国内一些医院却通行打点滴"退黄"，用的当然是中药注射剂。有些疾病确实需要用药物治疗，本来用口服或打针就可以了，但在国内的医院，却也通行打点滴。口服的药物患者可以领回家自己服用，打针在门诊打完了就可以回家，而打点滴却必须留在医院里占一个床位，还要有护士进行处理、照料，既增加了医疗成本，也让医院人满为患。因此，滥用打点滴，是医疗资源的浪费。

在几种给药方式中，打点滴是最危险的。打点滴穿透皮肤屏障，直接把药液输入血液中，需要严格的无菌处理。如果药液在生产或储藏过程中被污染，或者没有使用一次性针头，或者针刺部位的皮肤没有消毒好，就有可能让病毒、病菌进入体内，轻则引起局部发炎，重则病原体随着血液扩散到全身，引起败血症，会有生命危险。打点滴也比口服药物更容易出现药物不良反应，特别是过敏反应。如果是口服，药物中能引起过敏的杂质可能在消化道中就被消化掉，或无法被身体吸收，但是打点滴时这些杂质却直接进入了血液，严重的能引起过敏性休克甚至死亡。近来媒体频频出现患者因为使用了中药注射液而突然死亡，就是这个原因引起的。此外，打点滴时所用的溶液太稀或太浓，都有可能破坏体内电解质平衡；输液速度如果过快，或者输入的量过多，能引起高血压、心脏衰竭和肺水肿；如果输入了大量的气泡或血凝块，能堵塞血管，让心脏停止跳动。

因此，从节省医疗成本和安全方面考虑，应该是药物能口服的就不打针，能打针的就不打点滴。这一点国外医院做得比较好。《生命时报》驻联合国记者曾经随机走访了纽约市中心的几家医院，竟没有找到一位正在输液的患者。为什么国内医院却反其道而行之呢？

一个明显的原因是为了经济利益。药物注射液的利润要比口服药物高得多。例如常用的抗感染药物甲硝唑，如果是口服的，一个疗程七天的花费只有大约3元钱，但是改用打点滴，一天就要花费大约20元钱。甲硝唑口服能被迅速而完全地吸收，根本没有静脉注射的必要，国内医院之所以乐于用甲硝唑打点滴，显然是出于利润的考虑。

但是，在医疗改革之前，国内医院打点滴就已很流行了，当时医院的费用都由政府承担，并无经济压力。所以打点滴在国内的泛滥，应该还有别的因素，比如文化的因素。患者去医院看病，就想着要尽可能接受先进、彻底的治疗，而打点滴看上去要比吃药先进、彻底得多。许多人觉得打点滴要比吃药病好得快，这在某些情况下是对的，静脉注射药物能被完全吸收，药效也比较快，十几秒钟就能让血液中的药物浓度达到有效范围；但是在其他情况下，就只是一种错觉或心理作用，感冒打点滴就属于此类。对许多患者来说，上医院看病就要打点滴，成了理所当然的事，而医生为了避免医疗纠纷，也乐于满足患者的要求。如果有中国医生向美国医生学习，对感冒患者不开药或开点镇痛解热药就打发走，自己拿不到药物回扣且不说，还会被患者认为是不负责任，万一患者因为感冒并发了更严重的疾病，医生的麻烦就大了。

病人在医院里扎堆打点滴，其实是国内不正常的医患关系的一个缩影。

"感冒"并非"伤风"

感冒是指病毒引起的急性上呼吸道感染，由流感病毒引起的为流行性感冒，由其他病毒（多达100多种，以鼻病毒、冠状病毒最常见）引起的为普通感冒。两者的症状很相似，但其实是两种不同的疾病。本文说的感冒如果没有特别说明，都是指普通感冒。一个成年人平均一年要得两三次感冒，它是最常见的、也是最被误解的疾病之一，许多临床医生也对之存在错误的认识。

中国古代医学认为感冒是风邪由皮毛、口鼻乘虚而入引起的。有人认为风邪就相当于病毒，即便如此，这种说法也弄错了感冒病毒进入人体的途径。感冒病毒并不能由皮毛、口腔进入人体，它的入口是鼻腔（有时也从眼睛进入，但也是经由泪管抵达鼻腔）。鼻腔黏膜上长有纤毛，这些纤毛会从前向后摆动，把粘在上面的东西往鼻咽部送去。进入鼻腔的病毒就这样被纤毛送到了鼻腔后部的淋巴组织——腺样体。腺样体细胞的表面有一种叫"细胞间黏附分子"（简称ICAM）的受体。受体有专门和它结合的配体，但是感冒病毒却能冒充ICAM的配体，和ICAM结合，让ICAM把它送进细胞内。

感冒病毒进入腺样体细胞后，就把细胞劫持了，利用细胞内的设备大量地复制病毒。被感染的细胞最终死亡、破裂，释放出新复制的病毒，去感染其他细胞。感冒病毒的感染能力非常强，很少量（1～30个感冒病毒颗粒）的感冒病毒就足以导致感染，而且感冒病毒一旦进入鼻腔，95%的人都会被感染。

感冒症状通常在病毒感染2~5天以后出现。被感冒病毒感染的细胞只占鼻细胞的一小部分，对鼻黏膜的损害很轻微。感冒症状主要不是由于病毒造成的损害导致的，而是人体免疫系统对病毒感染作出的反应。感冒病毒感染了鼻细胞后，人体免疫系统发现了入侵者，就会像对待其他入侵者一样作出反应，释放出许多称为"炎症介质"的生物活性物质，例如组胺、激肽、前列腺素等。这些炎症介质引起血管扩张、通透性增加、白细胞和分泌液渗出，于是就导致了鼻腔堵塞、流鼻涕。炎症介质也能刺激神经系统的喷嚏、咳嗽反射和痛觉。

实验表明，感冒完全是由于病毒感染引起的，挨冻并不能增加患感冒的风险。为什么世界各地的人都普遍认为"着凉"、"伤风"会导致感冒呢？可能有几个因素引起了误解。感冒在冬天较常见，这是由于在冬天人们多数时间待在门窗禁闭的室内，因此感冒病毒在冬天容易传播，会让人误以为是寒冷引起了感冒。患者被感冒病毒感染后在感冒症状出现之前有时会先发烧，感到寒冷、颤抖，之后发现自己感冒了就以为是着凉引起的，其实是倒果为因。此外，在挨冻时会流鼻涕，也容易让人误会那是感冒。

有些医生知道感冒是病毒引起的，不过他们认为着凉会降低人的免疫力，因此容易招致感冒病毒入侵。然而实验已表明只要感冒病毒进入鼻腔，几乎所有的人都会被感染，可见与着凉与否、免疫力的高低是没有关系的。并不是所有被感冒病毒感染的人都会出现症状，大概75%的人有症状。那么那些没有症状的被感染者是不是因为其免疫力强呢？情形可能恰好相反。感冒症状是由于人体正常的免疫反应引起的，没有症状反倒有可能表明其免疫系统不够活跃。

既然感冒与着凉无关，避免吹风、注意保暖并不能预防感冒。感冒病毒的主要传播"中介"是手，是接触过感冒患者或粘有感冒病毒的物体表面的手，那么勤洗手、避免用手碰鼻子和眼睛，以减少感冒病毒进入鼻腔的机会，是更可靠的预防感冒的方法。国内有药厂宣传"常服维C防感冒"，但是多项临床对比试验表明，服用维生素C对预防或治疗感冒都没有效果。

要治愈感冒，就必须杀死或抑制体内的感冒病毒，而目前并没有药物被证明能够抗普通感冒病毒。针对流感病毒的抗病毒药物倒是有，例如磷酸奥斯他韦（商品名达菲），但它并不能用以治疗普通感冒。国内医院普遍使用抗生素治疗感冒，但抗生素是抗细菌的，并不能抗病毒。有些医生辩解说他们这是为了防止继发细菌感染。虽然感冒偶尔会并发细菌感染，但是用抗生素防止细菌感染是无效的。

市场上卖的感冒药并不能治愈感冒，最多只能缓解感冒症状，最常见的是解热镇痛药扑热息痛（又叫对乙酰氨基酚，用于退烧和缓解头痛），以及抗过敏药扑尔敏（又叫马来酸氯苯那敏，用于减少鼻黏液分泌和缓解鼻塞）。市场上治疗感冒的中成药也都普遍添加了这类西药，让患者觉得有疗效。香港特区和台湾地区药检部门多次在大陆产的治感冒中成药中检测出没有标明的西药成分。

感冒是一种自限性疾病，通常一周左右就会自愈，但是人们得了感冒后总喜欢求医问药打点滴，还有人抱怨到医院治个感冒就花几百元钱，这是何苦呢。

感冒要不要吃药？

2013年1月，网上有人指控在中国使用人数最多的儿童感冒药"优卡丹"和"好娃娃"对儿童有肝、肾毒性，引起了很大的风波。"优卡丹"厂商虽然出面否认"优卡丹"对儿童肝、肾有害，但立即修改产品说明书，写明一岁以下婴幼儿应禁服优卡丹。那么婴幼儿得了感冒怎么办呢？有没有必要服用感冒药呢？

感冒是病毒引起的急性上呼吸道感染，由流感病毒引起的称为流行性感冒（简称流感），由其他病毒（多达100多种，以鼻病毒和冠状病毒最常见）

引起的称为普通感冒。流感和普通感冒其实是两种不同的疾病，但因为症状相似，经常被相提并论。要治疗感冒，就要能杀死或抑制引起感冒的病毒，也就是使用抗病毒药物。但是目前并没有能针对普通感冒病毒的抗病毒药物，针对流感的抗病毒药物倒是有，例如磷酸奥斯他韦（商品名达菲），但作用也很有限：如果在流感症状出现的早期使用，可以缩短流感病程大约2天并减轻症状。所以一般也用不着。而且达菲是处方药，患者自己在药店是买不到的。

患者自己能买到的非处方感冒药，都不能"治本"（抗病毒），而只是"治标"，缓解感冒症状，让患者感觉舒服一些，并不能治愈感冒或缩短病程。感冒药的品种虽然繁多，但是有效成分都不出这几种：解热镇痛药对乙酰氨基酚（也叫扑热息痛）用于退烧和缓解头痛，抗组胺药马来酸氯苯那敏（也叫扑尔敏）或苯海拉明用于减少鼻黏液分泌和缓解鼻塞，伪麻黄碱用于减轻鼻黏膜充血，右美沙芬用于止咳。

中国比较特殊的是还有形形色色的中药感冒药，除了麻黄能够减轻鼻塞（西药感冒药中麻黄碱最早就是从麻黄提取的，但现在都改用副作用更小的伪麻黄碱），并没有哪一种被证明了对感冒有疗效。如果中药感冒药有些效果，是添加了上述化学药成分。中药感冒药尤其喜欢添加对乙酰氨基酚和马来酸氯苯那敏，有的注明（例如"维C银翘片"），有的没有注明，但经常被香港、台湾和外国药监部门查出偷加了西药成分。

所以你在药店买到的感冒药其实没有一种是真正能治愈感冒的。但感冒是自限性疾病，过一、两周自己就好了。如果忍受得了，完全没有必要吃那些缓解症状的感冒药，注意多喝水和休息即可。忍受不了，吃点缓解症状的感冒药也行，但这些感冒药并不真正治病。

中国医生治感冒时还喜欢开抗生素，甚至是用静脉注射的方式使用抗生素。"吊水"、"打点滴"治感冒，是只有中国才有的怪现象。抗生素只能抗细菌，而感冒是病毒引起的，抗生素抗不了病毒，所以使用抗生素是治不了感冒的。有的医生辩解说，用抗生素治感冒是为了防止并发细菌感染。感冒虽然有时能并发细菌感染，但是使用抗生素并不能有效地预防这类并发症。

回头再来看看"优卡丹"和"好娃娃"。它们实际上是不同厂家生产的同一种药，通用名称叫小儿氨酚烷胺颗粒，其成分为：对乙酰氨基酚、盐酸金刚烷胺、人工牛黄、咖啡因、马来酸氯苯那敏。其中人工牛黄是"解热、镇惊"的中药，其实没有任何效果。咖啡因是中枢兴奋药，是提神用的。盐酸金刚烷胺是抗病毒药，但它抗不了普通感冒病毒，以前能抗流感病毒，但是现在流感病毒对它的抗药性已达到100%，对流感也没有效果了。所以"优卡丹"和"好娃娃"的真正有效成分就是对乙酰氨基酚和马来酸氯苯那敏。如果觉得吃"优卡丹"或"好娃娃"对感冒有效，完全可以自己去买对乙酰氨基酚和马来酸氯苯那敏来用，要便宜得多，也安全得多，可以避免那些无效成分带来的不良反应。

而且"优卡丹"和"好娃娃"是针对儿童的感冒药，而美国食品药物管理局警告2岁以下的儿童不能使用感冒药，美国非处方药行业组织自愿在感冒药上标注"4岁以下儿童不能使用"，美国食品药物管理局专家委员会和澳大利亚药监当局则建议6岁以下儿童不要使用感冒药。这包括减充血剂（例如麻黄碱、伪麻黄碱）、止咳药（例如右美沙芬）、祛痰药（例如愈创木酚甘油醚）、抗组胺药（例如马来酸氯苯那敏、苯海拉明）。这些药物对儿童没有效，反而有导致严重不良反应的风险。在1996—2006年间，有54例儿童因服用减充血剂死亡和69例儿童因服用抗组胺药死亡的报告。

如果儿童得了感冒，不吃感冒药，怎么缓解症状呢？有这些办法可以参考：要退烧、缓解疼痛可以吃对乙酰氨基酚或布洛芬（中低度的发烧其实是不用退的）。对乙酰氨基酚或布洛芬如果不过量使用，是非常安全的，所以要注意用儿童剂量的，例如"小儿泰诺林"、"美林"。但是不到6个月大的儿童不要用布洛芬（"美林"）。任何年龄的儿童都不要用阿司匹林解热镇痛，因为阿司匹林对儿童有引起致命的雷依氏综合征的风险。减轻鼻塞可以使用盐水滴鼻液。多喝水也可减轻鼻塞并防止脱水。鼓励儿童咳嗽，咳嗽能帮助清理呼吸道。吃冷饮能缓解咽喉疼痛。多休息。如果空气干燥的话，使用加湿器。密切观察儿童症状的变化，如果发现不寻常的状况（例如持续高烧、呼吸困难、排尿不正常等等），立即就医。如果过了一周感冒还没有好或症状变得更严重，去医院查一下是否并发了细菌感染，例如鼻炎或耳朵感染。

有的中国医生吓唬患者或儿童患者家长说，得了感冒不治疗、不吃药，当心演变成肺炎。感冒虽然有时能并发肺炎，但这和治不治疗、吃不吃药没有关系，并没有哪种感冒药能够预防肺炎。感冒在中国是被严重地过度治疗的，这是患者的无知和医生的牟利相互作用的结果。多学一点医学知识，不仅可以少花或不花医药费，更重要的是，避免因滥用药物带来的健康风险，对儿童尤其重要。

药物安全监管应该与国际接轨

2010年6月份我曾在微博上质疑过国内普遍把尼美舒利作为儿童退烧药使用，当时没有引起注意。到了2011年2月，媒体终于关注这个问题，引起了风波，虽然国家药监局的专家为这个药物的使用辩护，国内生产该药物的厂家指责是国外制药公司在搞不正当竞争，但是还是有一些药房把该药下架了。

看国内药厂为了这个药打"爱国牌"，会让人以为这是国内自己研发的药。其实不是，它是瑞士一家制药公司研发的，只不过专利保护期已经过了。对这个药物的使用在国外也有争议，但是没有争议的几个事实是：世界上大部分国家，包括美国、加拿大，甚至包括该药的研发地瑞士，都没有批准这个药的上市；由于该药有肝毒性，爱尔兰、新加坡等国在2007年暂停该药的销售；欧盟限制该药只用于消炎、镇痛，并不用于退烧，并禁止用于12岁以下儿童。事实上，研发尼美舒利的瑞士公司建立的尼美舒利官方网站上明确说明该药不用于12岁以下儿童。只有中国、印度、俄罗斯、墨西哥等少数几个国家把尼美舒利当成儿科用药，但是2011年2月印度也把该药禁了。

该药引起争议的原因在于它有肝毒性，已发现了不少因此导致肝脏疾病甚至死亡的病例。诚然，药物都难免会有不良反应，关键在于权衡其有效性、安全性和费用。药物的不良反应有轻有重，我们应该尽量选用安全的药物。在没有更有效的药物时，只好用不良反应较严重的药物。有时出于费用的考虑，也不得不用较不安全的药物。但是与世界卫生组织推荐的两种儿童退烧药对乙酰氨基酚和布洛芬相比，尼美舒利都没有优势：它的退烧效果并不更佳，费用更贵，却更不安全。在这种情况下，即便只出现少数不良反应案例，也是不应该的。国家药监局发言人声称该药用于儿童退烧的收益大于风险，是没有道理的。没有理由非要用它来给儿童退烧不可，毕竟，世界上几乎所有国家都不用它给儿童退烧。尼美舒利能在中国占据儿童退烧药市场的70%，恐怕是经济利益驱动的结果。作为二类新药，尼美舒利的利润要比另两种退烧药高得多。

如果是中药，由于其他国家不把它当药，没有国际标准，还可以以"中国特色"为由自己搞一套标准。但是西药都是国外研发的，有关西药的数据几乎都是照搬国外的，因此对西药也要自己搞一套中国标准，声称中国有自己的用药特色，就显得很荒唐。除非认为中国人是与外国人不同的特殊人种，否则对药物的监管就应该与国际接轨，没有必要非要坚持使用一种被绝大多数国家禁用的药物。药监局在作出决定时，应该完全基于科学依据，而不应该考虑药厂的利益。

其实，即便是中药，也应该逐渐与国际接轨，采用国际公认的科学标准进行检验和管理。药物的监管标准只能有一个。科学方法对所有药物是通用的，不管是中药还是西药，都应该一样，而不能出于"民族感情"或"经济利益"搞双重标准。

"一毛钱处方"开的究竟是什么药

2010年6月，常州一家医院的儿科主任开出"一毛钱处方"，被媒体称为"世界上最便宜处方"。在许多医生丧失医德，为赚取回扣乱开高价药，让患者对"看病贵"叫苦连天的背景下，这位医生的做法可谓特立独行，显得非常高尚，不可避免地在媒体和网上都引来了一片颂扬之声。

我感兴趣的是，究竟她开出了什么药物，一个疗程竟便宜到只要一毛钱？找来《扬子晚报》上的原始报道，原来是有一名16个月大的婴儿得了细菌感染导致的腹泻，该医生给开了5粒"痢特灵"。

"痢特灵"在药店的定价是一盒100粒2元，算下来这家医院并没有加价。"痢特灵"在国内是尽人皆知的治疗痢疾的著名药物，著名到有一年的春节晚会上，陈佩斯、朱时茂表演的小品《羊肉串》还让它作为治疗拉肚子的药物亮相，但是"痢特灵"却有多种副作用，有的副作用还相当严重，例如对中枢神经系统能造成不可逆的损伤。即使是最低用量，也对身体有系统性的毒性。

更严重的是，"痢特灵"所属的硝基呋喃类药物被美国食品药品管理局认定为属于致癌物和诱变剂，因此在1991年退出了美国市场，并禁止在饲料中添加。我国农业部也在2002年禁止"痢特灵"作为兽药使用。

婴幼儿对"痢特灵"的毒性更为敏感，在婴儿身上使用能损害中枢神经系统，具有致癌、诱变作用的药物是极为不负责任的。治疗细菌性腹泻早就有更安全的抗生素可用，而且也相当便宜，虽然没有"一毛钱"那么夸张，但花上几块钱也没什么大不了的。虽然抗生素的滥用是国内的一大问题，但也不能因此就不用。如果对非细菌性腹泻开抗生素，是滥用。对细菌性腹泻开抗生素则是合理用药。不能因为怕用抗生素就用比抗生素更坏的药。

该医生其实是开了三种药物的，只不过知道另两种药物患者家中已经有了，才只补开了"痢特灵"。报道没有提到另外两种是什么药，很可能已足以治疗细菌性腹泻，那么在这种情况下，开"痢特灵"更是滥用药，即使只有一毛钱也不应该。

虽然药价虚高、滥用高价药的现象令人痛心，但是我们也不应该因此走向另一极端，一味地追求低价用药，盲目吹捧开"最便宜处方"的医生。用药的原则并非越便宜越好，而在于使用的合理，尽量使用最有效、最安全的药物，尽量少用药，然后才是尽量选用便宜的药。并不是开便宜药的医生就是好医生。便宜的药物固然有的是有效、安全的好药，但是也有不少是已经或即将被淘汰的药物。如果为了贪图一时的便宜使用过时药物，出现严重不良反应，为此要花重金去治疗，对身体造成不可逆的严重损伤，就成了典型的贪小便宜吃大亏。

如果被阿猫阿狗给咬了

我从小就怕狗，当然不是怕那种温顺得和猫一样的小宠物狗，而是那种看上去和狼差不多的凶狠的看门狗。在我小时候，这种流浪狗在城镇的街道上随处可见，对路人，尤其是小孩是一大威胁。因此我们从小就被教育如何保护自己，比如遇到狗朝你叫的时候，千万不要逃跑，而要慢慢蹲下去做捡石头砸它状，把它吓跑（这其实是更危险的做法，如果狗朝你发动攻击的话更可能被咬到要害）。又比如，被狗咬了以后不能碰水，进而头发也不能剪了，所以我们那里形容某人头发太长就说长得跟被狗咬了似的。我不知道这条禁忌是怎么来的。想必是古人看到有人被狗咬得很重活下来了，有人被狗咬得很轻却发疯死了，发疯的时候怕水，所以反向推导出是因为碰了水才发了疯。

我们现在知道有人被狗咬了发疯不是因为碰了水，而是因为被疯狗传染了狂犬病毒。被疯狗咬了以后，狂犬病毒随着狗的唾液进入人体内。狂犬病毒有个特性，会被神经吸引，有的病毒直接找到、进入神经末梢，也有的先在肌肉细胞里扩增，然后找到、进入神经末梢。神经纤维里有轴浆在流动，有的流向中枢神经，狂犬病毒就利用这一点，以每天1.5~10厘米的速度向中枢神经流去。抵达脊髓后，狂犬病毒入侵神经元，开始复制自己，复制出来的病毒进入大脑，在脑细胞中大量地复制，病毒后代再流向全身各处，特别是流到唾液腺，刺激唾液分泌，唾液里含有大量的病毒。这时候病人开始出现了明显的狂犬病症状，变得富有攻击性，甚至会像疯狗一样咬人——这是狂犬病毒在操纵他的行为，通过咬其他动物再把狂犬病毒传播开去。通常再过几天，病人就死了。

在发病之前，被狂犬病毒感染的病人看上去很健康，这段潜伏期有长有短，平均1~3个月，但也有短到几天，长到一年以上的（可证实的最长记录是6年）。潜伏期的长短与伤口的位置、受伤的严重程度、入侵人体的病毒数量、病毒的类型等多种因素有关。狂犬病毒是一种很好的抗原，人体很容易对它产生抗体来消灭它，那么为什么在漫长的潜伏期内，狂犬病毒不会被抗体消灭？这是因为狂犬病毒特别善于"潜伏"，在它的表面有一种蛋白质能够对抗体内的干扰素，降低人体的免疫反应，而且，一旦病毒进入了神经纤维里面，就多了一层保护，人体的免疫系统很难发现它。因此在通常情况下，免疫系统不知道已被狂犬病毒入侵，不产生抗体，即使知道了，也没能产生足够多的抗体把隐藏的狂犬病毒全都扫清——理论上，只要有一个病毒颗粒漏网抵达中枢神经，就能引发狂犬病。狂犬病一旦发作，死亡就几乎不可避免，迄今为止，狂犬病发作后被救活的不到10例，每一例都是医学奇迹。

所以我们必须通过注射狂犬疫苗（灭活的狂犬病毒）来刺激人体产生对抗狂犬病毒的抗体。通常疫苗都是在被病毒感染之前注射，但是狂犬疫苗比较贵，注射也比较麻烦，要注射好几针，难以推行，所以这种方法只适用于特殊高危人群。幸运的是，在被狂犬病毒感染后（即被患有狂犬病的狗、猫等咬伤、抓伤之后），及时注射狂犬疫苗还来得及。在狂犬病毒抵达中枢神经之前，注射疫苗都还有机会。但是越早注射疫苗，留给抗体消灭病毒的时间越多，效果就越好。所以在被感染后，应尽快仔细清洗、消毒伤口，并注射第一针疫苗，然后按时补打后面的几针。

但是有时候即使在被咬的当天就打了疫苗，以后的疫苗也都按时补打完毕，病人还是狂犬病发作死了。这是因为并不是一注射疫苗人体就马上有免疫应答的，通常要在注射疫苗的7~10天后身体才会产生抗体，有了抗体后多数人也要再过7天才能达到足够的抗体浓度起到保护作用，少数人需要更长的时间。所以有的人体内还来不及产生足够多的抗体，就已经狂犬病发作了，这时候再多的抗体也无济于事了。幸运的是，我们可以人工生产对抗狂犬疫苗的抗体来暂时保护人体。世界卫生组织的建议是如果受伤比较严重（所谓严重仅仅意味着被咬破、抓破了皮肤，以及眼睛等黏膜组织和伤口被狂犬动物的唾液污染），在打第一针疫苗的同时，就要在伤口处和周围注射人造抗体（抗狂犬免疫球蛋白）。这样，在人体自己产生足够的抗体之前，人造抗体能暂时起到保护作用。人造抗体与疫苗合用，免疫成功率几乎是百分之百。不过，由于人造抗体非常贵，而且很缺，所以在多数该使用人造抗体的场合都没有用上。另外，如果以前注射过狂犬疫苗，再被狂犬病毒感染时就不需要注射人造抗体了，因为人体免疫系统对狂犬病毒已经有了记忆，能够迅速产生足够量的抗体，这时候只要补打疫苗增强免疫就可以了。

疯狗会咬人，但是不疯的狗有时也咬人。被看上去健康的狗（或猫）咬伤、抓伤，该怎么办呢？世界卫生组织的建议还是立即注射疫苗（以及抗体），然后可能的话把咬人的狗（或猫）关起来观察10天。这是因为有少数的狗在狂犬病发作的时候，在开始几天表现得很健康，但是唾液里已含有大量的狂犬病毒。如果观察10天后，狗还表现得很健康，那么意味着在它咬人时还没有发作狂犬病，可以终止后续的疫苗注射。你可能担心，万一咬人的狗处于潜伏期呢？这个可以放心，患狂犬病的动物在潜伏期其唾液里是不会有狂犬病毒的，不会感染人。即使是被此前打过狂犬疫苗的狗、猫咬伤、抓伤也要如此处理，因为它们的免疫有可能失败。

有在美国生活经历的人可能会注意到，美国的做法与世界卫生组织建议的不同，如果被貌似健康的狗、猫咬伤、抓伤，疾控人员会先把它们关起来观察10天，再决定是否注射疫苗和抗体。有的人因此也要在中国倡导这种做法。这无视了中美的巨大差异。在美国，狗、猫实际上已不是狂犬病的宿主。2010年，全美国只发现有69条狗患了狂犬病，狂犬病猫较多，也只有303只。美国一年只有两三例狂犬病人，都是因为接触蝙蝠等野生动物导致的。20年来美国没有发生过一例因本土的狗、猫而导致的狂犬病人。所以，在美国被狗咬到很常见，但是咬人的狗刚好有狂犬病就极为罕见，这条狗刚好属于发病时没有症状的就更为罕见，刚好被没有症状的狂犬病狗咬到、又因推迟10天注射疫苗和抗体导致免疫失败的可能性，可以说是零。

但是中国则不然。在中国，狗仍然是狂犬病的主要宿主。每年有几千名中国人患狂犬病，绝大部分都是因为被疯狗咬伤。因此推迟注射疫苗而导致免疫失败的风险是不能轻视的。如果中国采取美国的做法，虽然会减少很多不必要的疫苗注射，但也会制造不必要的死亡。中国应该向美国学习的，是如何让狗、猫不再成为狂犬病毒的宿主，既不必浪费大量的疫苗，也不必生活在狂犬病恐怖之中，而这，只有通过严格的动物疫苗接种和动物控制（捕杀流浪狗、流浪猫）才能做到。

包皮该不该割？

2012年11月我到以色列访问。有一天正在特拉维夫的一家餐馆吃午饭时，我听到隔壁的房间人声鼎沸，便过去看个究竟。原来那里正在为一个犹太新生儿举行割礼仪式，于是我在一旁观看了整个过程。医生一刀下去，新生儿疼得大哭起来，我的心不由一紧。按照犹太教的教规，犹太男孩在出生第八天时要举行割礼，也就是把阴茎包皮全部或部分切除。据称这是犹太人的祖先亚伯拉罕以这种方式和上帝立誓约。阿拉伯人也把亚伯拉罕当祖先，所以穆斯林男人也普遍做割礼，虽然没有犹太人那么严格，割礼时间也没有那么确定，从出生到青春期都可以。穆斯林占了全世界做过包皮环切手术的男人中的大部分。全世界15岁以上的男人大约有30%做过环切，其中2/3是穆斯林，还有0.8%是犹太人。

这是因为宗教的原因做的割礼。有人是因为医疗的原因，为了治病不得不做环切。其中最常见的是由于包茎，也就是包皮开口太小，包皮没法后退露出龟头。但是由于医疗原因做环切的人数很少。既不是犹太人也不是穆斯林的男人做环切，大部分是因为社会或文化的原因。例如，大部分的美国男孩出生没多久都做环切，成了一种常规手术，而欧洲、南美洲各国就没有这么做。

美国的这种做法最初还是从英国传过去的。在19世纪下半叶，麻醉和消毒方法的发明，让环切手术变得相对简单、安全。最初的一些流行病学调查发现环切似乎能降低某些疾病的发病率。例如1855年的一项调查发现，非犹太患者有61%得了梅毒，而犹太患者只有19%得。因此英国医学界就开始提倡通过做环切来预防疾病，声称它不仅能预防像梅毒、淋病等性病，还能预防或治疗手淫（在维多利亚时期被视为能导致无数疾病的恶习）、酗酒、痛风、癫痫、头疼等等各种各样的疾病——现在看来，这些当然都是无稽之谈。但不管怎样，进入20世纪时，英国和美国对新生男婴做环切已经成了常规。

第二次世界大战以后，英国建立了全民医保系统，医学界对环切的利弊重新进行了评估，认为其风险超过益处，医保不支付环切的费用。从此英国对新生儿做环切的越来越少，到现在英国男人做过环切的只有6%。美国则不同，没有全民医保系统，而美国医学界对有没有必要普遍对新生儿做环切争论不休。美国儿科学会在这个问题上也摇摆不定，自1977年起发过几次政策声明，1999年、2005年的声明不推荐做常规新生儿环切，但最新的2012年声明却认为新生儿环切的益处超过风险。其结果，美国新生儿大部分仍被做了环切。很多美国父母选择给新生儿子做环切，原因仅仅是不想让自己的儿子长大后显得与众不同。不过近20年来美国新生儿做环切的比例在下降，从79%降到了55%。

受美国影响，某些历史上不曾有过因为非医疗原因做环切的国家，也流行起做环切来。最典型的是韩国。在1950年之前韩国男人几乎没人做过环切，而现在韩国20岁的年轻人90%做了环切。近年来在中国男大学生中也流行做环切，经常有人来问我该不该做，因为他的同学们都在做。我怀疑这是受网上色情视频、图片的影响，那些视频、图片的男主角以美国人为主，一般都是做过环切的，就会让人以为那是"正常"状态。国内一些医院为了创收，也乘机推销做环切手术。

这样的手术该不该做呢？如果有包茎等疾病，当然应该做手术。若没有疾病，该不该做手术就要权衡其可能的好处和风险。包皮会分泌油脂，和脱落的细胞混在一起形成包皮垢，如果不经常清洗，就会繁殖细菌，导致感染。一些研究表明，环切降低了患尿路感染、某些性传染病的风险。环切还降低了阴茎癌的风险。不过，阴茎癌本来就是一种极其罕见的癌症，所以降低其风险没什么意义。环切还能降低被传染上艾滋病的风险达50%。但是环切只是降低并不消除得性传染病的风险。如果误以为环切可以代替安全性行为，那么反而更危险。

环切是一种手术，手术就有发生并发症的风险。环切常见的并发症包括疼痛、大出血、红肿、伤口感染、包皮切得过多、包皮切得过少、龟头受损、排尿障碍、勃起障碍等，成年人在正规诊所做环切发生并发症的比例大约是2%，如果不是在正规诊所做的手术，或是由没经验的医生做的手术，并发症的比例就要高得多，甚至可能引起更严重的并发症，例如性功能丧失、死亡。新生儿做环切发生并发症的比例要比成年人的低，这是那些支持对新生儿做环切的一个理由。

很多人把包皮当成了可有可无的东西，认为切掉了无所谓，只要不发生手术并发症就行。这是个误解。包皮也有自己的功能。胎儿在子宫中发育时，包皮起到保护阴茎的作用。在平时，包皮也能起到润湿、保护龟头的作用。包皮上面有丰富的神经末梢，是男性一个重要的性感区。切除包皮，相当于切掉了一块最敏感的皮肤，而且环切后龟头平时都处于裸露状态，会变得没那么敏感。2007年的一项实验表明，环切让阴茎丧失了最敏感的部分。

环切的益处，没有环切的人是可以通过做好个人卫生和安全性行为来获得的。而包皮一旦被切除，就回不来了（最多只能通过拉伸剩余的包皮来重建）。成年人有没有必要做环切，应该根据自己的生活习惯，权衡其利弊作出选择。例如，如果生活在艾滋病肆虐的地区，经常发生不安全性行为，那么做环切就可能是个很好的选择。新生儿却没有自己选择的可能，由父母代劳。婴儿刚出生就要他们承担起长大后预防性传染的责任，这样的选择是否恰当？如果一出生就接受环切的婴儿长大后是一个注意个人卫生、生活检点的好男人，那就要怪父母为他们作出了错误选择，让他们无谓地失去了身体的一个敏感部分。

该不该动手术矫正近视？

2012年2月，最早把准分子激光手术（LASIK）引入台湾的眼科医生蔡瑞芳宣布"封刀"，不再做该手术，闹得沸沸扬扬，让这位台湾名医在大陆也出了名。在接受媒体采访时，蔡医生解释他"封刀"的原因是因为他没法接受该手术的风险。这个手术必须要切开角膜，制造一个角膜瓣。以前大家都认为角膜瓣会完全愈合，后来有几个患者的例子让蔡医生知道事实上角膜瓣是不可能完全愈合的，所以就选择不再做这个手术了。但是蔡医生并不反对别人做这个手术，他认为该手术还是相当安全的，只是自己选择不做了。

在美国也出现了类似这种反戈一击的例子。美国食品药品管理局（FDA）在1998年批准LASIK，负责这项批准工作的是莫里斯·瓦克斯勒（Morris Waxler）。两年后瓦克斯勒退休，但这个手术并没有让他完全放心，在退休后反而花了更多的精力对它进行跟踪调查，在2010年频繁地上美国媒体质疑、反对该手术，并在当年9月上书FDA，要求禁止该手术。FDA是国际医疗界的一块金字招牌，其对药品和疗法的审批非常严格，获得FDA的认证、批准几乎就等于获得风靡全球的通行证。LASIK并非美国首创，但是能在全世界范围内推行，得到众多近视患者的信赖，FDA是功不可没的。现在负责批准该手术的FDA前官员突然变成了该手术的激烈反对者，使该手术的声誉大受影响。

LASIK的手术原理并不复杂。近视是由于眼球前后轴过长或眼球的屈光率过高引起的，成像的焦点落在视网膜之前，看远处的东西就模糊了。通过改变眼球的屈光率，让焦点落在视网膜上，近视就矫正过来了。在做激光矫正手术时，先要切割角膜，环切330度，制造出角膜瓣，然后把角膜瓣掀开，暴露出下面的角膜基质。这时激光才派上用场，对准角膜基质，让一部分基质组织蒸发掉，基质变薄，角膜的曲率就发生变化了。要蒸发掉多少基质，是由计算机计算好的，能精确地控制。然后把角膜瓣盖上，手术就完成了。

主要的问题就出在角膜环切上。角膜上有丰富的感觉神经，所以我们能够感受到眼睛里有异物，"眼里容不得沙子"，并根据需要即时地分泌眼泪润湿眼睛，防止眼睛干燥。LASIK手术要环切角膜，角膜上的神经就被切断了，角膜不能正常地感受到外界的变化，眼泪分泌的反射机制受到影响，眼睛就容易干燥。所以LASIK手术最常见的并发症是干眼。干眼会对视力造成影响。眼球保持湿润的一个作用是让角膜光滑，这样成像才会清晰，相反地，干眼让角膜不光滑，眼睛成像的清晰度就会受到影响。即使是最成功的LASIK手术，术后视力的清晰度也要比戴眼镜（包括隐形眼镜）要差一点。干眼如果严重的话，会导致角膜上皮细胞过早地死亡、脱落，使得角膜表面凹凸不平，出现散光、重影、雾状视力。术后角膜神经会逐渐长回去，但术后三年长回的角膜神经还不到50%。神经没法恢复到术前状态，干眼就可能是永久性的。

LASIK手术后，切开的角膜瓣虽然盖上了，但是它和角膜基质不像原来那么紧密了，之间存在间隙，而没有切到的部分是没有间隙的，这样角膜的厚度就相当于有的地方薄有的地方厚。在白天，由于光线强，瞳孔比较小，受的影响不大，但到了晚上，瞳孔放大到超过环切的边缘，视力就会受影响。另外，由于角膜瓣和角膜基质粘得不牢固，受到外力打击时容易发生角膜瓣异位，出现眼睛剧痛和视力迅速下降。蔡瑞芳医生举出过几个例子：一个患者接受手术已经六七年，去抱跑过来的狗时被狗头撞到眼睛，造成角膜瓣异位；还有2个女病人，在给婴儿换尿布的时候，被宝宝的脚踢到眼睛，造成异位。

LASIK是一项手术，手术就会有风险，关键是风险有多大，是否在可承受的范围内。根据美国白内障和屈光外科手术学会在2008年对3000多篇论文的分析，LASIK患者对手术的满意程度高达95.4%。通常认为手术的并发症发生率在1%～3%左右。但是瓦克斯勒认为LASIK之所以能得到FDA的批准，是因为FDA未能获得关于手术风险的完整资料，LASIK设备制造商及其合作者隐瞒了相关数据。根据他本人的调查，虽然接受手术的人在第一年有95%不用戴眼镜，但在两三年后，却有50%的患者需要重新佩戴眼镜。根据他的统计，有并发症的患者高达20%，而且有0.9%的患者出现严重的并发症，需要做角膜移植手术治疗。面对这些差别很大的数据，我们只能希望有权威机构能给出让人信服的结论。FDA、美国国防部和眼科协会曾在2009年宣布要对准分子激光手术安全性进行为期三年的研究，但到2014年2月才完成了临床试验，现在还未见到结果发布。

LASIK有风险，其他矫正近视的方法未必就没有风险。根据《眼科学档案》在2006年发布的一份报告，每天佩戴隐形眼镜的人在30年内有1%的几率发生严重的眼睛感染，并有2‰的几率由于感染而导致严重的视力丧失，而LASIK导致严重视力丧失的风险是万分之一。从这个角度看，佩戴隐形眼镜反而比做LASIK手术还不安全。最安全的当然是戴普通眼镜，代价是不方便。

《三联生活周刊》的特约撰稿人土摩托在10多年前接受了LASIK手术，他在微博上发言说，这是"花在自己身上最值的一笔钱"，"手术后，在弱光下的视力会变差，老花的时间会提前，但对于一个喜欢运动和旅行的人，不戴眼镜的好处实在太明显了。"很多人去做LASIK手术，就是因为有做过手术的朋友推荐，所以FDA特地指出，在做该手术之前，应该根据自己的价值体系仔细地权衡风险和益处，避免受到做过手术的朋友或鼓励做该手术的医生的影响。不仅要知道该手术可能带来的好处，更重要的是要全面地理解可能的风险，做好心理准备。所有的手术决定都是要权衡利弊才作出的，尤其是对矫正近视这种并非必要的手术，和美容手术一样，更应慎重。

"网瘾"是不是病？

1995年3月16日，纽约心理医生伊凡·戈德堡在一个心理医生网络贴了篇帖子，声称"网瘾障碍"的患者数量正在急剧增长，宣布为此在网上成立"网瘾支持小组"，并列出了网瘾的诊断标准。"网瘾"一词自此面世。不过那是一篇搞笑的帖子，所谓网瘾的诊断标准是参照赌瘾（病理性赌博）的诊断标准列出来的，在网上成立"网瘾支持小组"就和在赌场成立"赌瘾支持小组"一样好笑。戈德堡本人到现在也不相信有"网瘾障碍"这么一种心理疾病。

但是戈德堡创造出的这个词语却有出乎意料的生命力。有一些心理医生并不把这当成笑话，还正儿八经治起了网瘾。在戈德堡发明"网瘾"一词的第二年，哈佛医学院助理教授玛丽莎·欧扎克就在她工作的医院开了专治网瘾的门诊。她认为自己就是一个网瘾患者，在发现自己玩电子游戏玩上瘾之后才想到这可能是一种新型的心理疾病。

世界卫生组织编的《疾病和有关健康问题的国际统计分类》精神疾病部分没有把"网瘾"列进去。不过，这本权威指南的最新版本出版于1992年，在网瘾问题被提出之前。美国精神病协会编的《心理障碍诊断和统计手册》在2013年出了最新版（DSM-5），将网瘾收入第三部分，只是为了鼓励进一步的探索，不是作为临床应用。国内有医生声称DSM-5已将其网瘾临床诊断标准纳入、将网瘾确立为新的疾病，乃是欺骗。

我们耳闻目睹有很多人由于沉迷于上网而严重影响到生活、学习、工作，会直觉地认为这是心理有病，但是为什么有些心理学专家反对把网瘾当成一种心理疾病呢？一个理由是，沉迷于某种活动并不等于就是一种病态行为。比如，有很多人整天坐在电视机前消磨时间，也会因此严重影响到生活、学习、工作，是不是该认为这些人得了"电视瘾"，必须加以治疗呢？

另一个理由是，有网瘾的人往往有其他心理疾病：青少年沉迷于上网，可能是由于有严重的心理发育问题，例如患有注意力缺乏症（即俗称多动症）或缺乏社会交往能力；忧郁症或焦虑症患者把上网聊天作为一种释放心理紧张的手段；有人上网赌博难以自拔是由于有赌瘾，等等。上网过度是这些疾病的表现，但是本身不是病。对这些患者，应该是针对他们患的心理疾病进行治疗。例如，对沉迷于上网赌博的患者，应该是让他们戒掉赌瘾，而不是试图去戒掉网瘾，否则他们即使不上网，也会在网下继续赌博。

既然学术界在目前对有没有网瘾这种心理疾病还存在很大的争议，并没有权威的诊断标准，又根据什么判定某人是否患有网瘾需要治疗，如何治疗，治疗的效果又是如何呢？提起网瘾，人们很容易想起"毒瘾"、"酒瘾"、"烟瘾"、"赌瘾"。但是网瘾和它们有着显著的不同。毒品、酒精、香烟和赌博都有害无益，戒除它们的目标是做到彻底告别它们，而不是减少使用。例如酗酒者在戒酒时往往要记录自己已有多少天滴酒不沾，如果某一天又开喝了就前功尽弃，必须从头开始戒。但是互联网是一种非常有用的通讯工具，戒除网瘾的目标显然不是要完全放弃上网，否则反而会对生活、学习、工作造成不便。何况对许多人来说，上网是其谋生手段，整天泡在网上是常态，排斥上网反而不正常。

有一项研究认为，大部分沉迷于上网的人在一年后都自觉减少了上网时间，表明这是一种可以自我纠正的行为。有些人认为自己上网过度，主动寻求心理治疗，当然也是其权利。但是这样的治疗都带着试验性质，就应该遵循医学临床试验的规范和伦理，对治疗方法的必要性、安全性和可行性做恰当的评估。国外治疗"网瘾"的方法和治疗"酒瘾"类似，比如提供心理辅导和采用认知行为群体疗法。这些疗法至少不会对寻求帮助的人造成伤害，符合"首先要无害"的医学伦理。

国内一度采用电击疗法治疗青少年网瘾，便违反了医学伦理。电击疗法被用来治疗心理疾病，虽然已有几十年的历史，但是也是最有争议的疗法，并有显著的副作用。目前电击只被用以治疗少数几种严重的心理疾病，主要是用以治疗严重的忧郁症，有临床试验研究认为有一定的效果。通过对脑部施加电击诱发抽搐并改变大脑功能，其机理至今不明，但已知能损害记忆和认知功能。

自20世纪50年代以来，国际上已普遍采用先对患者进行麻醉再施加电击的步骤，以减轻电击的痛苦。只有极个别国家还在进行不加麻醉的电击。世界卫生组织呼吁在世界范围内禁止不加麻醉的电击。从国内接受电击治疗的网瘾青少年事后痛苦不堪的描述来看，他们显然没有被麻醉，违反了国际惯例和世界卫生组织的要求。这是把电击疗法当成了惩罚措施，是一种很不人道的虐待青少年的行为，对青少年心理和生理健康的危害，可能比网瘾还要大得多。

在有关电击治疗网瘾的报道受到社会广泛关注后，卫生部终于发函停止了这种做法。但是对一种违背医学伦理并用以营利的试验性疗法，不应只限于事后姗姗来迟的叫停，还应该追究医院、医生的责任。

骗人的"酸性体质学说"

国内保健品厂家喜欢"科普"一些独特的"医学理论"，作为推销其产品的依据。近年来比较流行的是"酸性体质学说"，因为听得多了，很多人都把它当成了医学常识，甚至连一些医生也跟着说。这个学说的要点是：健康人的血液是呈弱碱性的，pH值是7.35～7.45。由于环境污染、不正常生活及饮食习惯，使我们的体质逐渐转为酸性。如果血液的pH值小于7.35，就属于酸性体质，会出现身体疲乏、记忆力减退、腰酸腿痛、四肢无力、头昏、耳鸣、睡眠不实、失眠、腹泻、便秘等亚健康症状，如不注意改善，继续发展就会形成疾病，无论是癌症，还是常见的高血压、糖尿病、痛风等，都是由于多吃了"酸性食物"导致体质酸化引起的。因此，酸性体质是百病之源。要避免酸性体质，就要多吃碱性食物，少吃酸性食物，更有效的做法是吃一些具有"排酸功效”的保健品，或者到美容院进行“排酸”。

国内有一位推销保健品的梁姓人士声称“酸性体质学说”是他首创的。其实这是从国外传进来的。国外提倡“自然疗法”的人士早就宣扬这些说法，其目的也是为了推销保健品。只不过在国外这被视为没有科学依据的另类医学，并不被医学界所认可。

不同的食物有不同的酸碱度，有的偏酸性，有的偏碱性，在这个意义上，可以把食物分成酸性食物、碱性食物。但是这种区分没有意义，因为不论是什么食物，吃到胃里都变成了“酸性食物”。胃酸是强酸性的（含$0.2\% \sim 0.4\%$的盐酸），pH值可低到$1 \sim 2$，在它的作用下，食物都成了酸性。食物从胃进入肠道，被碱性的肠液中和，又成了“碱性食物”。所以吃下去的食物，不管原来是酸性还是碱性，结果都是一样的，都是先变成“酸性食物”，再变成“碱性食物”。

“酸性体质学说”宣扬者说，他们说的“酸性食物”、“碱性食物”并不是根据食物本身的酸碱度来划分的，而是根据食物在体内的代谢产物对体液酸碱度的影响来划分的。比如明显是酸性的柠檬实际上是碱性食物。但是一种食物含有很多种化学成分，它们经过消化、吸收、代谢之后产生很多种有不同化学性质的代谢产物，根据哪一种代谢产物来认定原来食物的酸碱性呢？如果说要把其所有的代谢产物的性质综合衡量，又如何测定呢？所以这样的划分乃是没有依据的想当然，其实就是把认为是好的食物说成“碱性”，不好的食物说成“酸性”，因此不同的“专家”划分的结果也就不一样，有时互相矛盾，让相信他们的读者无所适从。

即便这些“专家”对食物的代谢产物做了具体的研究，这样的划分也没有意义，这是因为食物的代谢产物在正常情况下并不会让血液的酸碱度发生变化。血液中有各类缓冲物质，它们都是配对存在的，组成了缓冲系统。其中最重要的是碳酸氢盐缓冲系统，它们有强大的缓冲能力，确保血液的酸碱度不会轻易受到代谢产物的影响。

此外我们身体还有几套机制来保持体内的酸碱平衡。如果膳食中蛋白质摄入过多，蛋白质分解产生的氨基酸在血液中累积有可能让血液变酸性，这时钙会从骨质中释放出来中和它们。因此蛋白质摄入过多能导致钙质流失，对健康不利，但这并非由于它们会让人体变成了酸性体质。细胞代谢过程中产生的二氧化碳被送到了血液中形成碳酸，这是体内产生的最多的酸性物质，如果累积太多会让血液变酸性，但我们通过呼吸能不停地把血液中的二氧化碳排出去。在代谢过程中还会产生其他酸性物质，例如尿酸、丙酮酸、乳酸，它们通过肾脏排到尿液中。尿液的酸碱度倒是很容易受到吃的食物的影响，但是那是被隔离在膀胱中的排泄物，不会影响到人体的机能。

如果由于某种原因让血液的pH值小于7.35，那也不是属于所谓"亚健康"的"酸性体质"，而是酸中毒，是需要治疗的严重疾病。例如由于呼吸系统出了问题，二氧化碳排出有障碍，导致血液中碳酸的浓度过高；由于肾功能出问题，导致酸性物质没法通过尿液排出去；由于糖尿病、缺氧、休克等情况导致体内有机酸产生过多，都能出现酸中毒。这是由于疾病使得体液过酸，而不是相反。

反之，如果血液的pH值高于7.45，那就是碱中毒，同样是需要治疗的严重疾病。所以并不是"碱性体质"就是好的。"酸性体质学说"的宣扬者宣称体内环境如果偏碱性就能抑制癌症，在pH值为8.5时能杀死癌细胞，而正常细胞却能存活云云，是无稽之谈。在那样的条件下，正常细胞同样会被杀死。

总之，"酸性体质学说"是一种骗人的伪科学学说，如果相信了它而去购买"排酸"保健品，那是在浪费金钱。如果根据它来指导饮食，反而有可能对身体造成伤害。例如谷类、鱼、肉、蛋等都被"酸性体质学说"的宣扬者列为应该避免的"酸性食物"，而其实它们都是营养丰富的食品，如果长期避免吃它们，会导致营养不良。健康的饮食应该是均衡的饮食，含蛋白质、碳水化合物、脂肪、维生素和矿物质等各种营养素的食物都应该适量、合理地摄取，而不必在意什么酸性、碱性。

日常生活中的辐射对人体有害吗？

辐射，看不见摸不着，又无处不在，想想真是一个可怕的东西。许多人会把身体上某方面的不适都怪罪为辐射导致的，例如把头疼、眼睛酸痛、脸上长痘痘，归咎于电脑辐射。为了防辐射，又会想到种种偏方，在电脑前放一盆仙人掌，传说可以吸收辐射。吃某种食物，据称可以防止辐射造成的损伤。怀孕了，当然更要防止辐射对胎儿的伤害，于是防辐射孕妇服在国内流行，已有十几年的历史。

辐射真的对身体这么有害吗？那要看是什么样的辐射。一类辐射是由放射性同位素衰变或核反应时发出的射线，称为核辐射。有的核辐射射线穿透性很强，能穿透皮肤进入人体，对人体组织、器官造成损伤。有的射线穿透性很弱，衣服就能把它们挡住，但是如果放射性物质被吸入人体，与人体组织有零距离接触，它们发出的射线也能对人体组织、器官造成损伤。日常生活中能够接触到的核辐射主要是宇宙射线，越到高空宇宙射线越强，防不胜防。高空飞行每小时受到的辐射量大约0.01毫希，飞10小时相当于接受一次胸透拍片。也有研究认为一年在纽约和东京之间飞七个来回受到的辐射量就达到了放射工作人员的一年最高限值50毫希。要减少宇宙射线的辐射，除了减少高空飞行次数，没有别的好办法。其他的核辐射来自放射性物质，例如从土壤或建筑石材释放出来的放射性氡气。氡气产生的射线穿透性很差，但是被吸入人体后会诱发癌症，是导致肺癌的第二大因素，仅次于吸烟。只有用专门的仪器才能测到氡气的存在。

另一类辐射是由电磁波产生的。按照频率从低到高（波长从长到短）的次序排列，电磁波可以分为：无线电波、微波、红外线、可见光、紫外线、X射线、γ射线。频率最高的γ射线其实是核辐射射线的一种，它和X射线的穿透力极强，可以进入到人体的内部，并与体内细胞发生电离作用（即原子中的电子跑出来），叫作电离辐射，能对人体组织造成损伤。日常生活中γ射线不容易碰到，X射线在家庭中主要来自显像管电视机和计算机显示器。显像管中的电子在高速运动中不可避免地会发射X射线，不过强度很低，这是因为在电视机和显示屏的设计和制造过程中对此会有严格的限制。通常要求它们的X射线辐射强度在距离屏幕约5厘米范围内测量的结果不能超过每小时0.5微伦琴，这相当于人们在高空飞行时受到的宇宙射线辐射的强度。当然，人们在使用电脑和看电视时不可能距离屏幕那么近，实际受到的辐射要低得多。何况，现在普遍使用液晶显示器和电视机，它们没有显像管，就不存在X射线辐射的问题了。

紫外线虽然不是电离辐射，但是能够打断化学键，同样能损伤人体组织。只不过紫外线的穿透能力不强，会受损的是人体表面的皮肤、眼睛等。日常生活中的紫外线主要来自太阳光，只要做好遮阳，例如打阳伞、戴太阳镜和在皮肤裸露部位涂防晒霜，就可以防止紫外线的伤害。可见光以及频率低于可见光的电磁波不会直接破坏人体的分子，当它们照射到人体时，被人体吸收，它们的能量转移到人体组织，让人体组织局部发热。电磁波的功率越强，携带的能量越高，人体组织吸收后增加的温度也越大，大到一定程度就可能烧伤人体组织。所以这一类电磁辐射对人体是否有害，取决于它们的功率有多高。

我们平常说的由电器发出的电磁辐射，指的就是微波和无线电波，它们的功率远远低于能把人体组织烧伤的功率。那么，除了烧伤，有没有可能对人体造成其他的伤害，例如诱发癌症呢？世界卫生组织总结了近三十年来的有关研究，认为现有证据并不能确定暴露在低强度的电磁场中会产生任何健康后果。也就是说，大量的研究表明，没有证据能够证明日常生活中遇到的那种低强度的电磁波会影响到人体健康。对大家较为关心的胎儿健康，大量的证据也表明，暴露在正常环境水平的电磁场中并不会增加自然流产、畸形、低体重婴儿、先天性疾病等有害影响的风险。

手机发出的电磁波能被贴近它的人体组织吸收，产生加热作用，长期使用手机会不会有健康风险呢？2011年国际癌症研究机构（IARC）发布一份报告，认为无证据表明长期使用手机能引起其他癌症，但有限的证据表明能增加神经胶质瘤的风险，因此把无线电频率的电磁场列为"可能的致癌物"（2B级），意思是有一些风险，值得进一步研究。IARC未定量给出风险，但其引用的2004年的一项研究称，平均每天使用30分钟手机，连续用10年，神经胶质瘤的风险增加40%。神经胶质瘤是一种脑瘤，年发病率十万人中约5个，按此风险每年多2个。美国食品药品管理局对该结果有异议，认为目前的研究不足以确认手机使用与脑瘤存在关联，实际上在美国手机使用大量增加期间，脑瘤发病率却降低了。其他的研究也得出不同的结果。例如，根据对1990—2007年间358403名丹麦手机用户的分析结果，未发现长期使用手机能增加脑瘤（包括神经胶质瘤和脑膜瘤）的风险。

最后我们来看看所谓防辐射孕妇服，它是由金属丝编织成的。它不可能挡住对人体有害的穿透性强的核辐射和X射线，而是试图屏蔽日常环境中的电磁辐射。但是日常的电磁辐射是波长比较长的微波和无线电波，它们能够发生绕射，如果防辐射服不是全身全方位包裹，而是像孕妇服那样穿，那么电磁波还是能够从领口、袖口、下摆等开口处进入人体，挡不住。而且，既然科学研究的结果表明日常环境中的电磁辐射对胎儿无害，又何必试图去屏蔽它呢？所以只有在中国，与宁可信其有不可信其无的传统保胎观念相结合，所谓防辐射孕妇服才有市场，出了国门，就难得一见了。

针灸能不能治面瘫?

马三立著名相声《偏方》从针灸如何神奇地震了外国人开始说起，其中有一段绘声绘色地讲针灸如何治面瘫："外国人一看怪啊！又来了病人！歪嘴，嘴歪眼邪。嘴歪到这儿了。病人坐下了，怎么办？拿过针来，扎！也扎针。耳朵后头，这叫'风池'。针扎进去，针一进去，眼看着歪嘴，'嗯……'正过来了！"

不知跟这段相声的流行有没有关系，很多人想起针灸的好处，首先想到的就是治面瘫。网上也经常有人以此现身说法，但当然并不像马三立夸张的那样一针就灵，其中一个是这么说的："我只陈述一个事实，我面瘫针灸十天痊愈，我在医院遇到了患者基本上针灸20天内痊愈。"那么其痊愈真的和针灸治疗有关系吗？

我们先来看看面瘫是怎么回事。面瘫是指面神经麻痹，面部表情肌群动不了了。这有时候是某种严重疾病的症状，例如因为脑卒中、肿瘤、头部创伤等疾病引起。有的是由蜱虫传播的细菌感染引起的。还有的是因为感染了水痘-带状疱疹病毒，通常能见到簇集性小水疱。但是多数面瘫在诊断时找不出明确的病因，叫作贝尔麻痹，是19世纪初苏格兰解剖学家查尔斯·贝尔首先描述的。针灸号称能治的，就是属于贝尔麻痹的面瘫。

现在已经知道，贝尔麻痹是由另一种疱疹病毒——单纯疱疹病毒引起的神经炎。大多数人在儿童时期就感染了单纯疱疹病毒。被该病毒感染时，少数人会起疱疹，之后渐渐消失，但是多数人没有任何症状，因此大部分人都不知道自己身上有这种病毒。一旦被单纯疱疹病毒感染，就再也无法将其清除，它会在神经组织里一直潜伏着。在某些情况下（例如精神紧张、缺少睡眠、患自身免疫疾病等）身体免疫力下降时，潜伏着的单纯疱疹病毒就会开始活跃起来。病毒一旦活跃起来，免疫系统就会产生抗体想要将其消灭，从而出现炎症。如果发炎的地方是在面神经管里，组织膨胀起来无处可去，被挤在狭小的空间里，压迫神经。神经受到压迫后，没法向肌肉组织传递神经信号，面部肌肉就瘫痪了。

但是免疫系统产生的抗体会逐渐把活跃的疱疹病毒消灭掉，面神经功能逐渐恢复，贝尔麻痹就痊愈了。所以绝大多数贝尔麻痹患者不经任何治疗都会自己康复，很多人在10天左右就康复了。85%的贝尔麻痹患者在3周后开始康复，剩下的15%在3～6个月后开始康复。几乎所有的不完全麻痹患者在一个月后完全康复。只有4%的患者预后差。

虽然贝尔麻痹患者几乎全都会自己康复，如果能有药物缩短病程，也是好事一桩。贝尔麻痹既然是单纯疱疹病毒引起的，如果能有药物把病毒杀死，不就能早日康复吗？不幸的是，和大多数病毒引起的疾病一样，目前的抗病毒药物对贝尔麻痹并没有效。杀不死病毒，缩短不了病程，那么能缓解症状也好。如果在发病早期，口服具有抗炎作用的类固醇激素的话，很可能有效改善面肌功能。这是因为这类激素是免疫抑制剂，能抑制抗体的生产，从而减缓炎症反应。也有通过做外科手术给面神经减压改善面肌功能的，但美国神经病学会认为尚无充足的证据支持推荐做手术。

那么针灸效果又是如何呢？按前面引述的那位网友的说法，他10天痊愈，遇到的患者基本上都在20天内痊愈，但是根据统计，贝尔麻痹患者不经任何治疗，许多人也在10天左右康复，大部分人在3周后康复，看不出与针灸治疗的效果有何区别。由于贝尔麻痹患者基本上都能自己康复，对他们做任何治疗，都会产生有效的假象，不仅医生可以借此吹嘘自己医术高明，患者乃至艺术家都会为之宣传。所以医生的广告、患者的证词是不足为凭的。要证明某种疗法的确对某种能自愈的疾病有疗效，必须做严谨的临床对照试验。也有一些人声称做了临床试验证明了针灸对治疗贝尔麻痹有效，并写成论文发表。但是根据2010年由华西医院的研究人员做的循证医学评估，所有这些声称证明了针灸对贝尔麻痹有疗效的临床试验，都存在着试验设计等方面的缺陷，不足以说明针灸的确对贝尔麻痹有疗效。

中医和民间郎中最"擅长"治的另一种病是流行性腮腺炎。除了针灸，还有无数清热解毒、消肿散结的中药号称对腮腺炎有奇效。我小时候经常见到腮帮子敷草药的小孩，就是在"治"腮腺炎。也有的在腮腺部位涂上墨汁，或画一道符，或简单地写个"虎"字，也是在"治"腮腺炎。所有这些做法当然都会很有效：腮腺炎是病毒传染引起的，几乎所有的人都会在10天左右自愈，国外除了镇痛、退烧，一般不做治疗（也无药可治）。乱吃药，特别是吃那些有毒的药物，反而对身体有害。

　　不仅中医和民间郎中，国内西医也经常误导患者去"治"这种本无需治也没有有效疗法的自限性疾病（即自己会好的疾病），比如会给贝尔麻痹患者开一堆抗病毒、扩张血管、营养神经的无效药物。而且国内医生还喜欢吓唬患者不"治"就会有严重后果。曾有国内医生在网上教训我说，腮腺炎病毒也会感染睾丸、卵巢等其他器官，引起严重后果，不能不治。实际上，腮腺炎即使在其他器官也受感染的情况下预后也是良好，只有在罕见的情况下才会引发严重的并发症。即便如此，目前也没有有效疗法能够防止腮腺炎引发的严重并发症，只能是顺其自然，等出现并发症再对症治疗。幸好，现在有了疫苗可以预防腮腺炎，得这个病的小孩很罕见了，让中医、民间郎中和国内西医少了一块用武之地。但面瘫还没有办法预防，所以他们就继续在此巧夺天工。

危险的放血疗法

　　在中西医之争中，放血疗法经常被中医支持者作为历史上西医愚昧野蛮的例子拿出来嘲笑，没想到时至今日却有执业中医在用放血疗法治百病。这是北京一家中医诊所的主任医师，据称是从农村的一位老中医那里学来的。他根据老中医传授的经验，找到皮肤上呈黑紫色的血管，据此判定身体哪个部位有病，然后相应地在胳臂和腿部等血管处用针具放血。据称多数病症都可以用放血的方法治疗，每次放血量因人而异，少则100～200毫升，多则400毫升，最多的一位被放了850毫升。该医师据此发了条"放血850毫升治好了患者多年寒症"的微博，配上血流一地的吓人照片，在网上被疯狂转发，受到了很多谴责后又把它删掉了。

　　放血疗法的历史非常长，比现在的其他医疗技术的历史可能都长，至少有三四千年的历史，也许可以一直追溯到新石器时期。原始人认为人会生病是由于恶魔附体，要治病就应该把体内的恶魔释放出来，放血就是一种释放恶魔的方法。被称为西方医学之父的古希腊医生希波克拉底用四体液学说取代了恶魔说，但并没有放弃放血疗法。他认为人体由土、气、火和水四种元素组成，而疾病则是由于四种体液（由肝制造的血液，肺制造的黏液，胆囊制造的黄胆汁和脾制造的黑胆汁）失去平衡导致的。治病就是要让体液恢复平衡，放血和发汗、催吐等都是平衡体液的方法。这算是为放血疗法提供了新的医学依据。以后的西方医生在四体液学说的基础上大力提倡放血疗法，病情越严重，放血就要越多，根据病人的年龄、体质、季节、天气、地点、发病器官等等构建了一套非常复杂的放血疗法体系。

在中世纪的欧洲，放血疗法变得更加流行，成了几乎所有疾病的标准疗法。不过，医生虽然建议患者放血，却不屑于自己操刀，具体的操作由理发师来做。理发师成了最早的外科医生。从当时起沿用至今的理发标志——红白条纹柱子——其实就是个放血疗法的广告：红色代表血，白色代表止血带，柱子代表放血时病人握着的棍子。放血疗法在18世纪末、19世纪初达到了顶峰。这时候，放血不仅被当成包治百病的疗法，而且还成为保健的方法，许多健康人也定期放血。不过，到了19世纪中叶，随着现代医学的兴起，放血疗法的有效性和安全性越来越受到质疑，放血疗法逐渐走向没落，进入20世纪后在西方就很少见了。到现在，除了极个别的疾病（例如红细胞增多症）还会用放血治疗，正规的医院已没有人还在用它来治疗普通疾病了。

放血疗法虽然曾经在西方最为流行，但并非西方的专利。中国历史上也有过。《黄帝内经》就有放血疗法的记载，如"刺络者，刺小络之血脉也"，"菀陈则除之者，出恶血也"（意思是血在脉络中长久积蓄，就用出血的方法除去），声称可以治疗癫狂、头痛、暴喑、热喘、衄血等病症。有学者认为针灸就是从放血疗法演变来的。不过中国历史上的放血疗法放血量很少，一般也就几滴。

所以这种大量放血的疗法其实是从传统西医那里学来的，只不过洋为中用，用来治疗中医的病症（例如"寒症"），并用中医理论提供依据，叫"出恶血"，用那位放血中医师的话说，"放出的血都是'脏血'，一旦我看到流出的血变成了鲜红色就会停止放血。"这本是古人不懂血液循环的臆想。血液是在不停循环的，大约每20秒就跑遍全身一次。全身的血液是一体的，没有恶血和好血之分，如果血液有毒则都有毒，没毒则都没毒，所以所谓的出"恶血"、放"脏血"之说是站不住脚的。一开始放出来的颜色较黯淡的"脏血"其实是含氧量较低的静脉血。到后来血液变成鲜红色，那就是含氧量高的动脉血也被放出来了。

人体的血液大约80%参与血液循环，另外的20%储存在脾、肝之中，有必要时再释放出来。失血10%以下对健康人来说不会影响健康，可以很快地恢复。所以献血200～400毫升对人体是无害的。但是失血10%以上就会影响到人体健康了，例如引起贫血。失血15%以上甚至有生命危险，需要考虑输血了。人体的含血量大约是每千克体重70毫升。从照片上看，那位被放血850毫升的患者较胖，体重大约80千克，体内大约有5600毫升的血。即便如此，放血850毫升也已超过了15%含血量了，如果属实，是很危险的。在历史上，由于放血过多导致死亡的事例并不罕见，美国首任总统华盛顿之死就被认为与用放血疗法时失血过多有关。

放血疗法或许对某些疾病（例如高血压）有缓解作用，或许还能激发人体的免疫能力，有助于某些疾病的康复。但是我们现在对治疗这些常见疾病已经有了更安全可靠的方法了，就没有必要再用一种疗效不确定、风险性高的过时疗法，不管它的历史是多么的源远流长，不管实施者或患者声称多么有效，卫生监管部门都不应该对此听之任之。

干细胞治疗的骗局

有一份财经刊物做了一家从事干细胞治疗的公司的封面报道，在网上引起了一场风波。几个科技记者批评该刊为骗人的公司做宣传，因为迄今所有推销干细胞治疗的全是虚假广告。而该刊记者、编辑则辩解说他们只是客观报道这家公司的创业经过，并没有宣传其干细胞治疗。

旁观这场争论的网友，很多人可能并不知道什么是干细胞，甚至连"干"字的正确读音也不知道，虽然经常能见到这方面的广告和报道。我们不妨先来了解一点干细胞的知识。人体并不是由一种细胞构成，而是由200多种细胞构成的，例如神经细胞、皮肤细胞、红细胞等等。不同的细胞担负着不同的功能，但是所有这些细胞，都是由一个细胞——受精卵发育而来的。受精卵在发育过程中，不仅不断地分裂使细胞的数目扩增，而且还不断地分化使细胞的种类也增加。所谓干细胞，是指那些未分化的、因而有可能分化成不同类型的细胞的细胞，"干"的意思是可以产生分支的"主干"。

成年人身上也有干细胞，分布于骨髓、血液、大脑、胰腺、骨骼肌、牙髓等处，其中最丰富的是骨髓和血液中的造血干细胞。这些成年干细胞已得到广泛的研究并在医疗上有所应用。但是，与胚胎干细胞相比，成年干细胞非常稀少，难以分离和纯化。而且成年干细胞的命运基本上是确定的了，例如骨髓中造血干细胞在体内环境下的使命就是分化成各种血液细胞。而胚胎干细胞则具有"全能性"（可以分化成各种不同的细胞）。近来发现，成年干细胞也具有一定的可塑性，在一定的条件下可被诱导分化成其他类型的细胞，甚至也具有和胚胎干细胞一样的全能性。

由于干细胞能够分化成其他细胞，因此对它的研究为治疗多种慢性疾病带来了希望，例如帕金森病、老年痴呆症、糖尿病、慢性心脏病，甚至癌症。目前研究的一个重点是用干细胞产生神经细胞，以修复受损伤的神经系统。像截瘫、老年痴呆症、帕金森病这类神经系统疾病，都是因为神经细胞受损或功能失常导致，而神经细胞难以再生，只能寄希望于用干细胞在体外产生新的神经细胞后加以补充。另一个主攻方向是用干细胞产生能分泌胰岛素的胰腺组织，如果移植到体内，可以根治糖尿病。

但是这些设想要变成现实，还有很多问题需要解决。如果治疗采用的干细胞来自他人，在移植到患者身上时，就有可能引起排异反应，导致手术失败。如果干细胞是来自患者自身（例如来自成年干细胞），虽然不会引起排异反应，但是如果只是简单地把干细胞注射回体内，干细胞的分化和生长没有得到控制，就有可能长出肿瘤，导致癌症。即使干细胞已先在体外诱导分化成所需的细胞类型，在注入体内时，它们能否到达所需的部位，生长能否得到控制，也有不确定因素。

在一种疗法应用到临床之前，先要做动物试验，然后还要做人体临床试验。2005年，美国加州大学厄文分校的研究人员把从胎儿大脑分离、培养的神经系统干细胞注射到截瘫的老鼠体内，发现这些干细胞迁移到老鼠脊柱受伤的地方，在那里形成新的神经元和少突细胞，截瘫的老鼠恢复了行走能力。根据这项结果，美国食品药品管理局在2009年批准其进行人体临床试验。这是第一项获得批准的干细胞治疗人体临床试验。2010年10月，一名因车祸截瘫的年轻人成为第一个试验者，他的身上被注入了200万个来自胚胎干细胞的少突细胞前体。但是一年后，试验团队宣布由于资金原因终止临床试验。目前没有哪一项干细胞治疗获得了美国食品药品管理局的批准。

而中国遍地开花的干细胞治疗根本就没有经过动物试验和人体临床试验，就直接用于临床治疗，目的纯粹是为了牟利。这些干细胞治疗，有的只是一个简单的骗局。例如中央电视台曾经揭露过一个干细胞美容骗局，号称只要打了用胚胎干细胞制成的针剂，就能年轻10到15岁。也有记者对当地美容院做了调查，发现众多美容院都有各种干细胞美容项目，并售卖干细胞口服液、精华液等产品。这些产品都不可能真正含有干细胞，因为分离、培养人的干细胞要比分离、培养普通细胞困难得多，目前这仍然是一项只供实验研究的尖端技术，还没有哪个机构有能力进行商业化大规模生产。而且只有活的干细胞才有作用，一旦制成针剂、口服液就成了死细胞，不再具有干细胞的特性，所以这些产品即使真是用干细胞制成的，也早已成了废物。再退一步说，即使这些产品真的含有有活性的干细胞，那么注射或口服干细胞也不会起到任何作用。直接注射干细胞会引起有害身体的排异、过敏反应，吃干细胞更会把它消化掉。总之，这些所谓干细胞制剂不可能真的含有干细胞，从一些消费者在用了这些产品之后出现的副作用症状判断，它们的真实成分可能是某种激素。

中国市场上的干细胞治疗有的复杂一些，迷惑性也更强。有多家中国医院都在号称用干细胞治疗截瘫患者，号称有一定效果，甚至吸引了国外的患者到中国来接受治疗。但美国医生对到中国接受过干细胞治疗的一些美国患者做了评估，发现并没有疗效，有的患者在接受治疗后觉得有所改善，可能是心理暗示的作用，或是与干细胞无关的其他手术因素造成的。这类治疗都是没有把干细胞在体外进行诱导、分化，就直接把来自他人的干细胞注入体内，有排异和致癌的风险。

总之，怎么利用干细胞技术来治病，生物学家有种种设想，过程很复杂。想用干细胞技术来治病，还早着呢。目前市场上推销的所谓干细胞治疗都是骗人的。一般的人也就是从媒体上听说了有干细胞这么回事，模模糊糊地知道它是好东西，又有多少人真正了解了那到底是怎么一回事？在广告的轰炸下，更容易受到诱惑。所以这样的骗局是不愁没有市场的。要避免被这些打着高科技招牌的骗局欺骗，就要掌握这么一点常识：一项新的发现要从实验室走向市场，往往需要十几年乃至几十年的摸索。那些紧跟最新科技发现的产品，最有可能是假货。

"分子顺势疗法"来了

中国人习惯把现代医学叫作西医，以表示和中国传统医学相对立。其实现代医学是世界医学，西方国家自己也有多种形式的传统医学，有的至今作为另类医学在民间流传。其中影响较大的是顺势疗法。它是18世纪德国乡村医生哈尼曼发明的。1796年，因为不满当时医学乱用药，改行当了翻译的哈尼曼在翻译一本英文医学著作时，获悉金鸡纳能够治疗疟疾。他在自己身上试验药物的作用，服用了大量的金鸡纳，出现不良反应。据他说，这些症状和疟疾相似，他因此灵机一动，提出了一个理论：那些能使健康人出现某种病的症状的东西，是治疗这种病的良药。他按这个理论发明了"顺势疗法"，以表示和一般的"对抗疗法"不一样。

为了避免药物的毒性，哈尼曼用水对药物进行了稀释，而且提出了一个更惊人的理论：把药物稀释的倍数越多，药效就越强。哈尼曼提出，大多数药物都应该稀释10的60次方倍。这是一个什么概念呢？往海洋里滴一滴水，也不过稀释了10的26次方，也就是说，顺势疗法药物的有效成分的浓度，通常比沧海一粟还要低得多。有人可能觉得奇怪，配一种顺势疗法的药物，把全世界的水都用完也不够啊，怎么配的呢？其实有点初中化学常识的人就能轻易做到：你不需要一次性地稀释，只要采用连续稀释的办法，想要稀释多少倍、多少次方都可以。

以曾在国内销售的一种稀释10的23次方倍的"护肝液"为例：拿一颗护肝药（什么药其实不重要，反正最后都是水），用水溶解，取出其中一毫升（算是原液），滴到1升水中，混匀了，就稀释1000倍了。再从中取出1毫升，滴到1升水中，混匀了，就稀释10的6次方倍了。如此连续稀释下去，总共花个十几分钟，连续操作8次，最后一次只加100毫升水，就可以获得100毫升的"护肝液"，每30毫升售价1000多元！如果你对所有的稀释液都不抛弃，全都配成"护肝液"，理论上你用1毫升原液可以获得10的23次方毫升的 "护肝液"，不过那样的话全中国的水都得被你用光。这其中的成本其实就是水，最初的1颗药的费用和劳动成本是微不足道的。这还不是最惊人的。顺势疗法有一种药物，是把一小块鸭肝或鸭心组织用水稀释了10的400次方倍制成的。这种"药物"在美国的年销售额是2千万美元，而用一只鸭子就可以满足全部的原料要求了。

根据阿芙伽德罗定律，1摩尔的任何物质包含有大约10的24次方个分子，也就是说，1摩尔的物质稀释到10的24次方倍以后，已不可能含有被稀释的成分的一个分子，全都是水分子了。所以买顺势疗法"药物"，就是在高价买水，吃顺势疗法"药物"，就是在喝高价水。但是国外仍然有很多人愿意花大钱去"喝水"。比如有一位因为汉语讲得很溜、经常上中国电视节目的法国小伙子就相信顺势疗法，曾经在某个节目中对我说吃顺势疗法"药物"效果不错。顺势疗法"药物"如果能够有任何效果，也不神奇，可能是因为这两个原因：一、心理暗示作用，或者所谓"安慰剂效应"，许多疾病通过心理暗示也能治愈；二、有些疾病，患者喝水对恢复身体健康有好处。

在现代医学兴起之前，乱用药物会对身体造成进一步的伤害，靠"喝水"治病反而有其合理之处。因此顺势疗法在19世纪曾风靡一时，但是进入20世纪后，随着现代医学的进步，就渐渐衰落。在20世纪20年代，最后一所顺势疗法学校在美国关闭。目前美国正规的医学院都不开设顺势疗法的专业，正规的医院也不采用这种疗法。顺势疗法在国际医学界被公认为伪科学、伪疗法，甚至被当成江湖骗术。但是国外民间相信它的大有人在，其中不仅有像上述法国小伙子那样的没有受过高等教育的，还有大学教授，甚至诺贝尔奖获得者。他们试图为顺势疗法提供科学依据，声称在药物稀释过程中，改变了水的结构，虽然稀释到最后药物成分没有了，但是水有了药物的"记忆"，所以有了药效。这种观点不仅与物理、化学原理不符，逻辑上也说不通。用来稀释药物的水又不是凭空出现的，在其循环、流淌、运输、纯化等等过程中接触过无数杂质，该留下多少物质的"记忆"啊？凭什么只有稀释时接触的那种药物才能给水留下"记忆"？

顺势疗法也与时俱进，试图跟分子生物学结合起来。这门可称为"分子顺势疗法"的领军人物是艾滋病毒的发现者之一、法国著名病毒学家吕克·蒙塔尼。近几年来，蒙塔尼一直在声称他发现了一个新现象：在高度稀释的水溶液中的细菌DNA和艾滋病毒DNA能够诱导水分子发射电磁波信号。即使把DNA稀释10的18次方倍，理论上已不存在任何DNA分子，他仍然能检测到电磁波信号。他声称从自闭症、阿尔茨海默症和帕金森症病人的高度稀释体液中能检测到这种电磁波信号，据此提出一个令人啼笑皆非的新观点：这些神经系统疾病都是由于肠道里的细菌跑到大脑里伤害了大脑引起的，可以用抗生素治疗，也可以用某种频率的电磁波来消灭细菌DNA产生的电磁波。

蒙塔尼在国外到处推销这些"革命性"学说，不仅得不到任何资助，还成了笑柄。在2008年他因为当年发现艾滋病毒与人分享诺贝尔奖之后，他在国外学术界的遭遇并没有改变，但是在中国却时来运转：2010年，上海交通大学聘请他担任全职教授，据说将投资3亿元成立以他名字命名的生物医学研究所，专门研究这门"分子顺势疗法"。于是这位早该退休的78岁老人，由于有了诺贝尔奖获得者的头衔，能让国内高校创下聘请诺奖获得者作全职教授的先例，终于在中国焕发了青春，到中国领导医学革命来了。

世上有解酒药吗？

一杯酒下肚，一部分（约20%）乙醇（俗称酒精）迅速地在胃里被吸收进血液，剩下的乙醇则到了小肠被吸收。细胞膜挡不住乙醇，一旦乙醇进入血液，全身所有的细胞、组织都会受到乙醇的影响，其中最受影响的是脑细胞。乙醇是神经抑制剂，能减弱神经系统的活动。当血液中的乙醇含量比较低时，由于大脑中起抑制功能的区域的活动被乙醇抑制住了，换言之，大脑的抑制活动减弱了，这时人就会觉得比较放松、自信、健谈，飘飘然感觉很不错。爱喝酒的人追求的就是这种感觉。这时如果继续喝酒，血液中乙醇浓度继续升高，高到一定程度，喝酒的快感就逐渐消失了，人变得反应迟钝、视力模糊、活动失调、说话含糊不清、意识模糊、感觉麻木，乙醇浓度持续升高，人就会晕眩、昏迷直至死亡。

所以乙醇本质上是对人体有害的。但是即使不喝酒，消化道里由于细菌对食物残渣的发酵作用，每天也会产生大约3克乙醇。在细胞新陈代谢过程中还会产生乙醇。因此人体必须能够把体内的乙醇清除掉。这主要是在肝脏中分两步进行的。第一步，当血液流经肝脏时，那里的乙醇脱氢酶就会把血液中的乙醇氧化成乙醛。但是乙醛要比乙醇的毒性更大，不仅能对身体器官造成损伤，还能让人脸红和不舒服。大部分亚洲人体内的乙醇脱氢酶的活性较强，他们喝酒时乙醇被快速地转化成乙醛。这些人的酒量显得非常小，一沾酒就脸红、不适，对他们来说喝酒毫无乐趣可言，不可能去酗酒。

第二步，肝脏中的乙醛脱氢酶把新产生的乙醛氧化成乙酸，也就是醋的成分，它是无毒的。一旦乙醇变成乙酸，就不会再危害身体。乙醛脱氢酶主要有两种，一种在细胞质中，一种在线粒体中，后者的活性比前者强。大部分白人都有这两种乙醛脱氢酶，但是大约50%的亚洲人只有一种乙醛脱氢酶，即细胞质中活性较差的那种，而这些人乙醇脱氢酶的活性往往比较高，他们喝酒时乙醇被迅速地氧化成乙醛，而乙醛却不能迅速地转化成乙酸，乙醛就迅速地在他们的体内积蓄下来。他们是最不会喝酒的人。

如果一个人体内的乙醇脱氢酶和乙醛脱氢酶的活性都正常，我们就会觉得这个人很有酒量。但是如果喝酒喝得太多太快，超过了体内清除酒精的速度极限（大约相当于一小时清除一罐啤酒中酒精的量），酒量再好的人也会醉，就是不醉也会觉得不适，喝完酒睡一觉第二天醒来仍然会觉得不适，特别是头会疼，也就是所谓宿醉。

如果有什么办法能让人既能享受喝酒的乐趣或满足应酬的需要，又不至于酒醉或宿醉，那该有多好啊！于是五花八门的解酒保健品应运而生，有号称是祖传中药秘方的，也有号称是最新高科技产品的。其中最著名的解酒药是RU-21，据说是冷战时期苏联克格勃研制出来的，苏联垮了以后转为民用。国内推销RU21的商家对其成分语焉不详，国外的商家倒是列得很清楚，不过是琥珀酸、富马酸等参与新陈代谢的有机酸以及几种维生素，都是食品中常见的物质，没有任何神秘之处。对RU-21的解酒效果只有传言，并无临床试验的证明。

有一位自称"美国大学副教授"的华人近年来在国内拉投资要生产一种高科技解酒药："本项目应用基因工程方法，从嗜酸耐高温微生物中克隆出乙醇氧化酶基因，然后令其在生物反应器中超量表达，最终制成蛋白制剂。由于该基因来自嗜酸耐高温微生物，所以它们的产物也具有嗜酸和耐高温的特性，能够在人的酸性胃液中起作用，将乙醇氧化成乙酸，阻止或减少乙醇进入血液之中。"

这个据说很"明确"的作用机理却在三个方面存在误导：一，来自嗜酸微生物的乙醇氧化酶并不就一定具有嗜酸的特性，因为它原本是在细菌内部工作的，而细菌的内环境可能是中性的。所以这种乙醇氧化酶在强酸性的胃酸作用下很可能失去活性。二，退一步说，即使这种乙醇氧化酶能抗胃酸，也会被胃蛋白酶降解，无法发挥作用。可笑的是此人为了说明这种蛋白质制剂很安全，也知道："蛋白质在肠胃消化系统中很快就会被蛋白酶分解成氨基酸，所以，除了少数毒素蛋白质外，绝大多数蛋白质作为食品服用是安全的。"却不知根据同一道理绝大多数蛋白质作为食品服用也发挥不了功能。三，再退一步说，即使这种乙醇氧化酶能在胃中催化乙醇的氧化，它的产物也不是无毒的乙酸，而是毒性比乙醇更大的乙醛，所以这种"解酒药"的效果适得其反，实际上是想做成酗酒药。

市场上的解酒药、解酒保健品没有一种已被证实确有效果的。如果你吃了它觉得有些效果，要么是因为心理作用，要么是因为水的作用：吃这些解酒药（例如RU-21）都要求用大量的水送服，那位"美国大学副教授"发明的解酒药也计划"制成汤剂供消费者趁热服用"。酒精是很强的利尿剂，喝酒很容易造成身体脱水，这是造成酒后不适的重要原因。因此水才是解酒的良药。要减轻酒后不适，有一个简单的办法，那就是一边喝酒一边大量地喝水。但是和民间的说法相反，不要喝茶醒酒。茶也是利尿剂，反而能让身体脱水更严重。

熊胆能有什么用？

我们提到"胆"的时候，首先想到的并不是一个动物器官，而是勇气：胆量、胆怯、胆小、胆寒、胆识、大胆、没胆、吓破了胆……这得归功于中医一个奇怪的观点，认为"胆主决断"，就是说人做事的决断都是由胆作出的，胆气充实，则行事果断。因此中医把胆看得极为重要，把它作为六腑之一，称之为"中正之官"，决定着脏腑气血功能能否发挥正常。

古人对此是深信不疑的。比如三国的姜维以胆大著称，阿斗投降魏国后，姜维谋反事败遇害，《三国志》注说魏国军士把他剖腹，发现他"胆大如斗"。当然，今天再没胆的人也敢说"决断"是大脑的功能，勇气高低只与中枢神经系统有关，和胆囊不会有任何关系。事实上，胆囊是一个很不重要的、可以说可有可无的器官。它的作用只是储存胆汁，而胆汁甚至不是它制造的，而是肝分泌的，用来帮助消化脂肪。所以即使没有胆囊，对人体功能并不会有多大的影响。有很多胆结石患者做了胆囊摘除术，没有了胆，并不见得从此他们的胆量就比别人小。

古人并不知道胆囊只是肝脏分泌液的仓库，但在解剖上肝和胆是在一起的，不难想象胆是"连肝之府"，肝和胆经常被放在一起说，比如在五行上它们都属木。眼睛也属木，所以中医认为眼睛是肝的开口、胆的精华，胆汁减少了，眼睛就会黯淡。根据吃什么补什么的原则，吃胆就被认为能明目，能治眼病。胆吃起来极苦，还有点清凉，所以它的中药性味属于"苦，寒"。中医认为苦寒的东西都能降火，作为肝之外府的胆，吃了当然最能降"肝火"了。所以所有动物的胆都被认为具有"明目"、"清热（或清肝）"的功能，不管吃的是什么胆，不管是熊胆、猪胆、羊胆、牛胆，还是蛇胆、鱼胆，都应该差不多。但是为什么熊胆名声最响，被视为名贵药材，除了其难得之外，恐怕还是熊的勇敢形象引起的联想。

在现代医学看来，这些关于胆的药效都是没有依据、牵强附会的臆想。胆汁是肝分泌的消化液，经过胆囊的收集，排到十二指肠中，在那里把食物中的脂肪打碎成微粒，这样有助于脂肪的消化、吸收。起这个作用的是胆汁酸。胆汁酸有好几种，比如胆酸、去氧胆酸、石胆酸等，不同动物的胆汁酸成分有所差异。与其他动物的胆汁相比，熊胆汁的成分倒是显得有点特别。这要追溯到1900—1901年，瑞典和丹麦分别组织了两支探险队到格陵兰考察，在那里得到了一些北极熊的胆，送给瑞典生物化学家哈马斯登研究。哈马斯登从熊胆汁中分离出一种未知的胆汁酸。25年后，这种胆汁酸被另一生化学家从黑熊胆粉中分离、结晶出来，发现它是常见的去氧胆酸的异构体，就把它命名为熊去氧胆酸。

熊去氧胆酸虽然最早是在熊胆中发现的，又以熊来命名，但是并非只有熊才有，在其他脊椎动物胆汁中也能找到，只不过一般很少。例如在人的胆汁酸中熊去氧胆酸只占大约4%。而黑熊胆汁酸中熊去氧胆酸含量高达39%。但是你如果因此觉得熊胆有多么特殊，又错了。有一种啮齿动物——南美洲海狸鼠的胆汁酸也含有很高含量的熊去氧胆酸，达37%。相反的，有几种熊科动物的胆汁酸中熊去氧胆酸含量很低，例如南亚的懒熊只含1%，南美的眼镜熊含6%，马来熊含8%。熊去氧胆酸含量较高的熊科动物除了黑熊，还有北极熊（含17%）和棕熊（含19%）。黑熊、北极熊和棕熊都是熊科动物中较晚进化出来的，它们也是脊椎动物中食物的脂肪成分含量最高、蛋白质含量最低的。熊去氧胆酸促进脂肪消化、吸收的能力要比其他胆汁酸强，黑熊等的熊去氧胆酸含量高显然是对其习性的适应，没什么神秘的。

胆汁中除了胆汁酸，还含有胆固醇、胆红素等成分，它们和胆汁酸结合在一起形成乳滴，排出体外。但是有时候胆固醇、胆红素的相对含量比较高，还来不及排出就从胆汁中析出，形成了胆结石。人们就想到，如果能够口服胆汁酸，增加胆汁中胆汁酸的含量，是不是就能把胆结石溶解掉呢？20世纪70年代国际医学界做了一系列临床试验，发现口服熊去氧胆酸对某些类型的胆结石有一定的效果，溶解率大约30%~60%。但是熊去氧胆酸比较贵，而且必须终身口服，一旦停服就会复发，并不是理想的疗法。所以摘除胆囊仍然是治疗胆结石的首选。80年代以来，国际医学界又开始研究熊去氧胆酸在治疗肝脏疾病方面的应用，例如用于治疗原发性胆汁性肝硬化，是美国食品药品管理局批准的唯一用于治疗这种疾病的药物。

即使熊去氧胆酸能当药用，到哪里找那么多熊胆呢？幸运的是早在1954年化学家就已能用胆酸合成熊去氧胆酸，屠宰场废弃的猪胆、牛胆、羊胆都能用来做原料。国际上用的熊去氧胆酸药物大都是合成的。只有在中国、韩国和越南建了很多熊场，养了上万头黑熊进行"活熊取胆"，据说方法很残忍。抽取的胆汁做成熊胆粉，一部分用于做"明目清肝"的中药，一部分用于提取熊去氧胆酸。前者没有科学依据，后者可用合成的熊去氧胆酸代替，所以这是不必要的残忍，它的存在，乃是由于对天然药物的迷信。

一大类可怕的草药

1956年，保加利亚医生报告说，他们在保加利亚多瑙河流域的一些小村庄发现了一种奇怪的慢性肾病，与普通慢性肾病很不一样。后来在克罗地亚、塞尔维亚、波黑、罗马尼亚的多瑙河流域的一些村庄也发现了这种慢性肾病，所以就被称为巴尔干地方性肾病。患病的人通常在40～60岁时出现严重的贫血和尿毒症，其特征是肾脏纤维化、萎缩，肾脏最终缩小到只有正常肾脏的1/3。除了肾移植，没有任何办法可以治愈。在20世纪60年代时，患者的平均寿命只有45岁。70年代，这些地区开始有了做血液透析的诊所，患者可以通过定期做血液透析避免尿毒症，寿命得以延长到平均69岁。但是随着寿命的延长，又出现了一个新的问题：大约一半的患者的肾盂和尿道会长出恶性肿瘤。

是什么原因导致这种地方性疾病呢？因为发病地区都在多瑙河流域，医生们首先想到的是，会不会是饮水里含有某种特殊的毒素？这个设想后来被排除了。之后又有新的假说被提出来，例如，有人认为当地人吃的粮食在储存时被某种霉菌污染，霉菌能分泌损害肾脏的毒素。但这些假说都没有确证。

1991年，在比利时也发现了一种奇怪的肾病。布鲁塞尔一家医院的医生范赫维根在治疗两个患了急性肾病的年轻女患者时了解到，她们都服用了一家减肥诊所提供的减肥药。他怀疑这种减肥药就是病因，随即展开了调查，发现共有70个急性肾病患者都服用过同一个减肥诊所提供的同一种减肥药。这些患者的症状都类似，肾脏纤维化、萎缩，出现尿毒症，必须换肾或终身做血液透析。因为担心肾脏会出现癌变，医生建议这些患者把肾脏和尿道都切除。有39个人同意做切除手术，其中有18人已长了尿路上皮癌，还有19人的尿路已有癌变前兆。

此前该减肥诊所已营业15年，未出现过问题。1990年该诊所改变减肥药配方，用了两种中草药，其消费者中才突然出现肾病患者。其中一种中草药是马兜铃属的防己。比利时研究人员怀疑防己就是祸首。实验证明了他们的猜测，防己中的马兜铃酸能对肾脏造成不可逆的损伤。消息传出后，在世界医学界引起了极大的震撼。法国、日本及中国台湾地区等也都报告发现因吃马兜铃科中药导致晚期肾病的病例，这种肾病因此被称为中草药肾病。各国纷纷禁售或警告不要服用含马兜铃酸的中药。但中国大陆药监部门、医疗机构、药厂对此却置若罔闻，坚持中药有自己的用药标准，把国外发现的问题归咎于他们不会正确使用中药。直到2003年2月，新华社以系列报道方式首度向国内公众披露，北京同仁堂制药集团生产的"清火良药"龙胆泻肝丸的主要成分关木通含马兜铃酸，导致很多人得了尿毒症，这才引起药监部门的重视，取消了关木通的用药标准。

比利时医生的报告出来后，一些肾病专家很快就想到，中草药肾病与巴尔干地方性肾病的症状非常相似，会不会都是马兜铃酸引起的？纽约州立大学石溪分校药理学教授格罗曼到克罗地亚访问巴尔干地方性肾病的患者，拿着马兜铃的图片询问他们是否服用过这种草药。让他失望的是，这些患者并没有服用过，但是他们告诉他这种草在当地很常见。于是格罗曼到乡下实地考察，发现在当地麦田的田间生长着很多马兜铃，在收割麦子时，马兜铃会混在小麦里一起被收割，会不会就是因为当地食用的面粉被马兜铃种子污染了呢？

回到美国后，格罗曼和同事们研究中草药肾病患者的肾脏标本，发现马兜铃酸和肾脏细胞中的DNA反应形成了加合物，而在普通肾病患者中则没有这种加合物。随后，在克罗地亚的巴尔干地方性肾病患者肾脏标本中也发现了马兜铃酸–DNA加合物，这就有力地证明了马兜铃酸是巴尔干地方性肾病的病因，巴尔干地方性肾病和中草药肾病是同一种病，应该被叫作马兜铃酸肾病。格罗曼和同事们进一步发现，在马兜铃酸肾病患者的肿瘤细胞中，一个与癌变有关的基因出现了特殊的基因突变，这可以解释为什么约一半的马兜铃酸肾病患者会长恶性肿瘤。如果在某个患者体内发现马兜铃酸–DNA加合物或特殊的基因突变，就可以认定他曾经服用过含马兜铃酸的草药。

马兜铃科的植物有几百种，它们普遍含有马兜铃酸，其中有几十种被用于做中药。吃含马兜铃酸草药的人群最大的当然是在中国大陆和台湾地区。1995年台湾地区建立了医保系统，几乎所有的台湾人都可以报销医药费，包括中药费。通过分析台湾地区医保报销数据库，就可以知道有多少台湾人曾经吃过含马兜铃酸的中药。结果十分惊人：在1997—2003年间，有超过1/3的台湾人曾经吃过马兜铃酸的中药。只要曾经服用过含马兜铃酸的中药，哪怕只服用过一次，肾脏就会有不可逆转的永久损伤，患肾病和上尿路上皮癌的概率就比一般人高。服用的次数越多，对肾脏的损伤就越大，最终导致尿毒症和癌症。台湾地区有12%的人患有慢性肾病，发病率居世界首位，台湾地区医学界认为其主要因素就是服用含马兜铃酸的草药。

中国大陆的情形未必比台湾地区好多少。据格罗曼说，他在中国的同行向他透露，他们怀疑中国大陆大部分的肾衰竭病例都是因吃含马兜铃酸的中药导致。目前国家药监局只取消了关木通、广防己、青木香3种马兜铃属草药的用药标准，但实际上还有马兜铃、细辛、天仙藤、寻骨风、汉中防己、淮通、朱砂莲、三筒管等十几种常用中药药材已知含有马兜铃酸，涉及几百种中药处方（中成药），例如，国家批准的中药处方中含细辛的就有100多种。其中还包括很多儿科中药。小孩一有感冒、咳嗽，国内一些医生就喜欢开中成药猴枣散，号称是名贵化痰药。猴枣散的成分之一就是马兜铃科的细辛，已知含有马兜铃酸。且不说猴枣散的疗效未经验证，即使它真对咳嗽什么的有效，也犯不着为这点小毛病冒着让儿童慢性中毒的危险去用它。马兜铃酸非常稳定，也没有东西可以抵消其毒性，不要相信通过药材炮制或"复方配伍"就可去掉马兜铃酸的毒性。不要以为现在吃了没事就可放心，小剂量服用马兜铃酸的危害有20～40年的潜伏期。

附:香港禁用的含马兜铃酸中药材名单

马兜铃属：大叶青木香、滇南马兜铃、南木香、管南香、三筒管、苞叶马兜铃、朱砂莲、马兜铃、天仙藤、青木香、葫芦叶马兜铃、广防己、通城虎、海南马兜铃、汉中防己、藤香、南粤马兜铃、凹脉马兜铃、淮通、背蛇生、管南香、关木通、寻骨风、革叶马兜铃、假大薯、蝴蝶暗消、白朱砂莲、逼血雷、白金果榄、小南木香。

细辛属：土细辛、大细辛、杂细辛、杜衡、细辛、金耳环、土金耳环、乌金草、花脸细辛、台东细辛。

注：中国大陆只禁了其中的关木通、广防己、青木香三种药材，其他药材仍在中药处方、中成药中普遍使用，涉及几百种中成药。请仔细核查中药处方、中成药，如果含有以上成分，绝对不要服用，不要存侥幸心理。许多确切的证据表明，哪怕只小剂量服用一次含马兜铃酸的中药，也会对肾脏造成不可逆转的损伤，增加以后患肾衰竭、尿路上皮癌的概率，服用得越多，概率越大。中国大部分慢性肾病、肾衰竭病例，都是因为服用过这些中药导致的。

凉茶：喝，还是不喝？

"王老吉"凉茶据说是广东鹤山人王泽邦（乳名王吉）于1828年开始销售的产品。目前作为植物饮料销售，其标明的成分为"水、白砂糖、仙草、蛋花、布渣叶、菊花、金银花、夏枯草、甘草"，后面的7种都是中草药（"蛋花"不是指鸡蛋,而是夹竹桃科有毒植物缅栀的花)。

和其他广东凉茶一样,"王老吉"据说具有"清热去火"的保健功能,"怕上火就喝王老吉"的广告早已喊遍全国,2008年汶川地震"王老吉"花一亿元为自己做了一个爱国广告,在网络推手的鼓动下,喝"王老吉"俨然成了爱国义举。

但是此前已有人在找"王老吉"的麻烦。2005年,职业打假人刘殿林以王老吉凉茶含有夏枯草中药成分、擅自添加《食品卫生法》所明令禁止的药品为由起诉王老吉凉茶的销售商和厂商,被法院以原告未能提供证据证明夏枯草有毒副作用等理由驳回。2007年,重庆市法律工作者况力彬称喝了王老吉凉茶后出现头晕,该凉茶添加了夏枯草,违反了《食品卫生法》,再次起诉王老吉凉茶的销售商和厂商,被法院以夏枯草能否作为凉茶配料不属于本案审查范围为由驳回。2009年,又有杭州人叶征潮认为自己的胃溃疡是由于饮用了王老吉所导致的,起诉王老吉违法添加夏枯草。

王老吉以及许多广东凉茶之所以使用夏枯草,是由于中医"取象比类"、"天人感应"的牵强附会。夏枯草据说在夏至后逐渐枯萎,中医理论因此认为它生来有"纯阳之气",所以才一遇阴气即枯,所以就可以用它来"补厥阴血脉"。但是,迄今并没有任何严格的临床试验证明夏枯草对人体有什么功效。

用自身的经历难以确定某种疾病与饮用某种饮料之间存在因果关系。不过,王老吉所含的夏枯草成分具有毒副作用,是有科学证据的。主要的证据来自动物试验。有些人对此很不以为然,认为中草药已用了几百上千年,经验已足以证明它们很安全,不比动物试验更有说服力吗?

这种说法虽然在中国人中很流行,却经不起推敲。一种药物被使用了几百几千年,并不能证明其无毒。如果一种药物的毒性很强很急,吃了以后很快就出现严重反应乃至致命,那是有可能通过经验发现的。但是有的药物毒性,特别是毒性较慢、中毒症状不那么明显,例如要经过几年、十几年才会出现症状的慢性毒性所导致的癌症、畸胎、肝肾损伤的药物毒性,是很难通过经验摸索出来的，因此用动物做毒理学实验是必不可少的。我们可以让动物服用大剂量的药物，以此推测长期或大量服用药物所造成的后果。也可以解剖动物的身体、器官，发现药物对器官造成的伤害。这些都是经验不可能发现，也没法拿人体来做实验的。

实际上中医典籍对夏枯草是否有毒，有相互冲突的说法。《神农本草经》将夏枯草归为有毒、不可久服的"下品"药，而《本草纲目》则称其"无毒"。科学的证据更为明确。有多项动物试验表明夏枯草能导致不良反应。夏枯草的乙醇提取液能抑制小鼠的细胞和体液免疫反应。皮下注射可使动物胸腺、脾脏明显萎缩，肾上腺明显增大；腹腔注射可使血浆皮质醇水平明显升高，外周血淋巴细胞数量明显减少。这些都表明夏枯草可能是一种免疫抑制剂，长期或大量服用能使机体的免疫功能受到抑制。服用夏枯草水提物能使小鼠的血清丙氨酸基移换酶和血清天门冬氨基移换酶的值都明显升高，说明夏枯草还有肝脏毒性作用。

临床上，有幼儿因服用含苍耳子、夏枯草和鸡内金的中草药3个月导致急性重症肝炎而死亡的报道。也有报道因服用夏枯草导致过敏，表现为皮肤瘙痒、丘疹，甚至因过敏性休克而昏倒。

有的人承认喝凉茶有可能会让身体出问题，但把这归咎为不懂乱喝。比如，一种说法是"胃寒"的人不宜喝凉茶。胃寒是中医术语，是很模糊的描述，大概相当于胃酸分泌过少导致的消化不良。但是夏枯草的不良反应主要发生在免疫系统和肝脏，与消化系统并无关联，所以不管是胃寒还是胃热的人都有可能出现不良反应。

当然，药物都难免会有不良反应，有时为了治病只好忍受其不良反应，但是前提是不良反应不是特别严重，而且该药物确实是有疗效的。如果一种药物并没有被证明对身体有何益处，却已知会有毒副作用，那么还去服用它，显然是很不明智的。

所以，接下来的问题就是，喝凉茶对身体会有什么特别的益处吗？许多人认为有，"怕上火喝王老吉"嘛。"上火"也是中医对许多症状的一个笼统、模糊的说法，因素很多，在现代医学中没有对应的称呼。口腔"上火"症状，有的可能是因为缺乏维生素B2导致的唇炎、口角炎，有的可能是缺乏维生素C导致的牙龈、黏膜出血，更常见的可能是细菌、病毒感染引起的炎症（例如口腔炎、口腔溃疡、急性牙周炎、牙龈炎等）。天气炎热、干燥引起的脱水，也会让人觉得"上火"。不同的病因要做不同的治疗。缺维生素引起的要适量补充维生素，细菌感染引起的要使用抗菌、消炎药。病毒感染引起的无特效药，通常几天内会自愈，但是病毒仍然在体内潜伏，在某些情况下（例如精神压力大）会被再次激活，所以"上火"不能断根。至于脱水，当然要补充水分。

那么凉茶对上述种种"上火"会有什么疗效吗？没有证据能够证明。你喝了凉茶觉得"火"降下去了，可能是身体的自我康复，也可能是心理作用，还可能是因为凉茶补充了身体欠缺的水分或某种维生素——在这种情况下喝水、茶或果汁显然更为安全。有人认为广东天气潮湿、气候炎热，所以必须喝凉茶。世界上生活在"天气潮湿、气候炎热"的地方的人多得是，他们不喝凉茶身体也不比广东人差，难道广东人的身体有必须喝凉茶的特殊构造？

因此喝凉茶是一种对身体有害无益的生活习惯。不良的生活习惯很难改变，没有必要也不可能去禁止。但是对于企业为迎合乃至推广不良生活习惯而生产的产品，却应该加强管理。既然王老吉含有有毒副作用的草药成分，那么就不应该作为普通饮料或保健饮料销售，更不应该听任其把喝凉茶推广到传统上无此习惯的北方地区。作为食品和保健品的基本要求是必须没有毒副作用。有毒副作用的产品应该作为药品加以管理。

卫生部很清楚夏枯草有毒副作用，不允许一般企业在食品中使用，但是却对王老吉网开一面，原因仅仅是因为王老吉是老字号。在2005年，卫生部作出《关于王老吉凉茶有关问题的批复》，同意《关于普通食品添加夏枯草有关问题的请示》，其内容为"在食品卫生法生效以前，传统上把药物作为添加成分加入，不宣传疗效并有30年以上连续生产历史的定型包装食品品种，可以经售。"王老吉凉茶已经有100多年的历史，所以该饮料中添加夏枯草，没有违法。

卫生部的这一决定似乎更多地出于保护商业利益的考虑，并无科学上的依据。很显然，一个药品如果能导致不良反应，并不因为它被一家老字号公司使用就失去了其毒性。例如，雄黄传统上作为酒的添加成分，其历史比王老吉凉茶悠久得多，但是雄黄酒有很强的毒性，那么是否就可以允许某家老字号销售雄黄酒供消费者为了"驱邪"、"解毒"在端午节时饮用？如果能对老字号破例，新字号为什么就不能跟着用呢？

伪中药"血脂康"

市场上那些有显著疗效的"中成药"，其实是伪中药。它们分两种情况：一种是公开（标明）或偷偷地添加了西药成分，常见的有降血糖的"中成药"添加格列本脲（即优降糖）、感冒药添加对乙酰氨基酚（即扑热息痛）、失眠药添加艾司唑仑（即舒乐安定）、壮阳药添加西地那非（即伟哥），起作用的实际上是西药成分。另一种则是把用来提取西药的原料粗提一下当作中成药卖，起作用的实际上还是里面原有的西药成分。北大维信生产的在1996年上市的调血脂药"血脂康"就属于后者。

"血脂康"的宣传资料声称它是"纯中药制剂"，是"目前我国已被证实的高效国产调脂药"，是"从传统中药红曲中精炼而成的生物制剂"，其说明书写其功能为"健脾消食，除湿化痰，活血化瘀"，俨然是中医口吻。然而，红曲虽然是"传统中药"（有什么食物不曾被中医当药用？），但是中医从来不曾用它来调血脂，当然，中医也不知道血脂是什么东西，怎么去调？

曲霉含有能调血脂的成分是日本三共制药公司的科学家在生物化学理论的指导下，于1971年发现的。1978年美国默克公司的科学家与三共公司合作，从中提取出了洛伐他汀。经过临床试验后，于1987年被FDA批准上市。该药调血脂的效果极好，引发了很多仿制药、改造药，有的是从曲霉提取的，有的是合成的，包括辉瑞公司生产的号称药物史上销售额最大的药物立普妥，都属于这类所谓他汀类调血脂药。这整个过程有中医中药什么事吗？一点也没有。

中国的公司没有本事去发明、改造已有的药物，但是骗患者的本事倒是比国外的公司大得多。因为红曲里头含有他汀，原料便宜，提取简单，疗效又佳，所以在中国就冒出了许多以红曲为成分的用以调血脂的保健品、中药。我以前揭露过的保健品"天曲"就是如此，"纯中药制剂""血脂康"也是如此。

既然已经有了疗效很好的提纯或合成的化学药，还有必要再用其原料搞什么中成药吗？是因为"天然药物"比化学药疗效更好吗？不是，即使是"血脂康"的宣传资料也承认它的疗效与洛伐他汀、辛伐他汀、普伐他汀、氟伐他汀、阿托伐他汀等他汀类药物对比没有统计学差异（中国医学科学院阜外心血管病医院寇文镕《血脂康临床应用研究概述》）。是"天然药物"比化学药更便宜吗？也不是。第一种他汀类药物洛伐他汀非常便宜。我在网上查了一下国内药店的零售价，一盒（10mg×12粒）洛伐他汀的售价为11.3元，用量为一天10～20mg，即一天的花费为一两元钱。而一盒（0.3g×12粒）血脂康胶囊的售价为14.9元，用量为一天2～4粒，即一天的花费为2.5～5元钱，比直接服用洛伐他汀还贵了1倍。洛伐他汀是纯化物，血脂康只是粗提物，粗提物居然卖得比纯化物还贵，什么世道？

两相比较，主要成分相同，疗效没有更好，售价反而更贵，而且由于只是粗提物，质量很难控制，推出这样的"纯中药制剂"，除了利用国人对"中药"、"天然药物"的迷信牟取暴利外，还有别的意义吗？

国家药监局连这样的"新药"都批准，我们完全可以如法炮制弄出一大堆由西药反推回去的疗效显著的"纯中药制剂"向国家药监局要批号，例如用橘子（含维生素C）生产纯中药制剂"坏血康"，用柳树皮（含阿司匹林成分）生产纯中药制剂"头痛康"、用猪血（含铁）生产纯中药制剂"贫血康"……

四磨汤口服液到底有没有害？

由著名演员代言、每年销售额达数亿元的中成药汉森四磨汤口服液被媒体曝出其成分中含有一级致癌物槟榔，因这种中成药的第一消费群体是婴幼儿，甚至新生儿，因此备受关注。厂家则对媒体报道进行反驳，声称"这是对公众的误导"。那么究竟是不是误导呢？我们就来看看厂家理由。

厂家声称，四磨汤口服液的处方源于明代古方，迄今已有数百年历史，被验证是安全有效的。历史悠久并不能成为一种药物安全有效的理由。古人完全没有致癌物的概念，更没有有效地检测癌症发生率的方法，不可能知道某种食物或药物能否致癌。槟榔也是经过了多年研究，直到2003年才被世界卫生组织国际癌症研究中心确认为一级致癌物，这意味着有充分的证据证明槟榔含有能让人体致癌的成分。

厂家承认槟榔是致癌物，但是认为是单一成分致癌，多种成分混合在一起反应就不致癌了。这种可能性不能说完全没有，但是极低，是必须有实验证明，才能下结论的。目前并没有发现四磨汤口服液中的其他成分能够消除槟榔的致癌成分，所以这种想当然的说法是非常不负责任的。

厂家称，槟榔被确认为致癌物，是因为咀嚼槟榔能诱发口腔癌，咀嚼槟榔为幼果，四磨汤口服液的槟榔用药部位为成熟干燥种子，取用部位与使用方法完全不同。事实上，实验表明槟榔能诱发其他部位的癌症，包括肝癌，并不限于咀嚼引起的口腔癌。槟榔的致癌成分可能是其中的槟榔碱，在槟榔种子及其提取物中也含有这种成分。此外，槟榔碱还能让人上瘾，给婴幼儿吃能上瘾的药物成分，本来就不应该。

四磨汤口服液在作为非处方中成药上市前按国家食品药品监督管理局的要求做过毒理试验。但在我国，中成药的审批要比化学药要宽松很多，很容易过关。对四磨汤口服液仅仅是做过小鼠急毒试验和大鼠"长期"毒性试验，后者号称"长期"，其实只是连续给药四周。厂家声称，根据以上毒理试验证明，四磨汤无致癌风险。事实上以上毒理试验最多只能说明没有发现四磨汤口服液有急性毒性，不能说明它没有亚慢性、慢性毒性，更不能说明它没有致癌风险。用大鼠做致癌试验一般要持续两年，仅仅给药四周是难以发现药物会致癌的。

厂家称，四磨汤口服液按国家相关规定进行了466例临床试验，试验结果均表明用药安全有效。466例的临床试验最多只是二期临床试验，即使设计严密也不能得出安全有效的结论，何况国内这类临床试验往往在设计上存在严重缺陷。临床试验往往只能发现一些明显的、急性的不良反应，由于癌症的发生是一个缓慢的过程，通过这种短期的临床试验是不可能知道药物是否能致癌的。同样，也由于癌症的发生非常缓慢，通常也不可能在临床发现药物能致癌，没有接到有人因服用四磨汤口服液致癌的临床报道，不能说明它就不能致癌。

固然，目前也没有四磨汤口服液会致癌的证据，但是既然它含有一级致癌物，那么我们就可以合理地推断它有致癌的风险。当某种中药被发现有毒性时，一些人经常用"以毒攻毒"为借口为其辩护。四磨汤口服液的厂家也采用这一借口，声称："槟榔是属于一种中药材，这个是中国药典里面都有的。说实话砒霜也是一种中药材，如果说能够用得好的话，也可以救人的。"砷剂可用于治疗某种类型的白血病，这就是"砒霜用得好也可以救人"的由来。但是那是由于白血病是致命的疾病，为了救命只好不顾砷剂的毒性冒险使用，是两害相权取其轻的选择。而四磨汤口服液并不是救命的药，不过是一种"健胃药"，其卖点是"呵护宝宝肠胃健康，促进消化吸收"。且不说并无确凿的临床试验能证明它的确有此疗效，即使有，犯得着为了"促进消化吸收"而去吃致癌物，冒得癌症的风险吗？

不幸的是，中国的父母往往不会做这种权衡利弊的考量，轻信广告和不合格医生的说法，给宝宝乱用有毒性的药物。含槟榔成分的中成药并非只有一种，还有上百种，其中包括多种儿科用药。儿科中成药中，还有很多种含有比槟榔毒性强得多的成分，例如朱砂、雄黄、马兜铃酸、乌头碱，都是已被证明会对身体造成严重损伤、早在国外被严格禁用的毒物，却以传统的名义在市场上风行，从新生儿到婴幼儿都受其害。传统药物的毒害，从出生没多久就开始了。

当医生要你吃不该吃的药

一个朋友因为发生自然流产住进了一家三级甲等医院（国内最高等级的医院），我去探望时，她已在康复中，正好碰上护士拿来一堆药要她定时服用。我看了一下，一种是广谱抗生素，还有三种是中成药：以猪血提取物、黄芪和红枣为成分的"益气健血颗粒"，用于"活血化瘀"的"桂枝茯苓胶囊"和用于"活血通经"的"益母草颗粒"。我当即提出不要吃这些药，护士要我找主治医生说去。于是我和主治医生发生了一场争论，这场争论对国内的患者也许有些启发作用。

我向主治医生指出，目前患者并未出现细菌感染，让她服用广谱抗生素是用于预防感染，这是典型的滥用抗生素。那三种中成药更完全没有必要服用，效果未经证实，副作用不明，至少会加重患者肝、肾的解毒负担。我要求退掉这些药。

医生称，药已经拿来了就没法再退。患者住在我们医院就必须听医嘱。吃这些中成药是本医院的常规疗法，临床证明有效。这些药自张仲景以来已用了1000多年，没有问题的。它们是中药，绝无副作用！在同一室的另一名医生也附和这些说法。

这些为中药辩护的说法我经常听到，不过从医生口中说出来，还是让我感到有些惊讶。

如果把医学当成科学而不是信仰的话，就不应该迷信古人。张仲景作为一位1000多年前的古人，他的医学知识可以说基本上都是错误的，远远比不上今天的任何一名正规医学院校毕业的学生。一种药物被使用了1000多年并不能证明其没有问题。实际上，许多传统药物都早就被证明既无效又有问题。

仅仅是某家医院的常规用法和临床证明无法令人信服。即使全中国的医院都这么用也不能说明问题。作为科学的医学没有国界。其他国家的医生并不给流产患者用这些药，说明它们的必要性并未得到公认。一种药物的有效性和安全性必须用现代医学的方法，通过严格的实验和临床试验才能加以证明。真正的临床试验必须是严密设计的，随机的、双盲的、有安慰剂对照的临床试验是确定药物疗效的最可靠的方法。

只要是药物就会有副作用，中药也不例外。事实上，许多历来被认为无毒副作用的中药现在都被发现有毒副作用，甚至有严重的毒副作用。

主治医生声称吃这些中成药的目的是为了刺激子宫收缩以帮助实现完全流产。但是其中的"益气健血颗粒"和"桂枝茯苓胶囊"显然是所谓补品，无论如何和这个目的扯不上关系。特别是那个"益气健血颗粒"，我觉得很荒唐，按其说明书是用于补血，有效成分显然是铁，那样的话为何不直接服用铁制剂，却要去吃价格昂贵的"猪血提取物"？

和刺激子宫收缩能扯上关系的只有"益母草颗粒"。益母草被中医称为妇科良药，用于治疗多种妇科疾病。一种被用于包治百病的药物的有效性总是让人起疑。实际上益母草并非纯粹的中药。在西方自古希腊以来也用它来治疗产科疾病，称为"母亲草"（英文为motherwort）。美洲原住民也有类似的用法。一种草药被多个民族都用以治疗类似的疾病，也许有其合理因素，但是即便如此，对益母草的医学研究仍很少（我只检索到几篇英文论文），其有效性和安全性还没有得到现代医学的证实。何况要刺激子宫收缩的话，已有有效性和安全性都得到证实的化学药物可用，为什么还要用益母草？大概就是因为迷信草药没有副作用。事实当然绝非如此。许多草药都有严重的毒副作用，而有的草药之所以被认为没有副作用，不过是因为缺乏毒理研究罢了。比如益母草，在20世纪90年代初，日本研究人员用小鼠做实验研究益母草的抗癌作用，却意外地发现益母草会刺激与怀孕有关的乳腺癌的增长。中国方面的研究也发现益母草有肾毒性，大剂量或长期服用能导致肾脏损害。

　　总之，这些中成药的有效性和安全性都没有得到验证，否则的话就可以去申请FDA（美国食品药品管理局）批号了。它们当然都有国药准字号，但是对中药申请国药准字号过程中的不规范乃至腐败现象有所了解的人，就知道这些国药准字号是不足为凭的。我揭露过的一些假药就都有国药准字号。我宁愿和国际医学界的人士一样，更相信FDA的批准。

　　在我走后，主治医生还在劝我的朋友吃这些中成药，这使我相信该医生也许是真诚地相信这些药物的作用。囿于所受的教育和文化氛围，中国连医学专业人士都会缺乏科学素养，这也不足为奇。当然还有比这更恶劣的。为了从药厂拿回扣，有意在患者身上滥用药物，这在中国医院已不是什么新鲜事了。我注意到这三种中成药的总价格是250元，是治疗中最大的一笔费用。我的那位朋友听从了我的建议，没有吃这些没法退货的中药，也很快康复。

　　本来，患者应该听从医嘱。但是面对中国医疗业的现状，却让人对医嘱也不可完全信任。至少，拒绝接受没有获得国际公认的治疗（除非是自愿参与临床试验），这是患者保护自己的健康和金钱的权利。